中医妇科八大名家经验传真

ZHONGYI FUKE BA DA MINGJIA JINGYAN CHUANZHEN

主　编　高春媛　陶广正
副主编　张锁庆
编　者　农一兵　刘　芳　兰海涛

河南科学技术出版社
· 郑州 ·

内容提要

钱伯煊、王渭川、朱小南、韩百灵、哈荔田、罗元恺、刘奉五、何子淮是引领一个时代中医妇科学术发展的八位名家。本书以八大名家为纲，下分六目，分别为名医简介、学术特色、临床经验、用药心法、病案选评、独家秘验方，真实再现八位名家毕生独具特色的宝贵经验和学术成果，对于中医妇科的教学、科研、临床实践及关注中医妇科的学者具有较大裨益。读者展卷阅读，自能引人入胜。

图书在版编目（CIP）数据

中医妇科八大名家经验传真/高春媛，陶广正主编．—郑州：河南科学技术出版社，2020.6（2022.8 重印）
ISBN 978-7-5349-9888-1

Ⅰ.①中…　Ⅱ.①高…　②陶…　Ⅲ.①中医妇科学—中医临床—经验—中国—现代　Ⅳ.①R271.1

中国版本图书馆 CIP 数据核字（2020）第 052470 号

出版发行：河南科学技术出版社
北京名医世纪文化传媒有限公司
地址：北京市丰台区万丰路 316 号万开基地 B 座 115 室　　邮编：100161
电话：010-63863186　010-63863168
策划编辑：赵东升
文字编辑：赵东升
责任审读：周晓洲
责任校对：龚利霞
封面设计：中通世奥
版式设计：崔刚工作室
责任印制：程晋荣
印　　刷：河南省环发印务有限公司
经　　销：全国新华书店、医学书店、网店
开　　本：720 mm×1020 mm　1/16　　**印张**：17.25　　**字数**：310 千字
版　　次：2020 年 6 月第 1 版　　2022 年 8 月第 2 次印刷
定　　价：68.00 元

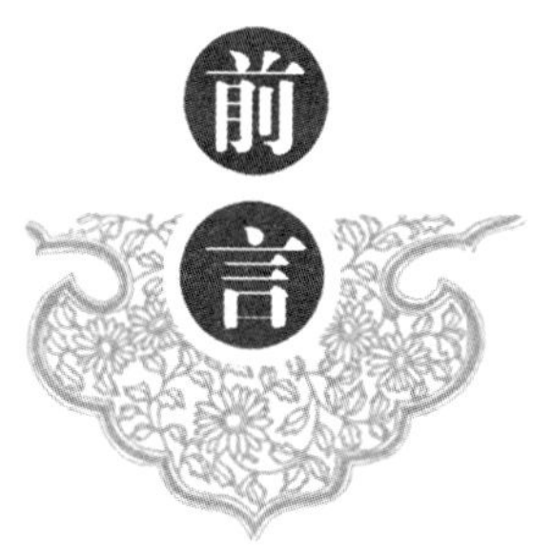

中国医药学是一个伟大的宝库，历代名医的学术经验则是其中的璀璨明珠。认真整理研究古今名医的学术成就是非常必要的。古今多少名医寝馈岐黄，将其三折肱之甘苦记录下来，亦有许多大临床家毕生忙于诊务而无暇著述，他们的临床经验、独到见解乃至理论上的建树多赖其门人收集整理而得以保存，这些资料弥足珍贵。

中医妇科是中医学中颇具特色的一门学科。这与妇女特殊生理和病证密切相关。由甲骨文妇科卜辞伊始，经由马王堆帛书《胎产书》迨于今日，五千年来妇科著作颇丰且名医无数，但专门研究妇科名家经验之作则少之又少。当代妇科之成就多融合现代医学之内容，更切合当代临床之实用，因此整理当代妇科名家之经验，有助于妇科医生之学习，更有利于推动妇科之科研。

《中医妇科八大名家经验传真》一书将新中国成立前后活跃于中医界最具盛名的八位妇科专家的学术思想和临床经验汇辑成帙，实可谓具有代表性、权威性和前瞻性。本书编写体例是以人为纲，下分六目，结构井然，奎张不乱。所谓六目：一曰名医简介，资料概括翔实；二曰学术特色，每见画龙点睛；三曰临床经验，独具匠心慧眼；四曰用药心法，足为后人法式；五曰病案选评，胥皆精当中肯；六曰独家秘验方，足资开发利用。学者展卷阅读，自能引人入胜。当代妇科八大家之成就，一一胪列于眼前，久而融会于胸中，对于提高中医妇科学术水平，定会大有裨益。此书虽非集大成之作，但八大家的零金碎玉，亦可克绍箕裘。循此钻研自能事半功倍，且老一代医学家的学术思想和临床经验也能得以发扬光大。

近年来，中医学正在逐步走向世界，走向未来，走向市场。后学者学习此书，不唯可以学得当代妇科诸名家之经验心得，亦可于中领略名家严谨的治学态度和丰厚的医学功力。

中国中医科学院　高春媛　陶广正

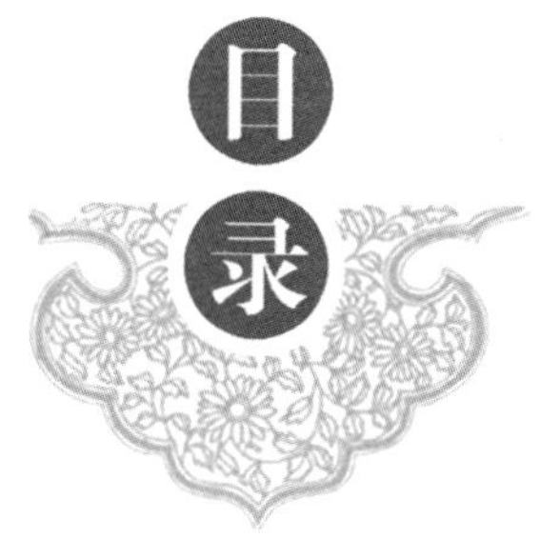
目
录

钱伯煊经验传真

一、名医简介

钱伯煊(1896—1986),男,江苏省苏州市人。祖上三代名医,其父钱益荪擅长中医外科。先生幼承家训,酷爱中医,一生从医60余年,临床经验丰富,尤长于妇科。22岁始在苏州开业行医,1955年奉调入京。历任苏州市平江区人民代表及人民委员会委员、中医科学院西苑医院妇科主任、中医科学院研究员、北京市政协委员、第三届全国人民代表大会代表、第五届全国政协委员、中国农工民主党中央常委等职。

先生6岁起寄读于清末状元淇钧家塾中,寒窗10年,饱读经史。16岁师从姑苏名医曹融甫(清末御医曹沧洲之子),侍诊之余,边潜心揣摩,领会师意,边穷研《金匮》《难经》等中医经典著作,如是四年,尽得师学。20岁又随父左右,继承家学。22岁便悬壶于苏州。先生认为业医者必具博极之愿,割股之志,仁慈之心,方可为医。常能怜贫济困,一心赴救,赴京前已是江浙一带名医。

1948年国民党蓄意取消中医,先生不顾个人安危,毅然联合黄一峰、葛云彬、李畴人、奚凤霖、祝怀冰等中医名人,共建"同舟社",与扼杀中医之政策相抗争。1953年,他又与葛云彬、李畴人等积极筹办苏州市中医院。1955年调中医研究院后,先生壮心未泯,以渊博之学识与丰富的经验积极投身于医疗、科研、教学、著述等工作中,为中医事业殚心尽力,直至90高龄。

主要著作有《妇科常用中药》《妇科常用方剂》《脉诊浅说》《女科证治》《女科方萃》《钱伯煊妇科医案》等。还发表《崩漏的辨证与治疗》(1984《中医杂志》)、《妇科治验三则》(1977《新医药学杂志》)、《治崩漏》(1959《中华妇产科杂志》)等学术论文10余篇。

主要科研成果有"妊娠中毒症的临床研究",20世纪50年代末,先生曾与协和医院、309医院等协作,进行妊娠中毒症的临床研究。1959年3月至1960年2月期间治疗妊娠中毒症104例,有效率达79.8%,其中先兆子痫和子痫共13例,除1例无效外,其余卓见成效。"钱伯煊治疗月经病的经验",中医研究院西苑医院与中国科学院计算所合作,将先生治疗月经病的经验,输入电子计算机程序,荣获中医研究院二级科研成果奖。

二、学术特色

(一)崩漏三纲——虚、瘀、热论

先生治疗崩漏，更重视立法。先立“虚、瘀、热”三纲，次以气、血、阴、阳分辨诸虚。崩漏是指妇女经血非时而下，然崩与漏又有区别，经血暴下如注谓之崩，淋漓不断谓之漏，崩证有虚有实，漏证多虚少实。且在疾病过程中二者又互有联系，相互转化。崩中日久可能转为漏，漏下不愈可变为崩，古人云：“漏为崩之渐，崩为漏之甚”。先生认为，对于崩漏的辨证，首当分清气虚与阳虚、血虚与阴虚、血热与郁热及血瘀之不同，掌握崩漏各种证型的证候特点，在辨证时具有重要意义。

1. 气虚崩漏

在崩漏的范畴内，气虚是指中气虚弱。气虚的原因，大多由于饮食不节，或思虑过度，或劳力伤气，均能损伤脾气。望诊每见面白微浮，舌质淡，苔薄白腻，边有齿痕；切诊每见细软之脉；症状见气短、畏寒、自汗、四肢肿胀、纳减、便溏、月经量多如冲、经血稀薄等症，若气虚下陷，必兼少腹坠胀。治法以补气健脾，若脾气旺盛，则水谷之精微化为血。用四君子汤为主以补益中气。如胃纳呆钝，加橘皮、半夏，以和胃气；如大便溏薄，腹中胀气，加木香、砂仁，以行气和中；如腹胀较甚，加香附；如有呕吐，加藿香；用香附取其疏理气滞，用藿香取其祛秽和中；如气虚甚，可加黄芪，以大补元气；如崩漏不止，正气将脱，急用独参汤，以补气固脱；若中气虚而下陷，方用补中益气汤。

2. 阳虚崩漏

阳虚是指脾肾阳虚。肾阳虚则命门火衰，火衰则不能蒸发于脾，于是脾阳亦衰，望诊每见面浮，舌质淡；切诊见脉浮软，右部更甚；症状有畏寒肢冷，大便溏泻，腰背酸痛，月经淋漓，量时多时少，血色稀淡等症。由于本症属肾阳虚而脾阳亦虚，故当温补阳气。用右归饮，以温阳滋肾。

3. 血虚崩漏

指肝脏血少，因肝为藏血之脏。血虚的原因，大多由于产多乳众，消耗营血，或因平素善怒多郁，郁怒则伤肝，肝伤则血不能藏，火郁则营血被灼，以上情况都能酿为血虚。望诊每见面色苍白、头发干枯、舌质淡红有刺；切诊见细濡弦脉；症状有头痛头晕，目眩目涩，月经淋漓不断，血色淡红等症。治当养血滋肝。方用四物汤以养血。如虚甚，可用当归补血汤，以补气生血；如兼有虚寒用胶艾汤，以补血温经；如有热象，用芩连四物汤，以养血之中，佐以清热。

4. 阴虚崩漏

指肾脏真阴虚。肾为封藏之本，精之处焉，精不足则肾阴虚。阴虚的原因，大都由于频频流产，或用脑过度，皆能使肾阴受损。望诊每见火升面赤，发无光泽，舌苔花剥，舌有红刺；切诊见虚细，或细软数；症状有头晕耳鸣，内热咽干，手足心灼热，腰部酸痛，小便夜频，月经暴下量多，血色深红等。治疗方法，以滋补肾阴为主，使经血得充。但养血之药，性偏滋腻，如脾胃不健，中运失常，用药必须顾及，使中焦运行不致阻碍，才能达到补而不滞之目的。方用左归饮，以滋补肾阴，或用六味地黄汤合三甲煎，以补益肝肾。如兼有虚阳上亢，再加生龙骨以潜亢阳；如兼肝阴虚，可加枸杞子、菊花，以补肝阴；如相火盛，可加黄柏、知母，以泻相火；如津液不足，可加麦冬、五味子，以益气生津。

5. **血热崩漏**

指营血有热。根据中医理论，营与血，基本上是一种物质。在从营与血的分布情况来说，营在经脉，血在脏腑，是有区别的。关于血热的原因，大多由于火邪入营，营热如沸，《内经》所谓天暑地热，则经血沸溢，或平素喜食辛辣，而使胃中积热，胃为足阳明经，冲脉隶属于阳明，冲为血海，阳明热盛，则血海不宁，故血妄行。望诊每见面有红点，舌苔深黄，质绛有刺，唇部燥裂；切诊脉象洪数；症状有烦热，鼻衄齿血，渴喜冷饮，大便燥结，小便短赤，月经量多如崩，经色紫黑等。治疗当分清内因和外因，内因由于平素喜食辛辣，使胃中积热；外因由于感受风邪，侵犯营分，都能使血热妄行。内则清化胃热，外则以泻火凉血。如面发红点，是由于血热于上，治当泻热；如舌苔深黄，是由于胃热内蕴，治当苦寒清热；如见鼻衄齿血，是由于肝胃热甚，治当导热下行；如经血紫黑，是由于血热，治当凉血清热。

6. **郁热崩漏**

指肝经郁热。郁热的原因，大多由于平素多愁善怒，肝气不舒，郁而化热，所谓气有余便是火，火郁于内，扰动血海，血海失守，故血内溢。望诊每见面呈忧愁，舌苔黄，质红有刺；切诊脉象弦数或细涩；症状有头痛胸闷，腹部胀痛，胀甚于痛，胁肋胀痛，心烦恶热，口苦而渴，月经量少淋漓，色深红而凝块等症。治疗首先辨别肝气与肝火，孰重孰轻，如偏于气盛者，治当重于调气以开郁，气调则火亦平；如偏于火盛者，治当重于泄火以解郁，火降则气亦调，方用丹栀逍遥散，以疏肝清热。

7. **血瘀崩漏**

指经血凝结而为瘀。血瘀的原因不一：有因负重劳伤，气与血并而为瘀；或经行感受风寒，血流不畅；或经行饮冷而凝阻；或经多固涩太早，均能血滞而为瘀。望诊每见舌边质紫，或尖有瘀点；切诊脉象沉实；症状有下腹疼痛拒按，月经淋漓不爽，血色紫黑有块等。根据原因不同，由于经行负重劳伤，治法轻者以化瘀为主，重者以逐瘀为主，方用四物汤合失笑散，以养血化瘀。如经行感受风寒，血流不畅而致瘀，治法当祛风散寒以行瘀，用桂枝汤合芎归汤，养血祛邪；如经行饮冷，血凝而成瘀，治法以温中而化瘀，用良附丸和芎归汤，养血行气温中；如经行早涩，血滞为瘀，治法以祛瘀生新，用备金散。这是对一般瘀积的治法，但还必须考虑到瘀积的轻重和体质强弱，然后分别对待，做出恰当的治疗。身体壮实而积瘀重者，应用逐瘀破瘀治法，药力可以稍峻；如体质虚弱而瘀积重者，当顾及其本，否则瘀虽去而正已伤，于身体有损，应用扶正化瘀治法，如身体弱而瘀积轻，可采用祛瘀生新之法，这样才不至于犯虚虚实实之戒。

（二）妇科用药宜平和

先生用药遣方平和见长，对药物过偏、耗散之品，用量严格掌握分寸；配方严谨，善于利用药物之间的相互作用，助其利而制其弊，选药精当。

先生认为血为女子之本，因为月经、妊娠、分娩、哺乳都以血为用，而易耗损阴血，故机体相对的往往常感血分不足，而气分则偏于有余。《灵枢·五营五味篇》说："妇人之生，有余于气，不足于血，以其数脱血也。"对于血常不足的情况，用药不能过偏，不能过用耗散之品，用量也要严格掌握分寸。

如先生在治疗妊娠恶阻，注意到患者胃逆不纳的特点，在选方用药时，药味少，选药取清、轻之品，厚腻之味则非所宜。喜用橘皮竹茹汤、半夏秫米汤。

如先生治疗子肿，小便少的患者，用利水药，但不能通利太过，先生常选用茯苓皮、泽泻等药，以轻剂利水。治疗月经先后无定期，先生认为此属肝气郁滞，而脾营不足，营血虚弱，气滞血瘀则月经后期，而阴虚有热则月经先期，故先后无定期。处方以疏肝健脾，敛阴化瘀，并施不悖。疏肝不用柴胡，而以旋覆花，佛手清轻施之；化瘀未用桃仁，而以贯众、昆布、牡蛎入药，清坚施之。桑寄生、川续断为先生惯用对药，平补肝肾，两和气血，调经止带。

又如治疗产后乳汁自溢，采取益气养血，活血通经，是正治之法。用补气药，取党参、茯苓、甘草，平补而不腻，补中寓利；用祛风药，选桑枝、秦艽、木瓜温润而不燥，且用药稳当。与一般补气重用参芪，祛风则重羌独之法不同，故能使祛邪扶正，各尽其用而互不相伤。先生对于药物过偏、耗散之品，用量严格掌握分寸，还善于利用药物之间的相互作用，助其利而制其弊。有羊水过多者，每在妊娠四五月间，则易导致小产，其治疗方法先生认为也可以按子肿治法。沈阳医学院有一女同志，前几胎怀孕时均羊水过多，尤在妊娠三四月间更甚，来函索方。先生以防己黄芪汤合茯苓导水汤加减回复，半年后接到感谢信，言本次妊娠母子安康，无羊水过多之患云云。在首都医院，先生也曾治愈同一类型患者，是从《千金方》鲤鱼汤去归、芍而取效，所以去归、芍者，因二药气味浓厚，不适于脾虚之故也。先生在使用药性过偏、耗散之品时，十分慎重，如《局方》牛蒡清心丸中有麝香、冰片等芳香开窍之品，对胎儿有一定的影响，故先生认为只应在临产前 1 个月之内才可用，除非孕妇性命已发生危险，胎儿已不可顾及时，不得已而用之。

三、临床经验

(一)保胎三法——保胎、养胎、安胎

1. 保胎

钱氏认为妇女平素体弱,或新病初愈,气血未复,或屡次流产,胎元不固,往往发生堕胎或小产。在3个月以前,未成形者,谓之堕胎;在4个月以后,已成形者,谓之小产;若屡孕屡堕,谓之滑胎,遂致胎元不固。钱氏认为造成上述病证多由于气血两虚,冲任损伤,遂致胎元不固。临床上多见患者面色皖白,畏寒头晕,气短神倦,腰腿酸痛,舌苔薄白质淡,脉象细软。治疗当以补气血,强冲任,固胎元之法。方选十圣散加减。处方:党参12克,黄芪12克,白术9克,甘草3克,干地黄12克,白芍9克,川断12克,砂仁3克,山药12克,苎麻根12克。若口渴便秘,原方去党参、黄芪、砂仁,加北沙参12克、麦冬9克、知母9克。若恶心欲吐,原方去黄芪、地黄、甘草,加橘皮6克、竹茹9克、扁豆9克;若腹痛,原方去黄芪、地黄,加苏梗6克、木香6克。

2. 养胎

钱氏认为由于妇女平素气血不足,怀孕之后,胎元缺乏母血营养,以致胎儿不长,或生长缓慢,则须用养胎之法,使胎儿逐渐长大,不致萎缩而堕。其病因大都是由于脾胃不健,无以生化气血,又因肾阴素虚,以致任脉失养,影响胎元生长。临床常见有面色苍黄,神倦纳少,腰酸腿痛,大便溏薄,舌苔薄腻,边有齿痕,脉象沉软微滑。治疗当以健脾补肾之法,方选用四君子汤合千金保孕丸加减。处方:党参12克,白术9克,茯苓12克,山药12克,橘皮6克,川断12克,杜仲9克,熟地12克,砂仁3克,桑寄生15克。钱氏指出由于母体气血不足,故临床治疗当以补气健脾,养阴补肾之法,使脾胃健则气血渐旺,肾阴足则任脉得滋,从而使胎元得以壮大,不致萎缩而堕。

3. 安胎

钱氏认为妇女妊娠四五月后,往往由于暴怒伤肝,或房劳伤肾,或胎中伏火等原因,都能影响胎元,以致发生胎动不安,引起流产或早产,故用安胎之法进行治疗。

(1)暴怒伤肝　多由于恼怒伤肝,阳气亢逆,扰动胎元,致胎动不宁。临床表现为火升面赤,头痛头晕,心烦易怒,胎动不安,舌苔黄而有刺,脉象弦滑。治法当以平肝、清热、安胎为主,方选芩连四物汤加减,处方:黄芩6克,黄连3克,生地12克,白芍9克,菊花6克,黑山栀9克,知母9克,苎麻根12克。钱氏指出怒气伤肝,气火偏胜,故以平肝泻火为主,养阴安胎为辅,使肝平火降,则胎可安宁。

(2)房劳伤肾　多由于肾阴受损,胎系于肾。肾伤故胎动频作。临床常见有面色苍黄,头晕耳鸣,腰酸腿软,胎动频作,舌苔中剥,脉象细软微滑,治法当以滋阴、补肾、安胎。方选千金保孕丸合安胎饮加味。处方:山药 12 克,杜仲 9 克,川断 12 克,莲肉 12 克,苎麻根 12 克,糯米 9 克,生、熟地各 9 克,桑寄生 15 克。钱氏指出此证多系肾虚而成,故用补肾之法,因胎系于肾,肾强则胎有所养,而不致动荡不安。

(3)胎中伏火　多系肠胃积热,影响胞胎,遂致动荡不安。其临床多表现为面色微红,烦热口渴,便秘溲赤,胎动剧烈,舌苔深黄,质红有刺,脉象滑数。治法当以养阴、清热、安胎。方选安胎凉膈饮加减。处方:知母 9 克,麦冬 9 克,芦根 30 克,黑山栀 9 克,黄芩 6 克,花粉 12 克,苎麻根 12 克。钱氏指出此证多系胎中伏火,故临床以清热安胎为主,佐以养阴,因其伏火易于伤阴,务使热清则胎自安矣。

(二)不孕症调经为先六法分治

钱氏认为临床所见不孕症,除器质性病变以外,大都有月经不调史,经过治疗,月经周期调整后,不孕的妇女多有受孕的可能,因此,调理月经就成为治疗不孕症的关键。而月经不调大体上有先期、后期、先后不定期、量多、量少等几种情况,月经量多或经行先期以气虚、血热者为多见;月经量少或经行后期以气滞、瘀积、寒凝者为多见,但三者往往互相影响,故兼见者较多;先后不定期以气血不足,冲任不调者较多。由于以上各种因素,都可以引起冲任失调,从而导致妇女生育功能障碍。钱氏治疗不孕症归纳为六种证型:

1. 肾虚证

其病因系肾脏精血虚少,胞宫失养,致使不能摄精受孕。临床症状多表现为头晕耳鸣,腰背酸痛,小便频数,月经不调,舌苔薄白,脉象沉细而弱。治疗当以强肾补精之法,多选毓麟珠加减。处方:熟地 12 克,当归 9 克,白芍 9 克,菟丝子 9 克,杜仲 9 克,覆盆子 9 克,苁蓉 9 克,鹿角霜 9 克,五味子 6 克,甘草 6 克,钱氏指出此证在于肾虚。故治疗以补肾生精为本,使精充则肾强,肾强则冲任得养,月经得以正常,则易于受孕。

2. 血虚证

其病因多由于肝藏血少,冲任失养,遂致胞宫虚弱,未能摄精受孕。临床表现为面色苍黄,头晕目眩,心悸少寐,凡经量少,舌质淡,脉象细软。治疗当以养血滋肝之法。方选《傅青主女科》养精种玉汤加味。处方:熟地 12 克,当归 9 克,山萸肉 6 克,阿胶 12 克,枸杞子 12 克,五味子 6 克。钱氏指出此证在于血虚,故用滋养肝肾之法,使营血渐充,则肝有所养,冲任得滋,故自易怀孕。

3. 寒凝证

其病因多由于行经期间,当风受寒,风寒客于胞宫,以致宫寒不孕。临床多见

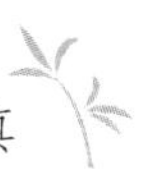

下腹寒冷，有时作痛，腰部觉冷，月经衍期，舌苔薄白，脉象沉紧。治疗当以温经散寒之法。方选艾附暖宫丸加减。处方：艾叶 6 克，制香附 6 克，当归 9 克，熟地 12 克，赤芍 9 克，川芎 6 克，肉桂 3 克，吴萸 3 克，细辛 3 克。钱氏指出此证在于宫寒不孕，故以祛寒调经为主，使积寒渐解，月经能调，则胞宫温暖，自可受孕。

4. 气滞证

其病因多由于肝郁气滞，失其疏泄之常，气血失调，冲任不能相资，因而难以摄精受孕。临床症状为少腹胀痛。有时气坠，胸痞胁痛，月经不调，舌苔淡黄，脉象弦涩。治疗当以疏肝调气之法。方选逍遥散加减。处方：柴胡 6 克，当归 9 克，赤芍 9 克，茯苓 12 克，薄荷 3 克，制香附 9 克，川楝子 9 克，延胡索 9 克，牛膝 9 克。钱氏指出此证在于肝郁气滞，故以舒肝调气为主，使下焦气化通畅，则月经得以自调，然后才能怀孕。

5. 痰湿证

其病因在于妇女形体肥胖，痰湿素重，阻塞胞宫，以致未能受精怀孕。临床表现为平时痰多，神倦嗜卧，带下绵绵，月经量少，舌苔白腻，脉象沉滑。治疗化痰祛湿之法。方选《景岳全书》启宫丸加减，处方：制半夏 9 克，制南星 6 克，苍术 6 克，制香附 6 克，橘皮 6 克，神曲 9 克。钱氏指出此证在于痰湿阻滞，故用化痰祛湿之法，使痰湿化则胞宫无阻，乃可摄精受孕。

6. 瘀积证

其病因在于瘀阻胞宫，下焦气化不得通畅，致使难以摄精受孕。临床表现为下腹作痛拒按，月经量少，色紫黑有块，舌尖有瘀点，脉象沉迟。治疗方法为行气化瘀，代表方剂为琥珀散加减。处方：三棱 6 克，莪术 6 克，当归 9 克，赤芍 9 克，丹皮 9 克，台乌药 6 克，延胡索 6 克，香附 6 克，牛膝 9 克。钱氏指出此证在于瘀阻，故用行气通瘀之法，使积瘀得化，气道得通，月经正常，然后才能受孕。

（三）子宫肌瘤三型三步论治

子宫肌瘤是较常见的良性肿瘤，本病包括在“癥积”范围之中。钱氏认为此病多由于气阴两虚，或阴虚血热，或气滞血瘀 3 种类型比较常见，治疗方法首先根据病人身体的强弱，病程的长短，病情的轻重，月经的多少，通过辨证，然后立法用药。

1. 气阴两虚

从其病因上分析多由于长期月经量多，造成气阴渐伤，气虚则不能摄血，阴虚则浮阳上越。临床多表现为面浮肢肿，头晕目眩，心慌气短，烦热自汗，腰腿酸软，月经先期量多，或淋漓不断，舌苔中剥边刺，脉象细弱。治疗当以补气养阴软坚之法。方选生脉散加味。处方：党参 12 克，麦冬 9 克，五味子 6 克，生地 15 克，白芍 9 克，生龙骨 15 克，生牡蛎 15 克，玉竹 12 克，昆布 12 克。钱氏指出，该证属虚，当以补气养阴为主，佐以软坚，旨在使子宫肌瘤软化缩小，则月经可以逐渐得以恢复正常。

2. 阴虚血热

从其病因多系阴虚阳盛，血分积热，以致血热妄行。临床多表现为火升面赤，头痛头晕，目花耳鸣，心烦失眠，月经量多色深，舌苔薄黄，质红有刺，脉见细弦之象。治以养阴清热软坚之法。方选三甲复脉汤加味。处方：生牡蛎 30 克，生鳖甲 15 克，生龟板 15 克，生地 15 克，白芍 9 克，丹皮 9 克，麦冬 9 克，贯众 12 克，夏枯草 6 克。钱氏指出此证系阴虚血热，故用养阴清热软坚之法，使阴血渐复，血热得清，则血不致妄行，肌瘤亦能逐渐软化缩小。

3. 气滞血瘀

从病因上多系情志怫逆、肝郁气滞，血行不能流畅，积而为瘀，瘀血内阻，新血不能归经。临床表现为胸闷胁痛，下腹胀痛，月经量少，色紫有块，甚至淋漓不断，舌边质紫，脉象沉弦。治疗当以行气活血化瘀之法。方选旋覆花汤合失笑散加减。处方：旋覆花 6 克(包)，青葱 2 寸，生蒲黄 6 克，五灵脂 12 克，海螵蛸 15 克，制香附 6 克，益母草 15 克。钱氏指出此证多由于气滞血瘀，故以行气化瘀软坚之法，使气得通畅，则瘀血可化，肌瘤自然软化而缩小。钱氏还特意说明，以上三证，如出血量多，都可加用三七根 3 克，或三七末 3 克冲服，若兼有腹痛，可改用云南白药 3 克，分 3 次调服。

钱伯煊根据几十年临床经验总结出在治疗子宫肌瘤过程中，视其病情，又分为三个阶段进行治疗。

第一阶段：在每次月经净后 3 周左右，主要控制月经，勿使其先期或量多，治疗方法，当以健脾补肾为主。其基本方为：党参 12 克，白术 9 克，茯苓 12 克，山药 12 克，熟地 12 克，白芍 9 克，生牡蛎 15 克，阿胶 12 克。若阴虚有热，加旱莲草 12 克、女贞子 12 克；若偏于阳虚，加鹿角霜 12 克、菟丝子 12 克；若有赤白带下，加贯众 15 克、椿根皮 15 克；若腰痛剧烈，加狗脊 12 克、桑寄生 15 克；若有腹痛，偏于寒者，加艾叶 3 克、姜炭 6 克；而偏于热者，加川楝子 9 克、木香 6 克。

第二阶段：在行经期间，如月经量多，下腹不痛，或隐隐微痛，治疗方法当以补气养血为主，兼固冲任。基本方为：太子参 12 克、黄芪 12 克，熟地 12 克，白芍 9 克，艾炭 3 克，阿胶 12 克，玉竹 12 克。如出血量多，血色深红，兼有头晕耳鸣，目眩心悸，烦热自汗等，其治疗方法当以育阴潜阳为主，佐以清热凉血。其基本方为：大生地 15 克，北沙参 12 克，天冬 6 克，麦冬 9 克，生龙骨 15 克，生牡蛎 15 克，莲肉 12 克，地榆 12 克，侧柏叶 12 克。以上两种情况，都可以用三七末 3 克冲服，或三七根 3 克同煎。如有腹痛，可改用云南白药 2.4 克分两次冲服；若月经血量不多而淋漓不断，偏于热者，加槐花炭 9 克、丹皮炭 9 克；若偏于寒者，则加百草霜 9 克、伏龙肝 15 克；若身体较弱，并无偏寒偏热现象，改用血余炭 9 克、陈棕炭 9 克；若腹痛血色紫黑者，加蒲黄炭 6 克、五灵脂 12 克。

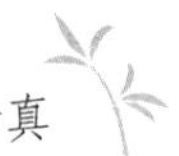

第三阶段：在月经净后，主要是缩小软化子宫肌瘤，治疗方法当以养阴软坚为主。其基本方为：生牡蛎15克，生鳖甲15克，生龟板15克，昆布12克，海藻12克，贯众12克，土贝15克，夏枯草12克。若面浮肢肿，加党参12克，茯苓12克；若大便溏薄，原方去昆布、海藻，加白术9克、山药12克；若头晕目眩，加制首乌12克、枸杞子12克；若心慌心悸，加麦冬9克、五味子6克；若心烦失眠，加枣仁12克、莲肉12克；若自汗盗汗，加生龙骨15克、浮小麦15克；若胸闷痰多，加旋覆花6克、橘皮6克；若胃纳欠佳，加扁豆9克、炒谷芽15克；若口渴思饮，加北沙参12克、川石斛12克；若消化不良，加木香6克、炙鸡内金9克；若下腹隐痛，加制香附6克、苏梗6克；若白带量多，加沙苑子9克、芡实12克；若腰痛腿酸，加川断12克、桑寄生15克；若四肢抽搐或麻木，加木瓜9克；若血虚肠燥，加柏子仁15克、瓜蒌仁12克；若肠热便秘，加天花粉12克、知母9克；若小便频数，加覆盆子9克、山药12克；若小便热少，加泽泻9克、车前子12克。

四、用药心法

（一）喜用单味粉剂冲服独具特色

先生于妇人病治疗中，多喜用单味中药研为细粉，另行冲服，增加疗效。单味药研粉冲服，其因有四。

(1)芳香药物其气辛窜，直通经络孔窍，若把药久煮，则伤其通经通窍之性，故先生在用某些芳香药物时常研末冲服。

(2)某些贵重药物如羚羊角、犀牛角、上等鹿茸、鹿胎、真麝香等如入汤剂煎煮，恐需量大而造成浪费，故用小量研粉另冲，则量小而力专。

(3)每味中药的有效成分都有一种特定的溶媒，如大戟、芫花、甘遂的有效成分易于被酸性物质分解，有的药物易被酒精溶解，有的是脂溶性、水溶性、酸溶性、碱溶性各不相同。先生探索到妇科的许多常用药直接冲服更易被胃肠吸收，这对中药的临床运用方法提供了很多有益的借鉴。

(4)有些病情较为紧急，如果汤剂煎服，恐耗时延误病情。妇科有不少紧急情况，如痛经剧烈、崩漏失血较多、子痫抽搐、小便癃闭等症，如耗时稍久，便会危情立至，故先生于妇科急症常用药研为粉末，常备不懈，临床常常有救急之妙用。先生常用粉剂单药如下。

①紫河车粉：9～30克，头胎男婴健康胎盘焙干研末。

用于先天不足，气精两虚，冲任失调导致的崩漏、闭经、不孕等症。

②三七粉：9～18克，生三七研粉。

用于瘀血阻络，肝气郁滞导致的月经不调，经行腹痛腹胀等症。

③琥珀沉香末：肉桂末 0.9～1.8 克，琥珀末 1.5～3.0 克，沉香末 0.9～1.8 克。

具有温阳通经，助膀胱气化，利小便通淋治水之效果。用于治疗产后癃闭、妇人经行小便不利无热象者常有奇效。

④伽南香末：0.6～1.8 克，选用沉香木近根部含油量足，质地重的部分研粉。

具有温阳通经，助膀胱气化，补下元不足，利水通经的作用。唯药性较沉香粉缓和平稳，又可固精止遗泄。

⑤吴茱萸末：1.2～3 克，以陈吴茱萸焙干研粉。

具有温胃散寒，止痛理气，燥湿宽中之效。用于治疗肝气犯胃导致的胃脘胀痛，呕恶反酸等疾。先生常与肉桂末 0.6 克配合冲服，治疗妇人产后、半产漏下后，脾胃不和的胃胀胃痛等症。

⑥羚羊角粉：1.2 克。

具镇惊安神，清热解毒，清心凉肝之功效。先生常以其治疗子痫证。亦是先生效方羚角琥珀散之主药。1959 年 3 月至 1960 年 2 月，先生曾在北京协和医院与著名西医妇产科专家合作治疗妊娠中毒症 104 例，取得显著疗效，当时所用方即羚角琥珀散方。

⑦犀角粉：1.2 克。

具镇惊安神，清热凉血止血之功。钱氏常用之与羚羊角粉 1.2 克配合冲服治疗子痫、妊娠综合征。

⑧细辛粉：1.5～3 克。

具有辛温散寒，止痛通络之效。钱氏常以之治疗气滞血瘀，寒凝血涩所导致的月经不调、经行腹痛症。常以肉桂末 3 克，琥珀末 6 克配伍冲服。

⑨琥珀粉：1.5～3 克。

具有活血祛瘀，通淋利尿，镇惊安神之功。用于妇女瘀血阻滞导致的月经不调，其性甘平不凉，钱氏常用之与肉桂末、沉香末配合使用。先生体会琥珀利尿之力不及车前子、猪苓之类，却兼入血分，故治血淋比车前子等好用。琥珀活血祛瘀之力不及三棱、莪术等品，却又具有定神安心之功力，对于出血较多或闭经既久对妇女造成很大心理压力有很好疗效。琥珀镇惊安神之功不及灵磁石、代赭石等，却兼入血分，用于妇科诸证比灵磁石等为优，且无重坠下滑之虞，对于妇人之疾可谓一举三善。

⑩沉香粉：0.9～1.8 克。

具有温脾暖肾，降气纳气之功。用于治疗肾虚咳喘，阳虚胃脘疼痛，皆有良效。钱氏常以之治疗冲任虚寒导致的月经不调，腹痛腹胀，小便不利等症。钱氏效方沉香琥珀粉即有此味。

⑪珍珠粉：1.2～1.5 克。

具有镇惊安神，清火解毒，养阴软坚，生肌排毒之功效。钱氏常以之治疗妊娠综合征，妇女脏躁、失眠等症，具有显著效果。

(二)创羚角琥珀散论治子痫

1. 先兆子痫

于妊娠八九个月时期，孕妇头晕头痛，恶心，血压较高。主要由于母血供给胎儿，而肝藏血功能受到影响，肝阴血不足，肝阳上亢而导致内风暗动。故当平肝息风，清热宁心。钱老常用自创羚角琥珀散3克，一日分2次冲服，配合汤剂天麻钩藤汤治疗。若心火较旺，见到舌苔黄腻，脉弦滑，头晕目眩，口渴心烦，即用羚角琥珀散3克，配合钱氏自创平肝散6克，每日各2次冲服；若血压居高不下，也可将羚角琥珀散加量为1日6克，分4次冲服；若失眠心烦较显著，又有鼻衄等血热征象，钱老常用此方加羚羊角粉1.2克冲服。往往可取得控制先兆子痫的明显疗效。

2. 子痫发作

妊娠后期，或分娩期间，孕妇突然剧烈头痛，眩晕恶心，或突发昏迷，两目上吊，四肢抽搐，牙关紧闭，少时苏醒，但移时又复作，若不急治，关乎母子二人性命。钱氏认为此时多因肝血充胎，藏血不足，肝阴血伤，肝阳上亢，阳旺生火，风火交炽，侵犯心神，故使心神失聪。宜清心降火，平肝息风。以羚角琥珀散12克，分4次一昼夜服下。若昏迷者，加羚羊角粉3克，至宝丹，安宫牛黄丸等研末送下，如小便不利、水肿者，配合琥珀末3克冲服，继以羚角钩藤饮、天麻钩藤饮、镇肝熄风汤等汤剂调理，往往取得满意疗效。

3. 产间子痫/产后子痫

若孕妇素有妊娠高血压、水肿等妊娠综合征，产前治疗不力，导致产程中，或婴儿娩出后，突然出现昏迷昏睡，四肢浮肿，筋脉抽搐，脉弦滑数，口唇干燥，情况较为紧急，钱氏常以羚角琥珀散3克，分两次用胃管鼻饲送下，并配合至宝丹、安宫牛黄丸等急速冲服。待患者苏醒后，可配合羚角钩藤汤及豁痰清心之汤药治疗。若见到因产间出血较多，常以本方配合滋阴养血清热之汤方取效。总之，羚角琥珀散，钱氏于妊娠综合征中运用得心应手，经验纯熟，无论先兆子痫、产前子痫、产后子痫均能取得良好疗效。

(三)创琥珀沉香末治疗产后癃闭

钱老将产后癃闭根据病情分为气血两虚、肾阳虚、气滞血瘀、阴虚肝旺、湿热下注5个证型。皆可以琥珀沉香末为主方，而取得良好疗效。

若属气血两虚型，临床见到卫阳不固，自汗恶风，小便不通，少腹胀急，小便频数或失禁，少气懒言，四肢乏力等，钱氏常以琥珀沉香末中量(1日3次，每次2～3克)配伍八珍汤加减治疗。

若属肾阳虚型，见到腰膝酸软，四肢不温，恶露不尽，小便不通，少腹胀痛冰凉，甚则遗尿或小便频数不畅，脉沉迟，舌淡润等症。则以本方大剂量(1 日 4 次，每次 3～5 克)配伍六味地黄汤加小茴香、怀牛膝等温补肾阳之剂治疗。

若属气滞血瘀型，见到小腹坠胀，睡眠差，头昏脑胀，脘腹胀闷，小便不利，多次努挣，方可排出，大便干结，脉弦苔腻等，钱老多以本方小剂量(1 日 2 次，每次 1.5～2 克)配伍加味逍遥散方取效。

若属阴虚肝旺型，见到产前血压较高，产后烦躁难眠，小便不利，大便不通，头汗较多，腹胀拒按，手脚微搐，脉细弦紧数，苔黄腻者，钱老常以本方大剂量(1 日 4 次，每次服 3～5 克)配伍养阴息风，平肝潜阳之镇肝熄风汤、羚角钩藤汤等治疗。

若属湿热下注型，见到小腹胀痛，小便不通，频数涩少，尿痛尿急，大便干结，苔黄腻质红绛，脉弦数，钱老常以此方去掉肉桂，仅以琥珀末、沉香末两味，装入胶囊，1 日分 2 至 3 次服用，配合以养血清热，通利膀胱之导赤散、八正散加减治疗。

总之，一个琥珀沉香末方，钱老用于治疗妇女产后癃闭，运用得心应手，疗效极佳。根据不同证型，调配方剂之剂量，或 3 味药之比例，或服法，均可应用。

五、病案选评

(一)崩漏

丛×，女，25 岁，未婚。

初诊：1976 年 2 月 23 日。

主诉：末次月经 1 月 28 日来潮，5 天净，量色正常，净后 3 天，阴道淋沥出血，量少色褐，至今 17 天未止。自诉是由于春节劳累失眠引起，余均正常。

诊查：舌苔中剥尖刺，脉象细弦。

辨证：病属劳伤心脾，冲任不固。

治法：治以补心脾，固冲任。

处方：党参 16 克，白术 9 克，茯苓 12 克，玉竹 12 克，阿胶珠 12 克，生白芍 12 克，麦冬 9 克，夜交藤 12 克，五倍子 3 克，侧柏炭 12 克，6 剂。

二诊：3 月 4 日。服药 3 剂后，阴道出血于 2 月 26 日得止，后又出血 1 天，现无不适。舌苔薄腻、边尖刺，两边略有齿痕，脉象细弦。治以补心益肾。

处方：党参 15 克，白术 9 克，茯苓 12 克，玉竹 12 克，地黄 15 克，生白芍 12 克，阿胶珠 12 克，生牡蛎 15 克，麦冬 9 克，侧柏叶 12 克，6 剂。

三诊：4 月 5 日。阴道出血净后 1 周，月经于 3 月 4 日又来潮，5 天净，量中等，色正常，下腹隐痛。月经净后 7 天，阴道又淋沥出血，9 天始净，现小便频数，余均正常。舌根黄腻、中剥边尖刺，脉象细弦。仍从前法。

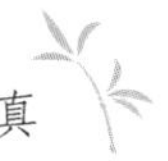

处方:党参 12 克,茯苓 12 克,山药 12 克,制香附 8 克,黄芩 6 克,地黄 12 克,白芍 8 克,阿胶珠 12 克,麦冬 9 克,覆盆子 9 克,6 剂。

四诊:4 月 15 日。此次月经延期 9 天,于 4 月 13 日来潮,今日行经第 3 天,量中等,于 4 月 5 日感受外邪,至今未愈。舌苔薄白、边尖刺,脉细微浮。治当先祛风热,兼顾冲任。

处方:桑叶 9 克,薄荷 3 克,荆芥 6 克,生甘草 6 克,桔梗 8 克,杏仁 12 克,丹皮 9 克,橘皮 6 克,益母草 12 克,6 剂。

按:此例属于漏证,证属劳伤心脾,心主血,脾统血,心脾受伤,失其主宰统控之权,以致月经淋漓不止,故治法以补益心脾为主,兼固冲任。继后症状,有下腹隐痛、小溲频数,此系血不养肝,脉不敛气,则下腹隐痛,肾虚则封藏不固,于是小溲频数,故治以补心脾,益肝肾。最后因挟外邪,又值经行,故治法先祛风热,兼顾冲任,此后未来复诊。于本年 10 月去信访问,回信云:月经于 4 月 13 日来潮,5 天净,之后月经正常。由此可见,此症原因主要在于心脾,其次在于肝肾,若能使心强脾健,肝柔肾固,四经功能恢复,则病亦能向愈。

(二)经行吐衄

马××,女,16 岁,未婚。

初诊:1958 年 12 月 2 日。

主诉:初潮 15 岁,周期尚准,行经 11 天始净,血量多,色正常,经期腹痛,并常有鼻衄,衄血多时经血即减少,曾闭经 6 个月,但每月衄血甚多,末次月经于 11 月 15 日来潮,量少,仅 2 天,经后时感头痛,全身疲软,心中烦热,少腹胀滞,腰痛,纳食尚可,二便正常。诊查:舌苔薄白,脉左细弦、右细弦数。

辨证:病属肝火上逆,血热妄行,而致逆经。

治法:治以平肝凉血,引血归经。

处方:生地 9 克,丹皮 6 克,白芍 9 克,泽兰 9 克,黑山栀 6 克,菊花 6 克,制香附 9 克,当归 9 克,川楝子 9 克,益母草 12 克,荆芥炭 4.5 克,生牛膝 6 克。

二诊:12 月 6 日。3 剂后头痛及腹胀渐减,但仍觉全身酸楚,疲惫无力,腰痛,食后腹胀,嗳气时作,大便溏薄,日 4 至 5 次。舌光,脉细弦数。治以疏肝益肾,健脾运中。

处方:干地黄 9 克,丹皮 6 克,白芍 9 克,泽兰 6 克,制香附 6 克,党参 9 克,白术 9 克,茯苓 9 克,益母草 12 克,荆芥炭 4.5 克,枳壳 6 克,4 剂。

三诊:1959 年 1 月 15 日。近 2 个月来,月经未至,曾经鼻衄 2 至 3 次,胃脘尚舒,二便正常。舌苔薄白,脉象沉弦。治以养血清热。

处方:干地黄 12 克,当归 9 克,白芍 9 克,泽兰 9 克,丹皮 9 克,女贞子 9 克,藕节 12 克,生牛膝 9 克,益母草 12 克,地骨皮 9 克,6 剂。

四诊：1 月 24 日。月经于 1 月 19 日来潮，量不多，色黑无血块，持续 3 天净，腹部微痛，未有鼻血，遍体酸痛。舌苔薄白，脉象细数。治以养血清营，导热下行。

处方：生地 12 克，当归 9 克，白芍 9 克，丹参 9 克，地骨皮 9 克，生牛膝 6 克，茅根 15 克，藕节 12 克。

五诊：1 月 31 日。4 剂后诸症均减，鼻衄未作。舌尖有刺，脉弦细数。治以养阴清热。

处方：知柏地黄丸 120 克，每晚服 6 克。

按：此例由于肝火上逆、血热上冲而致逆经，治法先以平肝凉血，导热下行，后再疏肝益肾、健脾运中，后因月经不至，又见鼻衄，再从前法，兼调冲任，治疗将及 2 月，最后鼻衄未作，改用养阴清热，使其巩固。

(三)妊娠水肿

周××，女，33 岁，已婚。

初诊：1959 年 7 月 2 日。

主诉：初产妇，预产期 1959 年 8 月 2 日，现孕 36 周。在妊娠 3 个月时，即有下肢浮肿，休息后消失，妊娠 28 周时下肢浮肿较甚，至妊娠 36 周时下肢浮肿更甚，最近两周内，体重增加 4.4 千克，血压升至 140/110 毫米汞柱(基础血压 100/80 毫米汞柱)。西医诊断为妊娠肾病Ⅰ度。

诊查：刻下腿足浮肿，神疲乏力，食后脘胀，二便正常，稍劳腰痛，睡眠一般，胸闷(左肺已切除)。舌苔薄白，中微淡黄，脉左沉弦微滑，右沉滑。

辨证：证属脾弱积湿，气失运行。治法：治以益气健脾，佐以化湿。

处方：党参 6 克，白术 9 克，连皮苓 12 克，炙甘草 3 克，橘皮 3 克，木香 6 克，砂仁 3 克，黄芩炭 6 克，五加皮 6 克，桑寄生 12 克，2 剂。

服药后，诸症皆减轻。再取上方药 5 剂。

二诊：7 月 8 日。服上方药 7 剂，肢肿消退，胃纳较振，胸膈痞闷，夜寐不安。舌苔薄白，脉左细微弦，右弦滑。症属血虚肝旺，气失运行，治以养血平肝、理气安神，方用钩藤汤加减。

处方：当归 9 克，白芍 9 克，钩藤 9 克，桔梗 6 克，茯神 9 克，青木香 9 克，扁豆衣 9 克，川石斛 12 克，黄芩炭 6 克，桑寄生 12 克，2 剂。

按：此例由于脾虚积湿，气失运行，兼之血压又高，故治法先以健脾理气为主，继后再以养血平肝，主要调治肝脾，使肝平脾健，因此在产前未再浮肿，血压亦趋正常，于 1959 年 7 月 25 日平安分娩。

(四)先兆子痫

张××，女，成人，已婚。

初诊:1959年5月12日。

主诉:初产妇,孕36周。妊娠初期无泛恶呕吐,至30周时开始有头晕、头痛、眼花,在门诊治疗。近日因症状加重,血压增高而入院,西医诊断为妊娠肾病Ⅲ度。

诊查:现自觉头晕颇甚,口渴喜饮,肢肿,夜寐多梦,大便干结,小便正常,血压(150~200)/(110~130)毫米汞柱,尿蛋白(一),体重53.5千克。舌苔黄腻中剥,脉象弦滑。

辨证:证属肝阳亢越,内风蠢动。

治法:治以平肝息风,拟钩藤汤合羚角琥珀散加减。

处方:桑叶6克,菊花6克,钩藤6克,白芍9克,石决明15克,黄芩6克,夏枯草6克,当归9克。

另:羚角琥珀散3克,分2次,早晚各服1次。

二诊:5月13日。头仍晕,口渴减,大便不干,睡眠安。舌苔糙薄黄,脉弦滑。血压150~200/100~120毫米汞柱。仍服前方药。同时服羚角琥珀散6克,每服1.5克,4小时服1次。

三诊:5月14日。汤散并进后,血压较为平稳,今天血压波动在(120~170)/(86~120)毫米汞柱之间,仍觉头晕目眩,口渴喜饮,腰部稍酸,纳食、睡眠、小便均正常。舌苔薄黄腻,脉象弦滑。治以平肝宁心,祛风清热。

处方:钩藤9克,玄参9克,当归6克,桑寄生12克,菊花6克,黄芩6克,白薇9克,牛膝9克,丹皮6克,白蒺藜8克,2剂。

另:平肝散6克,日3次。

四诊:5月15日。服上方药后,头晕稍减,血压偏高,(150~160)/(100~110)毫米汞柱,时觉烘热汗出,口仍干。舌苔薄黄腻,脉象滑而有力。治以养血祛风,平肝清热。

处方:钩藤9克,玄参9克,当归9克,天麻6克,桑寄生12克,菊花6克,生龙齿15克,3剂。

五诊:5月18日。血压(140~180)/(100~130)毫米汞柱,头部仍晕,口渴喜饮,胃纳稍差,小便黄少,睡眠尚安。舌苔淡黄腻边刺,脉象弦滑。治以镇肝,息风,清热。

处方:羚角琥珀散,每次3克,日服3次,连服2天。

后仍以羚角琥珀散,1日4次,每次1.5克。

按:此例由于肝阳亢逆,内风蠢动,故以平肝息风、清热宁心之法,方用钩藤汤加减,再加羚角琥珀散及平肝散,症状仍有头晕烘热,口渴喜饮,血压维持在130~170/94~120毫米汞柱,体重减少2.5千克,经过治疗,病情未发展,予妊娠37周时,在5月23日以药物加剥膜引产,当日平安分娩,产后又再调理,血压正常,康复出院。

(五)子痫浮肿

白××,女,成人,已婚。

初诊:1959年7月30日。

主诉:初产妇,孕36周,预产期为1959年8月24日。妊娠7个月开始下肢浮肿,8个月时加重,近1周来浮肿更加明显,近2天来头痛,昨又加剧,今晨头痛剧烈,骤然昏迷,仆倒于地,四肢抽搐,两目上窜,口吐涎沫,先后发作3次,每次持续1至2分钟,遂来院,西医诊断为产前子痫。测量血压170/110毫米汞柱,浮肿(++),神志半清醒,即给注射吗啡1支,服羚角琥珀散3克,以后神志逐渐清醒。

诊查:现嗜睡,尚可对答问话,血压下降至145/110毫米汞柱,口干喜饮,大便干燥,全身浮肿,下肢尤甚,小溲量少。舌苔黄腻中微垢,脉左弦滑、右细弦。治以镇肝息风,清心利水。

处方:钩藤9克,桔梗6克,玄参9克,桑寄生12克,茯苓皮12克,桑白皮12克,猪苓9克,泽泻9克,石菖蒲6克,陈胆星3克,葛根6克,薏苡仁12克,1剂。

另:羚角琥珀散3克,6小时服1次。

二诊:7月31日。神志清醒,未再抽搐,自觉头晕目眩,嗜睡,血压170/120毫米汞柱,下肢肿胀,大便干结,小溲短赤。舌苔淡黄垢腻、边白,脉左弦数,右弦滑数。治以镇肝息风,豁痰化湿。

处方:钩藤9克,天麻8克,橘皮3克,制半夏9克,陈胆星6克,天竺黄6克,蝉蜕6克,苍术6克,防己6克,五加皮9克,茯苓皮12克,大腹皮9克,薏苡仁15克,杏仁12克,1剂。

另:羚羊角(镑)3克,用水500毫升,煎至100毫升,分2次服。琥珀末3克,分2次服。

按:此例病因,始为水湿泛滥,继后心肝阳亢,肝风内动,致子痫发生。治法以镇肝息风、清心利水,经治疗后,虽血压较高,但神志渐清,未再抽搐,即行引产,安然分娩。产后血压仍偏高,续用养血平肝、健脾和中之法,服药10余剂,浮肿消失,血压稳定,小溲增多,纳食睡眠如常,于8月21日平安出院。注:治疗中,曾用冬眠灵、鲁米那、水合氯醛等西药。

(六)产后肝厥

王××,女,41岁,已婚。

会诊日期:1959年3月4日。

主诉:孕7产6。预产期1959年3月初。患者妊娠8个月,产前大出血,于1959年3月2日急诊入院。入院后在输血中做内倒转及臀牵引术,手术前后共出血2100毫升,3月3日下午3时产妇呈昏迷状态,血压140/100毫米汞柱,体温

37.5℃,经内科、神经科会诊,考虑肝昏迷,患者过去有传染性肝炎史。西医诊断为前置胎盘,肝昏迷。

诊查:刻下神志昏迷,面目肢体皆肿,腹部臌大。舌苔花剥糙黄无津,脉细软数。

辨证及治法:证属肝厥,急用扶正开窍,清心镇肝为法。

处方:羚羊角粉 1.5 克,苏合香丸研细(1 丸)再以人参 9 克文火浓煎 200 毫升,送上药,分 4 次服,每隔 3 小时服 1 次。

二诊:3 月 5 日。患者昨日下午 1 时服中药后,至 3 时手足伸动,口不张,闻声可睁眼,下午 4 时服第二次中药,至晚 8 时可以张目看人,但不语,至夜半神志渐清。舌苔糙黄少津,脉象左虚大而数、右细数无力。证属营血大夺,气阴重损,心肝虚阳,不克潜藏。治以补气固本,养阴潜阳。

处方:人参 9 克,麦冬 9 克,五味子 6 克,当归 9 克,白芍 9 克,生龙齿 30 克,生牡蛎 30 克,枣仁 15 克,茯神 12 克,远志 6 克,1 剂。

另:苏合香丸 1 丸,神志昏迷时,即服半丸,隔 4 小时不醒,再取半丸,开水化服。

三诊:3 月 6 日。昨寐尚可,四肢肿势少退,腹部膨大,大便溏泄,小溲微黄,恶露不多,色暗红,津液稍润,舌苔微黄,脉左细弦关大、右沉细。血夺气竭,肝脾两伤,治以补气固本,兼调肝脾。

处方:人参 9 克,白术 9 克,连皮苓 15 克,炙甘草 3 克,龙齿 30 克,白芍 9 克,五味子 6 克,木香 6 克,泽泻 6 克,3 剂。

按:此例属于肝厥,病因由于营血大夺,气阴重伤,心肝虚阳,不潜藏,病势险危,故急用扶正开窍、清心镇肝为法。服药后,神态逐渐清醒,脱离险境后,尚有腹部膨大胀满、小便不多等症,故用疏肝健脾,通利膀胱之法,继续服药 10 剂,腹胀得减,小便通畅,因肝硬化合并腹水,转内科治疗。

注:住院期间,曾用西药谷氨酸钠、金霉素等治疗。

(七)产后癃闭

阚××,女,成人,已婚。

初诊:1959 年 6 月 29 日。

主诉:初产妇,产后 9 天。自产后起即小便不利,经多次努力后始能排出;腹胀腰痛,大便干结,眠差。

诊查:舌苔白腻,脉象细弦。

辨证:三焦为决渎之官,膀胱为州都之府,今三焦膀胱同病,于是气化失宜,水道不利。

治法:治以疏利三焦,温通膀胱。

处方：当归 9 克，柴胡 4 克，川芎 4.5 克，白术 9 克，茯苓 9 克，炙甘草 3 克，制香附 6 克，小茴香 3 克，橘皮 3 克，3 剂。

另：肉桂末 2.7 克，沉香末 1.8 克，琥珀末 6 克，3 味相和，分 6 包，日 2 次，每次 1 包。

二诊：7 月 1 日。服药后小便较通，下腹尚胀，腰酸，便干，恶露多色红，自汗少寐，乳汁不多，胃纳不振。舌苔薄白中微黄，脉象细弦。治以养血疏肝，通利膀胱。

处方：当归 9 克，川芎 6 克，炙甘草 3 克，制香附 6 克，小茴香 3 克，橘皮 3 克，茯苓 9 克，桃仁 6 克，姜黄 3 克，泽泻 9 克，木通 3 克，小麦 9 克，2 剂。

另：肉桂末 2.4 克，琥珀末 3.6 克，2 味相和，分 4 包，早晚各服 1 包。

服上方药 2 剂后，小便畅通。

按：此例由于三焦气化失宜，以致水道不利。故治法以疏利三焦，温通膀胱，用琥珀、肉桂、沉香、小茴香、制香附以温通膀胱，再以逍遥散加减疏利三焦，因此能迅速痊愈。

（八）经行昏厥

韩××，女，21 岁，未婚。

初诊：1974 年 12 月 16 日。

主诉：初潮 13 岁，月经正常。1968 年起月经失调，周期 1 至 3 个月，6 天净，量不多，色淡；行经期间少腹作痛，突然昏倒，冷汗淋漓，自觉全身有下沉感，大小便欲解不得，最近 3 次昏倒，每发于经前，发作后即来潮。现月经 1 至 2 个月来 1 次，6 天净，量不多，色淡，经期情绪不宁，急躁欲哭，纳差少寐，大便干结，2 至 3 天 1 行。末次月经 11 月 28 日来潮，6 天净。

诊查：舌质红苔淡黄腻，脉象沉迟。

辨证：血虚肝郁，阳气亢逆。

治法：治以养血平肝，调气解郁。

处方：地黄 12 克，白芍 9 克，川芎 3 克，远志 6 克，合欢皮 12 克，郁金 6 克，香附 6 克，白薇 9 克，丹皮 9 克，鸡血藤 12 克，6 剂。

二诊：12 月 23 日。服上方药 4 剂，情绪较宁，纳食增加。

舌苔淡黄、质红尖刺，脉细。经期将临。治以养血调气。

处方：地黄 15 克，当归 9 克，白芍 9 克，川芎 3 克，制香附 6 克，泽兰 12 克，甘草 6 克，鸡血藤 12 克，丹皮 6 克，远志 6 克，牛膝 9 克，6 剂。

三诊：12 月 30 日，昨晨少腹剧痛，冷汗淋漓，胸痞泛恶，自觉全身下沉无力，但未昏厥，1 小时后月经来潮，量不多，色初黑后红，无血块，今日少腹痛止，但觉腰酸，头痛面浮，胃不思纳，大便干结，3 日 1 行。舌苔灰黄垢腻，脉左沉细，右细弦。现值经行。

治以疏肝益肾，清热和胃。

处方：地黄15克，当归9克，赤白芍各9克，川楝子9克，丹皮9克，橘皮6克，竹茹9克，川石斛12克，川断12克，桑寄生15克，6剂。

四诊：1975年1月3日。本次月经1974年12月29日来潮，5天净，血量较前增多，全身自觉下沉无力，较前减轻，时间亦缩短，大便得畅，神疲乏力，浮肿依然，四肢发冷，胃纳仍差。舌苔薄黄腻，边尖略红，脉左沉细，右细弦。

治以健脾和胃为主，兼益肝肾。

处方：党参12克，白术9克，扁豆9克，甘草6克，橘皮6克，山药12克，白芍9克，地黄12克，生谷草15克，6剂。

五诊：1月10日。服上方药5剂，精神较振，胃纳渐增，劳则面浮肢肿，大便干结，3日1行。舌苔薄黄腻，脉沉细微滑。

治以益气养阴，佐以清热。

处方：北沙参12克，麦冬9克，玉竹12克，茯苓12克，扁豆9克，花粉12克，知母9克，地黄12克，白芍9克，6剂。

六诊：2月24日。末次月经1月30日来潮，6天净，周期已准，且性情急躁、四肢发凉、冷汗淋漓、全身下沉等症状均已消失，但行经期间面浮肢肿依然。舌苔淡黄腻有刺，脉沉细滑。现值经前。

治以养血平肝，理气清热。

处方：地黄12克，白芍9克，生龙骨15克，生牡蛎15克，丹皮9克，制香附6克，川楝子9克，青橘皮各6克，鸡血藤12克，牛膝9克，茯苓12克，6剂。

七诊：3月7日。月经于3月2日来潮，3天净，量较前多，色红，少腹稍痛，昏厥未作，浮肿减轻。舌苔薄黄腻，脉细。仍从前法加减。

处方：地黄12克，白芍9克，生龙骨15克，生牡蛎15克，丹皮9克，制香附6克，川楝子9克，鸡血藤12克，茯苓12克，瓜蒌15克，知母9克，6剂。

按：此例由于血虚肝郁、阳气亢逆，故治法以养血平肝、调气解郁为主，使气调血和，月经渐趋正常，后再益气养阴，亢阳得以渐平。《素问·生气通天论》谓："阴平阳秘，精神乃治"。后因浮肿明显，改用调补气血之法，最后以养血平肝、理气清热调治，经治疗两月余，诸恙悉减，得到痊愈。

(九)产后乳汁自溢

戴×，女，29岁。

初诊：1978年7月20日。患者产后2年余，时流乳汁，久治不愈，四肢关节疼痛、麻木、畏风，本次月经7月8日，量较多，色始红后褐，舌苔黄垢边尖刺，脉细软。治法：调补肝脾。

处方：党参12克，茯苓12克，柴胡3克，升麻3克，桂枝6克，白芍9克，生甘草 6 克，秦艽 9 克，木瓜 9 克，桑枝 30 克，橘皮 6 克，旋覆花 6 克(包)，12 剂。

二诊：1978 年 8 月 26 日。溢乳减轻，四肢麻木疼痛亦减，末次月经 8 月 10 日，色量如前，白带较多，左侧下腹隐痛，寐差有梦，头晕麻木，渴不思饮，舌苔黄腻边刺，脉细软。

治法：调肝健脾，兼清下焦湿热。

处方：党参 12 克，白术 9 克，茯苓 12 克，生甘草 6 克，生白芍 9 克，柴胡 6 克，黄芩 6 克，薏苡仁 12 克，萆薢 12 克，木瓜 9 克，贯众 12 克，川楝子 9 克，女贞子 12 克，12 剂。

三诊：1978 年 10 月 13 日。乳汁已无溢出，四肢麻痛基本消失，末次月经 9 月 28 日，色量正常，白带仍多，下腹隐痛，腰痛，舌苔黄腻，脉细软。

治法：仍宗前意。

处方：党参 12 克，山药 12 克，茯苓 12 克，白芍 9 克，萆薢 12 克，柴胡 6 克，黄芩 6 克，知母 9 克，川楝子 12 克，生甘草 6 克，贯众 12 克，牛膝 9 克，12 剂。

按：患者产后乳汁自出，迁延两年不愈，系气血两伤之候，治当补气养血，惟四肢关节疼痛、麻木畏风，为产时不慎，风冷袭人经络引起，治疗亦当兼施祛风通络之品。钱老依据症状、参以舌脉，以调补肝脾为治，酌加祛风之品，药证契合，故服药 12 剂，便应手取效。二诊增下腹隐痛，白带较多症状，故在原治疗基础上加用清利下焦药物。三诊乳汁已不溢出，四肢麻痛消失，病已告愈，仅余白带尚多，下腹隐痛症状未除，乃湿热未得全清，故仍宗原法，善后而已。

(十)不孕症

崔×，女，31 岁。

初诊：1978 年 5 月 25 日。

结婚 4 年多，迄今未孕，月经后期，量少、色褐、有块，经行则下腹痛，末次月经 5 月 7 日，腰酸，纳少。舌苔糙黄微垢，脉细软。

治法：疏肝、益肾、调经。

处方：地黄 12 克，白芍 12 克，当归 12 克，川芎 6 克，丹参 12 克，丹皮 9 克，川石斛 12 克，香附 6 克，川楝子 9 克，鸡血藤 12 克，牛膝 9 克，益母草 12 克(6～12 剂)。

二诊：1978 年 6 月 5 日。月经过期 8 天未至，纳仍差。舌苔黄腻根垢，脉细软。

治法：养血调经，佐以和胃。

处方：当归 12 克，白芍 9 克，丹参 12 克，丹皮 9 克，橘皮 6 克，竹茹 9 克，香附 6 克，泽兰 12 克，牛膝 9 克，川断 12 克，稻芽 15 克(6～12 剂)。

三诊：1978 年 7 月 10 日。末次月经 6 月 22 日。4 天净，色褐，纳差，神倦。舌苔淡黄腻、边尖刺，脉细软。

治法:养血调经,佐以和胃。

处方:当归12克,赤白芍各9克,川芎4.5克,丹参12克,鸡血藤12克,橘皮6克,薏苡仁12克,制半夏6克,香附6克,泽兰12克,茺蔚子12克,牛膝9克(6~12剂)。

四诊:1978年8月1日。本次月经7月20日,量少、色红,3天净,经前乳房胀,小腹有下坠感。舌苔黄、根垢,脉细软。

治法:活血理气,兼调冲任。

处方:当归12克,白芍12克,川芎6克,丹参12克,香附6克,柴胡6克,黄芩6克,橘皮6克,泽兰12克,焦三仙12克,鸡血藤12克,牛膝9克(6~12剂)。

五诊:1978年8月18日。月经将至,腰痛,小便频数,日间多,头晕。舌苔薄黄、根微垢,脉细软。

治法:活血理气,兼调冲任。

处方:地黄12克,当归12克,白芍9克,川芎6克,丹参12克,鸡血藤12克,覆盆子9克,香附6克,佛手6克,川断12克,狗脊12克,牛膝9克(6~12剂)。

六诊:1978年9月12日。月经过期未至,舌苔前半光、根白垢,脉细软。

治法:养血理气,兼调冲任。

处方:当归9克,白芍9克,川芎3克,橘皮6克,木香6克,佛手6克,丹参12克,川断12克,狗脊12克,谷芽15克(6~12剂)。

七诊:1978年10月7日。本次月经9月30日,量仍少,色红,下腹痛,腰痛,4天净,气从下坠,纳一般,头晕,心悸,夜寐多梦,腰腹畏寒,尿频。舌苔淡黄腻、边尖刺,脉沉细软。

治法:养血温经,理气调经。

处方:当归12克,白芍10克,川芎6克,生艾叶3克,香附6克,菟丝子12克,肉桂3克,覆盆子12克,泽兰12克,牛膝10克,柴胡6克,丹参12克(6~12剂)。

八诊:1978年11月1日。下腹隐痛而畏寒,头晕,夜寐多梦,最近有轻微感冒,咳嗽,有痰,恶寒。舌苔淡黄腻、根垢,脉沉细软。

治法:养血疏肝,宣肺散寒。

处方:当归12克,赤芍10克,川芎6克,前胡6克,桂枝6克,炙甘草6克,桔梗6克,橘皮6克,香附6克,丹参12克,鸡血藤12克,苏梗6克(6~12剂)。

1978年12月6日:妊娠反应阳性。

按:患者初诊述证不多,但病机却颇为复杂,涉及气滞、血瘀、肝郁、肾虚、脾弱、胃呆等,思绪多端,似无从下手,但时间已进入月经后半周期,当顺水推舟,故立活血通经,疏肝益肾为法。然取药后月经仍未至,而纳差苔腻征显,此时应考虑到胃为受纳之腑,胃气不和,药亦难运,故二三诊在活血调经的基础上,加橘皮、竹茹、半夏等兼以和胃化湿。四诊,患者食纳稍复,苔腻已减(根垢者,湿滞已不在中焦),因而遣方活血理气，意在调经。以后复诊，逐渐加入补肾、温肾之品，以壮生殖之本，八诊，忽遭外感，仍在宗前法之前提下疏散表邪，邪去正安，故获愈而受孕。

（十一）不孕症

楚××，女，35岁。

初诊：1979年1月13日。

主诉：1968年结婚后，11年未孕，本次月经1978年12月23日，来潮始多，后少，色紫红，下腹隐痛，月经常先期而至，宫颈中度糜烂，白带较多，大便稀，四肢不温。舌苔中黄腻、微剥，脉细软。

治法：健脾益肾，兼化下焦湿热。

处方：党参15克，白茯苓12克，白术10克，生、炙甘草各6克，山药12克，菟丝子12克，五味子6克，萆薢12克，乌贼骨10克，贯众12克，黄柏炭6克，橘皮6克（6～12剂）。

二诊：1979年1月31日。本次月经1月18日，7天净，量先多后少，色褐，大便不成形，白带时多时少，纳正常，四肢不温。舌苔白腻，脉细软。

治法：补气血，调冲任。

处方：党参15克，白术10克，茯苓12克，炙草6克，熟地12克，当归10克，白芍10克，川芎3克，桂枝6克，橘皮9克，鸡血藤12克，菟丝子12克（6～12剂）。

三诊：1979年2月16日。末次月经2月15日，量不多，色红，下腹气坠，腰酸，腿软，纳少，大便稀，少寐。舌苔微黄，脉左细弦，右细软。

治法：健脾强肾。

处方：党参15克，白术10克，干姜6克，炙草6克，巴戟天6克，菟丝子12克，木香6克，白芍10克，丹参12克，川断12克，牛膝10克，桑寄生15克（6～12剂）。

四诊：1979年3月4日。本次月经2月15日，量少，色正，6天净，经前下腹痛，腰痛，纳少，大便稀，日1次。舌苔薄黄，脉左细微数，右细软。

治法：温补脾肾。

处方：党参15克，白术12克，姜炭6克，炙草6克，巴戟天6克，菟丝子12克，艾叶3克，香附6克，丹参12克，肉桂3克，狗脊12克，川断12克（6～12剂）。

五诊：1979年3月22日。本次月经3月13日，量中等，色紫红，6天净，大便较前好，腰痛亦减轻，口不干。舌苔薄黄，脉沉细软。

治法：温补足三阴。

处方：党参20克，白术12克，干姜6克，炙草6克，山药12克，菟丝子12克，香附6克，艾叶3克，桂枝6克，白芍10克，狗脊12克，大枣6枚（6～12剂）。

六诊：1979年4月9日。末次月经4月7日，量中等，色紫红，下腹气坠，大便偏稀，纳一般。舌苔薄白，脉左细，右细软。

治法:温补足三阴。

处方:党参 20 克,白术 10 克,姜炭 6 克,炙草 6 克,菟丝子 12 克,巴戟天 6 克,香附 6 克,艾叶 3 克,熟地 12 克,白芍 10 克,狗脊 12 克,木香 6 克(6~12 剂)。

七诊:1979 年 5 月 5 日。本次月经 5 月 4 日,量中等,色紫红,下腹稍觉气坠,大便偏稀,下腹遇凉即痛。舌苔薄白中剥,脉左细右软。

治法:补气养血,佐以温经。

处方:党参 20 克,黄芪 12 克,白术 10 克,吴萸 3 克,肉桂 3 克,香附 6 克,艾叶 3 克,菟丝子 12 克,巴戟天 6 克,乌药 6 克,细辛 3 克,苏梗 6 克(6~12 剂)。

八诊:1979 年 5 月 21 日。本次月经 5 月 4 日,6 天净,夜寐多梦,纳较差,大便偏稀。舌苔薄白,脉细软。

治法:补气养血,佐以温经。

处方:党参 20 克,白术 10 克,炮姜 6 克,炙草 6 克,菟丝子 12 克,山药 12 克,橘皮 6 克,木香 6 克,苏梗 6 克,肉桂 3 克,艾叶 3 克,鸡血藤 15 克(6~12 剂)。

1979 年 7 月 11 日:妊娠反应阳性。

按:患者结婚 11 年未孕,治疗不孕症多先从调经处着眼,初诊见证除经行先期外,还挟有湿热下注的证候,放在健脾益肾调经的基础上,兼化下焦湿热,以针对宫颈糜烂、带下较多、苔黄腻等症。二诊,舌苔稍化,带下已敛,于是以八珍专注于调经。钱老抓住患者自始四肢不温的特点,已认定脾肾阳虚为本病主要病机,故在三诊时,见经事已调,脾弱肾虚症状已显,即随机立法以温脾强肾为主。四五六诊,加减出入未离原法。七诊,患者腰酸已减,诸虚寒证均有改善,而其时正值经期,下腹仍畏寒,稍觉气坠,遇寒即痛,因而,姑立温经之法,以黄芪、白术、苏梗升阳,以吴萸、肉桂、细辛等温通。八诊时仍用温脾强肾,逾月而妊娠。

(十二)闭经

张××,女,23 岁,未婚。

初诊:1971 年 6 月 29 日,闭经半年,本次月经于去年 12 月份来潮,量少色褐,以前月经周期 30~60 天,八天净,量中等,有痛经,经前腰酸,曾服己烯雌酚、当归浸膏片、白凤丸、艾附暖宫丸等均无效,现感腰痛,少腹寒痛,白带量多气味腥,舌苔淡黄腻,中裂尖刺,脉细软尺弱。脉症参合,此属先天肾虚,又因劳倦伤脾,不能运化水谷而生精微,于是营血不足,无以下注于冲脉,冲为血海,血海空虚,以致经闭,治法以补肝益肾,理气调经。

处方:茯苓 12 克,山药 12 克,当归 12 克,川芎 6 克,赤白芍各 9 克,制香附 6 克,牛膝 9 克,焦三仙各 12 克,川断 12 克,桑寄生 12 克,8 剂。

二诊(7 月 13 日):停经半年,服上方 8 剂,月经于 7 月 9 日来潮,今日未净,量多,色始黑后红,经前腹痛,舌苔淡黄,中裂尖刺,脉象细软,月经已行,仍从前法加减。

处方：茯苓12克，木香6克，山药12克，川断12克，桑寄生12克，艾叶3克，乌药6克，当归9克，制香附6克，郁金6克，8剂。

三诊(10月4日)：8月份月经错后来潮，经期腹痛，9月份月经先期10天，于9月12日来潮，6天净，量少，9月28日月经又行，2天净，色褐，腰酸，口渴思饮，舌苔黄腻，边尖红，脉象细软，自服补肝益肾，理气调经之剂，月经能自动来潮，但最近2次，经行先期，此乃病久阴虚血热，以致血热妄行，治以养阴清热。

处方：地黄15克，白芍9克，牡丹皮9克，女贞子12克，旱莲草12克，白藤9克，川断12克，枸杞子12克，藕节12克，茅根30克，6剂。

四诊(11月19日)：服养阴清热之药6剂，月经周期已得正常，于10月29日来潮，6天净，量中色红，有小血块，下腹冷痛，有时腹胀，腰酸，大便晨泻，舌苔白腻微黄、中裂尖刺，脉左软，右细弦，病情虽有所好转，但脾肾两虚，下焦寒凝，治以健脾补肾，佐以温经。

处方：白术9克，茯苓12克，木香6克，赤白芍各9克，山药12克，五味子6克，川断12克，桑寄生12克，艾叶6克，制首乌12克，8剂。

另：八珍益母九20丸，每日早服1丸。艾附暖宫丸20丸，每日晚服3丸。

按：钱氏治疗闭经主要以益心脾、补肝肾，调冲任之法。月经不来，乃“血病也”，而心、脾、肝、肾与血关系密切，《素问·阴阳别论》：“二阳之病发心脾，有不得隐曲，女子不月”。二阳指阳明大肠及胃也。胃为仓廪之官，主纳水谷，此病多由于心脾所发，忧思善虑，伤及心脾，心不生血，脾失健运，胃不受纳，故谓胃病发于心脾也。由于纳谷衰少，无以化生精微，灌注经脉，而血脉遂枯，月事不得以时下，因此可见心脾与经闭有很大的关系。但此症也有在于肝肾，因肝为藏血之脏，又主疏泄，若藏血不足，疏泄失常，遂致血虚气滞而致经闭。肾藏精，月经之源，全赖肾经以施化，若肾精乏，无以濡养肝脏，肝不藏血，无以下注于血海，血海空虚，遂致月经不至。因此肝肾与闭经，也有一定的影响。本案例由于脾肾两虚，营血不足，冲任失养，血海空虚，而致经闭，故先用补肝益肾，理气调经之法，后因转为月经先期，故用养阴清热为治，最后月经渐复正常，但因便稀腰痛，下腹寒痛，再用健脾补肾，佐以温经之法，治疗将及半年，得以痊愈。

六、钱氏秘验方

1. 619丸方

功能：补益肝肾。

药物：生熟地黄、阿胶珠、乌贼骨、桑螵蛸、沙参、川断、桑寄生、旱莲草、白芍、覆盆子、卷柏、女贞子、白薇等份。

服法：上药共为末，炼蜜为丸，丸重9克。

2. **620丸方**

功能：温阳散寒。理气化瘀。

药物：当归150克，白芍120克，柴胡30克，益母草12克，楂炭120克，羌活24克，桂枝30克，橘皮90克，官桂皮240克，川芎30克，五灵脂60克，蒲黄30克，天仙藤90克，延胡索90克，小茴香15克，香附45克，高良姜15克，南星15克。

服法：上药研末，炼蜜为丸。每丸重9克，早晚各服1丸。

3. **益红片**

功能：调经化瘀。

药物：益母草240克，牛膝90克，茜草60克，泽兰120克，红花60克，川芎60克。

服法：上药共为末，制成片剂，每次服10片，每日早晚各服1次。

4. **羚角琥珀散**

功能：镇肝定痉，息风宁心，(具有降压止痉作用)。

药物：羚羊角、琥珀、天竺黄、天麻、蝉蜕、地龙等份，共研细末和匀。

服法：每日1至4次，每次服1.5克至3克。

5. **平肝散**

功能：平肝清热。

药物：黄芩、夏枯草、炒牛膝、白薇、当归、菊花等份，共研细末和匀。

服法：每日1至3次，每次服6克至9克。

6. **妇科七号片**

功能：疏肝健脾，清化湿热。

药物：柴胡、黄芩、败酱草、川楝子、赤芍、橘皮、生苡仁等份。

服法：上药共为末，制成片剂，每日2次，每次10片。

王渭川经验传真

一、名医简介

王渭川(1898—1988),男,号鲁同,江苏省丹徒人。未满3岁,即遭丧父,由母亲周氏抚养成人。6岁即随祖父王鲁直先生读书,诵读《诗经》《春秋》《左传》《列国演义》,至17岁读完四书五经,打下了深厚的经学基础。是年其祖父病故,即从祖父得意门生镇江袁桂生,丹徒何叶香学医。每日上午随临床经验丰富的袁师临证,下午随精通理论的何师研读医典。凡《灵枢》《素问》《伤寒》《金匮》《傅青主女科》等经典无不精研。3年后又学于恽铁樵先生,尽得其善。学成后于1920年悬壶乡里,治病救人。1924年就婚芜湖,遂于芜湖开业。1937年西迁至汉口生成里设诊。次年10月为避日寇战乱再度西迁入蜀于万县(今重庆万州)行医,医名渐著。1953年在万县卫生学校担任医学史教学工作。1956年调入成都中医学院,后又专任学院附属医院妇科主任。从事临床、教学、科研凡68年。先后任四川省万县医务工作协会执行委员兼学术部长,成都中医学院妇科教研室副主任,四川省中医学会常务理事,成都中医学院附属医院妇科主任,四川省中医学会常务理事,成都市政协委员;成都市中医学会妇科分会副主任等职。

王渭川先生治学常以"人生有涯知无涯"自勉,勤奋苦读,善背经典,求知欲强,借书夜览以广求百家之长。且善于创新,不耻下问,学人之长补己之短。其读书、临证均善于提纲撷要,执简驭繁。一生勤学不殆,献身岐黄。王渭川先生一生笔耕不辍,临证之余凡有所得皆记录在案,以示后人。

主要著作有《中国医学发展史概况》《中医妇科学》《金匮》等教材,《王渭川临床经验选》《王渭川妇科治疗经验》《金匮心释》《王渭川疑难病证治验选》《红斑狼疮的中医治疗》等。主要学术论文有《我应用虫类药的体会》(1979年第4期《成都中医学院学报》)、《古代医家葛洪学记》(1979年第2期《成都中医学院学报》)、《王渭川医案三则》(1981年第2期《山东中医杂志》)、《运用虫类药的经验》(1984年第二卷第一册《四川中医》)等数十篇论文和文章。

主要科研成果有"银甲合剂""银甲丸"治疗盆腔炎、子宫内膜炎、尿道炎、宫颈糜烂等妇科慢性炎症,被卫生部推广使用。自拟益黄八针散、益鹤四君子汤、桑螯四物汤以治疗月经紊乱为当今妇科名方。

二、学术特色

(一)妇科辨证四大为纲——寒、热、虚、实

中医临床辨证论治,主要为四诊八纲。八纲中,阴阳为纲中之纲,重在辨病属于阴证或阳证。妇科辨证,要点为寒、热、虚、实四纲。以月经病为例:月经先期多属血热,月经后期多属寒证。经前腹痛喜热熨喜按,多为虚寒,经期腹痛拒按多湿热。

证型	辨证论治			
	主证	特征	兼(变)证	方选
寒	面萎黄欲吐,口不渴,舌质淡嫩,苔滑而湿润或无苔。脉沉细迟缓无力	喜热饮,热熨,喜按。手足厥冷,经行后期,色黯,唾液多		温经汤,大温经汤,温经摄血汤,过期饮
热	神气充实,面唇红。苔粗而干黄或干黑。脉浮数兼急有力	喜冷恶热,手足温,腹痛拒按,经色多紫,经行先期	血色紫黑,量多质稠	知柏四物汤,先期饮
虚	气血衰减,营养不良,四肢倦怠。舌质淡嫩,苔薄。脉细小微弱	形寒厥冷,腹痛喜按。经色淡,经行后期	血虚,气虚,气血俱虚	归脾汤加味,补中益气汤,当归补血汤,人参养营汤
实	气血充盛,面唇红。小便短赤,大便结。苔厚腻兼灰黑,脉弦数	腹痛拒按,经色紫,有血块及腐臭气	偏瘀,偏热,火旺血热	桃仁承气汤,血府逐瘀汤,清经汤,两地汤

(二)妇科论治六大为法

王老临证施治,善于提纲挈领,执简驭繁。以六大治法系统扼要地总结出妇科病治疗大法。

1. **温法**

温法常用于寒性病，即所谓“寒者热之”。如腹痛喜按，手足厥冷，脉象沉伏微迟等证，均可采用。温法又有兴奋作用，如阳虚自汗、形寒气短，声微肢软体怠、性欲减退等症，都需用温法。妇科温法多用于温脾、温肾、温宫。总则是温化通阳散寒。常用肾气丸、理中汤、温经汤等方。

2. **清法**

清法常用于温热病，即所谓“热者寒之”。清法包括镇痉和解毒。肝阳旺盛或肝火上扰所引起的头晕目眩等症，用清法中的清肝方剂能息风镇痛。温毒病，用清热凉营法可解毒。因湿热蕴结下焦而致的盆腔炎、子宫内膜炎、宫颈炎等症。用清解下焦湿热的银甲丸为主加减治疗，多可奏效。但肝肾阴虚而引起的肝阳上亢、食欲不振、目眩头胀等症，必须柔肝清热，兼治上焦而顾中焦。清法总则是清血热、息风润燥。常用三黄石膏汤、犀角地黄汤、羚羊角散、一贯煎等方。

3. **攻法**

本法在内科用于攻下，在妇科主要用于攻坚、消积、化瘀。如子宫肌瘤、宫外孕、卵巢囊肿、乳腺瘤、瘀血凝结的包块，包括堕胎等，都得采用本法。攻法总则是通瘀破结。常用承气汤、血府逐瘀汤、大黄䗪虫丸、化瘕回生丹等方。

4. **补法**

滋养机体，从而消除一切衰弱证候的方法叫补法，即所谓“虚者补之”。具体治法又分补气、益精、安神、生津液等方面。

补剂可分3种：①温补；用于阳虚，又称补火。②清补：用于阴虚，又称补水。③平补：用于一般虚弱证。

妇科如果补气血、补脾肾、补肝肾，用温补。如果滋养肝肾，用清补。补法又可配用固涩法。如大汗不止，吐血不止，妇女血崩，白带过多等症用补法，但主要需固涩。妇科补法总则是补气血，益肾水。常用四君子、补中益气汤、归脾汤、六味地黄丸、十全大补汤、人参养荣丸等方。

5. **消法**

本法主要是消导，用于胃肠阻滞、食积内阻，脘腹胀满等证。其次是软坚，用于瘀血凝结成形的症状，如癥瘕积聚、乳核等，因其来也渐，其去也缓，用攻法不能一气荡尽，要缓化图功。消法比攻法和缓，又有消痰、涤痰、豁痰作用。往往因痰湿气阻引起的停经，可用消法来治。但消法不宜用于体质极虚者和急性病。常用景岳竹茹汤、蠲饮六神汤、香砂六君子、金沸草散等方。

6. **和法**

和法寓和解之意。病在表可开，病在里可下，如果在半表半里，就须用和解的方剂来治，和法在妇科多用于调和肝脾，治月经不调。妊娠妇女，胸部痞满，嘈杂呕吐，痰热受阻，可用辛开苦降和胃法。和法范围较广，总则是调气血，柔肝养肾、运脾。常用消遥散、滋水清肝饮、越鞠丸等方。

(三)妇科四证各有其因

1. 月经病病因

先天禀赋不足，气血两虚，形成经行先后无定。

后天脾气虚弱，精血生化无权，冲任之气随之而衰，使月经不调，经量或多或少。

忧虑过度，损伤心脾，脾不统血，致使月经不调。

血虚肝旺，月经频至，量少伴腹痛。

气虚血热，冲任虚损，妄行不摄，形成经行不断之证。

血虚气热，迫血妄行，形成经水断续不匀之证。

气郁血滞，腰腹疼痛，四肢倦怠，形成经期痛胀之证。

血枯气滞，肌肉羸瘦，形成寒热往来之证。

形肥痰结，经隧受阻，形成经闭。有偏于热者，有偏于寒者。

血热伤络，经水乱行，形成倒经证。

坐卧当风，邪袭胞脉，形成寒凝血瘀证。

寒湿凝滞，伏于脾胃，形成溏便胃呆，经水延期之证。

2. 带病病因

肝郁气滞，每伴腰酸腹胀痛，带下多呈白色，质淡。

脾肾阳虚，命门火衰，亦能酿成赤白相兼带或崩中漏下。

湿热蕴聚或下注(类似盆腔感染)，形成黄稠而臭之带证。

瘕是形成顽带的主要原因。其色多为赤白相兼或呈桃花脓样，且有恶臭。

痰湿是形成黄带的常见原因。

3. 胎产病病因

妇女胎前产后负有孕育及哺乳的责任，胎产过程往往耗气损血。特别是素体虚弱、久患痼疾或难产的妇女，正气虚弱，易感受外邪侵袭。所以，胎产虽是生理现象，护理不善亦能出现病变。

(四)崩漏四要因人而异

崩漏每随妇女的年龄、产前产后等情况而各有差异，因而治法也各不相同。崩漏病的治则，必须注意以下 4 个方面，称为崩漏四要

1. 青年血崩

病因：七情所扰，肝郁气滞，导致崩中。

治则：柔肝解郁，凉血安神。

2. 老年血崩

老年妇女月经未断或已断，忽然暴发崩中。

病因：肾气渐衰，冲任失固。因老年妇女中气虚弱，脾失其统，肝失其藏，损及肾气及冲任。

治则：固气滋肾，调气和冲。

3. 胎前崩漏

病因：肝肾郁热，血失常度而致崩。

治则：澄源塞流。澄源即针对病因，紧急止血安胎，塞流即止血。

4. 产后崩漏

病因：产后调养失宜，或劳动太过及房事不慎。

治则：调气固血，速塞其流，防止气随血脱。

三、临床经验

（一）盆腔炎三纲论治

盆腔炎是指盆腔内生殖器及其周围组织的炎症。急性盆腔炎的病人，多数在近期有分娩、流产或妇科手术的病史。病人主诉下腹痛，且多在下腹两侧，伴发冷、发热。有腹膜炎时，还有恶心、呕吐、腹胀等消化系统症状。白带增多，有臭味。白细胞增高。妇科检查：下腹有压痛、反跳痛。平时腹肌紧张，子宫旁一侧或两侧有压痛。有时可摸到肿块。慢性盆腔炎者下腹不适或胀痛，腰酸，常在性交后、月经期或过度劳累后加剧。月经不调或月经量增多，多有继发性不孕史。妇科检查：子宫旁一侧或双侧增厚，有的可摸到块状物，伴有压痛。

本病属于中医“湿热蕴结下焦”范畴，散载在古代医籍中。有的在调经门，有的在带下门，有的在崩漏门，有的在癥瘕门等。病因为内蕴湿热，感受外邪，并与肝脾二脏有密切关系。

肝：大怒伤肝，肝郁化火。肝主藏血，若肝热则血沸，血热妄行，故经量多，有血块；肝经循阴器络少腹，故少腹痛。

脾：饮食失调，或忧思所伤，使脾运化失调，水湿停滞，郁久化火，而致湿热内蕴。肝脾实热，又可导致气血瘀滞，瘀久形成癥瘕积聚。

1. 湿热蕴结型

特征：月经后期，经量少，质稀薄，色黯。带下黄臭而多，腰与少腹疼痛。头痛眩晕，面色萎黄，心烦口渴，疲乏多梦，腹痛拒按，小便黄，大便结。脉弦数。舌质淡红，有朱点。

治则：清热化浊，益气活血。

处方：银甲合剂合四君汤加减。

随症选用下列药物。

清热化浊:银花 9 克,连翘 9 克,红藤 24 克,蒲公英 24 克,败酱 24 克,大青叶 9 克,紫花地丁 15 克,茵陈 12 克,桔梗 9 克。益气:党参 24 克,鸡血藤 18 克,生黄芪 60 克,桑寄生 15 克,菟丝子 15 克。活血祛瘀:炒川楝 9 克,山甲珠 9 克,炒五灵脂 12 克,生蒲黄 9 克,地鳖虫 9 克,琥珀末 6 克(冲服或布包煎)。调经:益母草 24 克,茺蔚子 9 克,茜草根 12 克。补血选加鹿角片 24 克,鹿角胶 9～15 克。腰痛选加杜仲 9 克,续断 24～60 克。带下加椿根皮 9 克。多梦加夜交藤 60 克,朱茯神 12 克。

另可取银甲丸,每日早、中、晚各服 3 丸,用醋炒柴胡 4.5 克,丹参 9 克,鸡血藤 18 克,煎汤代水送服丸药。

2. 寒湿凝滞型

特征:少腹一侧或两侧隐痛发凉,喜按喜暖。腰酸痛,月经不调或量多,痛经,头晕疲乏,白带量多,质稀色白。小便清长,大便溏或正常。脉弦细。舌质暗滞或有瘀斑,舌苔白润。

治则:温肾通阳,理气活血。

处方:河间地黄饮子合银甲煎剂加减。

随症选加下列药物。

温肾通阳:熟附片 24～60 克(先煎两小时),桂枝 3 克,肉桂 6 克,肉苁蓉 12 克。祛湿:选加苍术 9 克,羌活 1.5～6 克。其余加减:同湿热蕴结型。

另可服银甲丸,每日早、中、晚各服三丸。偏于湿:苍术 9 克,白术 9 克,炒小茴 9 克,前汤代水吞送丸药。偏于寒:桂附理中汤合麝香冲服(0.15 克)代水吞送丸药。

3. 肝郁气滞型

特征:少腹一侧或两侧胀痛,腰痛有沉重感,心悸,食欲差。白带量多,白黏或黄。小便黄,大便燥结。脉弦滑或弦数。舌尖红,苔薄白。

治则:疏肝理气,化浊消瘀,兼顾冲任。

处方:银甲合剂合逍遥散加减。

随症选加下列药物。

疏肝理气:沙参 12 克,石斛 9 克,生白芍 12 克,天麻 9 克,枸杞 9 克,广木香 6 克,槟榔 6 克,厚朴 6 克。其余加减:同湿热蕴结型、寒湿凝滞型。

另可取银甲丸,每日早、中、晚各服 3 丸,用逍遥散煎汤代水吞送丸药。

(二)不孕症四型论治

青年夫妇结婚 4 年以上而不怀孕,即为不孕症。病因有男女两个方面。属于男子的有房事过度,梦遗消渴,肺痨梅毒,天阉,精子缺乏等。属于女子的有子宫发育不全,输卵管不通,阴道闭锁等先天原因。也有肾气不足,冲任空虚,导致月经紊乱,甚至无月经等后天原因。临床表现为肾虚、血亏、痰湿阻滞、肝气郁结。

本篇从妇女方面论治,分“脾肾阳虚”“肝肾阴虚”“阴虚阳亢”“气血两虚”等四型。

1. **脾肾阳虚型**

特征:腰痛耳鸣,畏寒肢冷,平时食少便溏,胸闷乳胀,带下清稀。月经紊乱,经量少,色污有块。少腹两侧隐痛,婚后多年不孕。脉沉细或沉迟。舌质淡,苔白而润。

治则:温肾运脾,调冲化湿,佐以祛瘀。

处方:河间地黄饮子合理中汤加减。

随症选加下列药物。

温肾:熟附片 24 克(先煎 2 小时),肉苁蓉 12 克。固肾调冲健脾:选用桑寄生 15 克,菟丝子 15 克,熟地黄 12 克,白术 9 克,鸡内金 9 克,杜仲 9 克,炮姜 9 克。祛瘀加地鳖虫 9 克,炒蒲黄 9 克。少腹痛兼见癥瘕选用炒川楝 9 克,山甲珠 9 克,艾叶(布包煎)9 克,延胡索 9 克,琥珀末 6 克,红藤 24 克,蒲公英 24 克。

2. **肝肾阴虚型**

特征:眩晕耳鸣,手脚心热,或低热,头痛肢麻,面色萎黄,有时潮红。胸胁刺痛,消瘦,失眠,咽干口苦,大便秘结。月经量少或停经,经期腹痛,两侧尤甚,带下黄而腥臭,结婚多年不孕。脉弦细或弦数。舌质红,苔黄。

治则:滋养肝肾,活血调经,佐以清湿。

处方:一贯煎合血府逐瘀汤加减。

随症选用下列药物。

滋养肝肾:选用沙参 9 克,生地黄 12 克,当归身 9 克,枸杞子 9 克,女贞子 24 克,旱莲草 24 克。活血调经:选用桃仁 9 克,土红花 9 克,鸡血藤 18 克,益母草 24 克,红泽兰 12 克。清湿消炎:红藤 24 克,蒲公英 24 克,夏枯草 60 克,琥珀末布(包煎)6 克。胸胁痛加夏枯草 15 克,薤白 12 克,柴胡 9 克。肢麻肌肉掣动加蜈蚣 2 条,乌梢蛇 9 克。其余加减同脾肾阳虚型。

3. **阴虚阳亢型**

特征:眩晕耳鸣,手足心热,低热自汗。性情急躁易怒,头胀痛,往往彻夜不眠。形体羸瘦,胸闷胁痛,腰膝酸软,口苦咽干,偶发颧红,大便结。月经紊乱,量少。婚后久不受孕。脉弦数。舌质红,无苔。

治则:柔肝滋肾,养阴生津。

处方:滋水清肝饮加减。

随症选加下列药物。

养阴生津:石斛 9 克,白芍 9 克,川贝 9 克。降低热选用:知母 9 克,地骨皮 9 克,银柴胡 9 克。自汗加金樱子 24 克。不眠加夜交藤 60 克,钩藤 9 克,刺蒺藜 18 克。其余加减同“脾肾阳虚”“肝肾阴虚”型。

4. 气血两虚型

特征：畏寒肢冷，腹部不温，面色萎黄，体困乏力，食少眠差，短气懒言，腰痛，小便频数不禁，左少腹有包块，深按则痛。月经过频量多，期长不净，白带多，婚久不孕。脉濡缓。舌质淡，苔薄腻。

治则：补气血，滋肝肾，调经化瘀。

处方：参芪菟鹿饮（自拟方）：党参 24 克，生黄芪 60 克，桑寄生 15 克，菟丝子 15 克，鹿角胶 15 克，白术 9 克，上桂 9 克，杭巴戟 12 克，益母草 24 克，桑螵蛸 9 克，鸡内金 9 克，生龟板 30 克，地鳖虫 9 克，炒蒲黄 9 克，仙鹤草 60 克，阿胶珠 9 克，槟榔 6 克，广木香 9 克。

（三）子宫肌瘤化瘀为主

子宫肌瘤是一种良性肿瘤，由平滑肌和纤维组织构成。偶有少数恶变为肉瘤。肿瘤呈圆形，大小不一。一个子宫内常常会长出几个肌瘤。其临床表现为经期延长，量增多，痛经，出现不规则阴道流血和流黄水。常引起继发不孕。小便频数增多，有尿急或尿潴留。并有贫血表现。妇科检查发现子宫体增大，质硬，表面高低不平，大的肿瘤可在腹壁扪到。

本病属中医“癥瘕”范围，病因为湿浊邪气瘀滞胞宫、胞络，影响气血运行，气血凝滞、冲任受损而致病。

特征：腹中硬块，按之不移，经期延长，经量增多，痛经，带下，有时小便淋沥。脉沉涩或沉迟。舌质红，苔薄黄。

治则：活血化瘀，佐以清湿。

处方：通窍活血汤合血府逐瘀汤加减。

王老临床经验活血化瘀常选用虫类药，如：地鳖虫 9 克，水蛭 9 克，地龙 15 克，蜈蚣 2 条，乌梢蛇 9 克。补气益血选用党参 24 克，鸡血藤 18 克，生黄芪 60 克，桑寄生 15 克，菟丝子 15 克，鹿角胶 15 克。消炎清湿选用红藤 24 克，蒲公英 24 克，败酱草 24 克，桔梗 9 克，琥珀末冲服或布（包煎）6 克。行气选用槟榔 6 克，厚朴 6 克，台乌 9 克。止血选用仙鹤草 60 克，夏枯草 60 克，大小蓟各 12 克，茜草根 9 克。调脾胃选用鸡内金 9 克，九香虫 9 克，山楂 9 克，神曲 9 克。

四、用药心法

（一）喜用虫药有新见

虫类药物有攻坚破积、活血化瘀、息风镇痉、消痈散肿、疏风通络等作用。王老临床常喜用虫类药物治疗妇科疾病。现介绍如下。

1. 全蝎

本品为钳蝎科东亚钳蝎的全虫。性味甘辛平,有毒。功用祛风,定惊,止痉。还有软坚活络,消除淋巴结肿大的作用。可用治血丝虫病。

全蝎与蜈蚣配伍可治结核性脑膜炎、脑炎、颜面神经麻痹、动脉硬化、脉管炎、雷诺病、癫痫、子痫、精神分裂症及其他一些神经系统疾病。

2. 蜈蚣

本品为蜈蚣科蜈蚣的全虫。性味辛温,有毒。功用祛风,定惊,镇痉,解毒。蜈蚣还有舒筋软坚活络,除湿,软化血管等作用,并能抑制结核杆菌,促进人体的新陈代谢。

蜈蚣与蛇类药物配伍,可治风湿痛,风湿性关节炎,风湿性心脏病,瘫痪,眼底动脉硬化,侧索硬化,高血压,冠心病,脑血管意外,小儿麻痹后遗症,脑血栓,冻结肩,红斑狼疮等。

禁忌:孕妇忌用。

说明:蜈蚣息风镇痉、软化血管、舒筋活络效果较好。但它有毒,治疗慢性病须长期服用,故用量不宜过大。王老处方每用两条。两条蜈蚣,大的约有 0.9 克重,小的只有 0.6 克,虽长期连服,也不会中毒。

3. 僵蚕

本品为蚕蛾科家蚕的幼虫,因感染白僵菌而致死的干燥全虫。性味咸,辛,平。功用息风,定惊,化痰散结。僵蚕为平性息风药。多用于惊痫抽搐、喉风喉痹、面瘫、荨麻疹、子痫等病。僵蚕配逍遥散可防痞。

附:蚕沙为蚕蛾科家蚕排出的粪便。性味甘,辛,温。功用祛风散湿,止泻止痛。

蚕沙主要效用为蠲痹舒络。多用于泄泻腹痛,痹证关节痛、胃气上逆等病。

4. 白花蛇

本品为响尾蛇科五步蛇(蕲蛇)和眼镜蛇科幼小银环蛇除去内脏的干燥品。或为产于四川、云南、贵州等地,黑质白花,有 24 块斜方格的蛇除去内脏的干燥品。

性味甘咸温,有毒。功用祛风湿,舒筋通络,搜风,定惊。王老认为白花蛇是祛风除湿的要药。主治中风半身不遂、风湿麻痹不仁、筋脉拘急、目面歪斜、骨节疼痛、大癣风疥。通治诸风:肺风寒、风湿疹、白癜风、小儿风热、急慢惊风抽搐。

白花蛇与蜈蚣配伍,可治:风湿痛,风湿性关节炎,风湿性心脏病,瘫痪,眼底动脉硬化,侧索动脉硬化,高血压,冠心病,脑血管意外,小儿麻痹后遗症,冻结肩,红斑狼疮等。

5. 乌梢蛇

本品为游蛇科乌梢蛇除去内脏的干燥品。性味甘,平,无毒。功用:祛风、通络、定惊。

主治:诸风湿痹皮肤不仁,风瘙瘾疹,疥癣,皮肤生癞,眉发脱落。功用同白花蛇,但效力较小。

6. **蝮蛇**

又名反鼻蛇。本品为游蛇科蝮蛇除去内脏的干燥品。

性味甘、温,有毒。主治痉瘕痰诸瘘,心腹痛,便血,大风诸恶疮,皮肤顽痒,半身不遂。又可下结气,除虫毒,治五痔。

7. **蝮蛇胆**

性味苦微寒,有毒。主治消毒疮,杀阴虱,治诸漏。研末可外敷恶疮。

8. **蚺蛇**

本品为游蛇科蚺蛇除去内脏的干燥品。性味甘、温,有小毒。功用杀三虫(疥癣虫,蛔虫,绦虫),去死肌。主治疠风瘴气恶疮,疥癣。

9. **蚺蛇胆**

性味甘、苦、寒,有小毒。功用明目护心,泻热凉血,除疳杀虫。主治大风疾,眼中翳膜,鼻塞脑热。同麝香配伍可外敷齿疳。

10. **地鳖虫**

本品为蜚蠊科昆虫雌地鳖的全体。我国各地均产,多生于墙壁下土中湿处,形扁小,六足似鳖而无甲。性味咸寒,有小毒。功用破瘀活血,消癥散结,接骨续筋。地鳖虫是化瘀治络,破癥瘕下血积要药。主治慢性肝炎,肝硬化。也可用治心腹寒热,留血积聚,乳脉不通,妇女经闭,产后血瘀及红斑狼疮等。

地鳖虫与水蛭配伍,可治风湿性心脏病。与黑故脂、炒蒲黄配伍,可治阿迪森病,库欣综合征,瑞尔斯黑变病,劳伤。

禁忌:无瘀血者忌用。孕妇慎用。

11. **水蛭**

本品为水蛭科蚂蟥的干燥全体。生于水泽中,我国各地均产。性味苦、咸,平,有小毒。功用破瘀通经,消癥瘕,逐恶血。外治肿痛。

水蛭是破血消结的要药。主要用于逐恶血,破癥瘕,通经,堕胎。水蛭与地鳖虫配伍,可治风湿性心脏病。水蛭与阿胶、鱼胶配伍,可治冠状动脉硬化心脏病。

禁忌:孕妇忌用。

注意:水蛭生命力较强。误吞生水蛭入腹不死,久则生子,食人肝血,使人腹痛难忍,面黄萎瘦。用田中泥 30 克,雄黄 6 克研细末,为丸,分 4 次开水服下。水蛭即随大便而出。也可用桂圆肉包烟灰吞服,即下。水蛭畏灰、畏食盐。

12. **九香虫**

大如指头状,样子似水龟,身青黑色。主要产于贵州省赤水河中。

性味温、咸,无毒。入肝、脾、肾三经,功用壮元阳,通气滞。主治脾胃气滞,胸腹气滞,脾肾亏损。用于脾胃虚弱,腰膝疼痛,胃痛,胃溃疡,十二指肠溃疡,肠粘连，消化不良引起的腹痛、胃炎、肠炎等。以九香虫为主药的乌龙丸，主治泄泻。

乌龙丸：九香虫45克，车前子12克，茯苓皮12克，白术12克，杜仲24克，共研细末，炼蜜为丸，每次服4.5克。

禁忌：胃火，血热慎用。

13. 蟑螂虫

俗名“偷油婆”。于厨房灶间随处可见。功用破癥瘕，通二便。可治极顽固的大便不通。蟑螂虫身上有一种防癌物质，可以用治癌症。蟑螂虫配合九香虫、槟榔、厚朴，可治由肠梗阻引起的吐粪证。

蟑螂虫与辛夷花、苍耳子配伍（将辛夷花、苍耳子捣烂，取蟑螂虫腹中白浆拌和，用纱布包裹塞于鼻孔中），可治鼻咽癌、鼻息肉、鼻窦炎、流脓鼻涕久治不愈等症。

14. 地龙

本品为钜蚓科参环毛蚓（广地龙）或缟蚯蚓（土地龙）的全虫。性味咸，寒。功用清热，止痉，镇惊，定喘，通络，降压，解毒，利尿。主治：惊风抽搐，用于中风后遗症半身不遂，风湿痹痛，小便不通。慢性下肢溃疡或烧伤、烫伤，用活地龙与白糖共捣烂，外敷。

15. 虻虫

本品为虻科复带虻的干燥全体。

性味苦，微寒，有小毒。功用破瘀通经，散结消癥。主治血瘀经痛，产后恶露不尽，癥瘕积聚，跌仆瘀积。禁忌：孕妇忌用。

（二）对药配伍有奇能

王老临证，常双药并书，总结出一系列对于妇科病证疗效显著的对药，如下表。

对药	方名	功用
肉桂　黄连	交泰丸	交通心肾
吴萸　黄连	左金丸	平肝制酸
干姜　黄连	姜连丸	治胸中寒热、邪结
半夏　黄连	化痰宽胸丸	化痰浊湿热郁结，宽胸止呕
厚朴　黄芩	脾湿丸	化脾胃湿热
桂枝　白芍	营卫丸	调和营卫
当归　白芍	养血丹	养血

（续 表）

对药	方名	功用
当归　川芎	佛手散	行血活血
蒲黄　五灵脂	失笑散	祛痰止痛去瘀
桃仁　红花	桃仁散	行血通络去瘀
柴胡　黄芩	柴芩丸	清肝胆热
柴胡　白芍	疏肝散	疏肝和肝
桑叶　菊花	桑菊饮	清风热
良姜　香附	良附丸	止胃痛
延胡索　金铃子	金铃子散	治腹痛
附子　肉桂	附桂合剂	温下元
黄柏　知母	知柏散	清下焦湿热
苍术　黄柏	二妙散	治湿热成痿
杏仁　贝母	杏贝煎	化痰止咳
半夏　陈皮	半陈煎	化湿痰
豆蔻　砂仁	豆砂合剂	健脾胃
龙骨　牡蛎	龙牡散	涩精气
杜仲　续断	腰膝丹	治腰膝酸痛
天冬　麦冬	二冬丸	滋养肺肾
半夏　硫黄	半硫丸	治虚寒便闭
女贞　旱莲	二至丸	治肝阳上亢眩晕
桑叶　黑芝麻	桑麻丸	滋补肾阴
山药　扁豆	山豆合剂	补脾止泻
升麻　柴胡	升柴散	提升中气
鳖甲　青蒿	青甲丸	滋阴退蒸
乌梅　生甘草	乌甘散	生津止渴
神曲　山楂	楂曲合剂	消肉食停滞
苍术　厚朴	苍朴丸	化湿浊
豆豉　葱白	葱豉汤	通阳解表
皂角　白矾	稀涎散	吐风痰

(续　表)

对药	方名	功用
木香　槟榔	香槟丸	理气止痛
三棱　莪术	棱莪丸	消坚化瘀
枳实　竹茹	枳竹合剂	和胃止呕
牡丹皮　山栀	丹栀散	清血热
旋覆花　代赭石	代赭散	降胃平肝
丁香　柿蒂	丁柿丸	止呕逆
补骨脂　白果	补白丸	治阳虚脾泻
知母　贝母	二母散	清肺热
木香　黄连	香连丸	治痢
金樱子　芡实	水陆二仙丹	涩精
枸杞子　菊花	枸菊饮	明目
蜈蚣　全蝎	蜈蝎散	治癫痫
破故纸　肉蔻	二神丸	止脾肾寒泻
枳实　白术	枳术丸	健脾消痞
生姜　红枣	姜枣汤	调和营卫(气血)
赤石脂　禹余粮	石脂余粮合剂	涩大肠
常山　草果	山果煎	治疟疾
党参　花粉	参花散	治久嗽气喘
茯神　木乳香	神香散	治筋挛疼痛
甘草　绿豆	甘豆汤	能解百毒
黄芪　当归	归芪汤	治贫血及产后无乳

五、病案选评

(一)瘕聚

孙××,女,40岁。

症状:平素脾胃弱,少腹有痞块,时聚时散。聚时扪之块状显著。历时年余,气虚乏力，时有腹痛。现经水忽停，带下色黄腥臭。脉沉迟微弦。舌润，苔薄。

辨证：气虚夹湿伏瘀，属瘕聚证。

治法：益气清湿，佐以化瘀。

处方：党参 24 克，生黄芪 60 克，桂枝 6 克，槟榔 6 克，琥珀末 6 克，生白芍 12 克，炒五灵脂各 12 克，吴萸 3 克，法夏 9 克，九香虫 9 克，炒小茴 9 克，炒蒲黄 9 克，败酱 24 克。

疗效：上方连取 10 剂后复诊，精神好转，经水已来，量仍不多。带下已减。痞块仍聚，聚时甚短，已不易扪及块状。再予香砂六君子汤合自制银甲丸加减续服。

处方：党参 18 克，白术 12 克，砂仁 6 克，木香 4.5 克，银花 15 克，连翘 15 克，生鳖甲 15 克，蒲公英 15 克，生蒲黄 9 克，琥珀末(研末分次冲服)8 克。

上方连服 14 剂，基本获愈。

按：中医方书，往往癥瘕并称。其实两者有显著区别。凡有形之积，坚定不移者，谓之癥积，即现代医学所指子宫肌瘤或卵巢囊肿。无形之聚，推之则散者，谓之瘕聚。近似肠间积气或肠痉挛等证。本症少腹痞块，忽聚忽散，并非坚定不移，应断为瘕聚。此病不离于气血瘀滞所致。傅青主谓："带下俱是湿证"。患者带下色黄腥臭，显系湿中夹热，或湿甚化热之候。病历时年余，正气亏耗，气虚乏力，在所难免。此种兼证，皆与瘕聚密切有关。辨证为气虚夹湿伏瘀，治法采用益气祛湿化瘀。初诊处方，重用参芪以固正气，佐以清湿化瘀之品。复诊时仍主香砂六君子汤，并以银甲清热化湿，解毒活血。

(二)妊娠带下

徐××，女，32 岁。

症状：体素虚弱，妊娠 9 月，行将分娩，忽发腰酸痛，带下如注，量多如崩，气虚欲脱，腹胀痛，食欲不振。脉沉迟。舌质正常，苔薄白。

辨证：脾肾两虚，冲任不固。

治法：补气固中，健脾益肾。

处方：潞党参 60 克，生箭芪 60 克，桑寄生 15 克，菟丝子 15 克，鹿角胶 15 克，茯苓 9 克，厚朴 9 克，杜仲 9 克，蔻仁 12 克，扁豆 12 克，枸杞 12 克，桂圆肉 30 克，首乌 24 克。

疗效：上方连服 15 剂后复诊，精神恢复，饮食增进。带下极微，津津自润，届期平安分娩。

按：带下证有广狭二义。广义带下，即《诸病源候论》及《千金要方》所述金匮三十六病。狭义带下，即王肯堂所指妇女 5 类带下证。临床所见，主要有 3 种：一为阴道中少量白色无色味之分泌物，属于生理性白带。一为阴道中色黄腥臭之分泌物，属于炎症性白带。一为崩注(大量)之白带，本证即属此类。肾气虚损，脾失健运，冲任失固，带脉失其维系，遂至出现如崩似注之险状。来势迅猛之际，必须沉着辨证，深查病因，力求确诊，大胆用药，始足以挽颓势于俄顷之间。本证参、芪用至60克，连服15剂，病员与医者密切合作，收得较为满意的效果。

（三）妊娠下血

穆××，女，29岁。

症状：患者素感气虚，妊娠8月。搬箱伤力，阴道大量出血，竟日不止。腰痛心悸，不思饮食。脉虚大无力。舌淡，苔薄腻。

辨证：脾肾气虚，下元失固。

治法：健脾固肾止血。

处方：潞党参60克，生黄芪60克，仙鹤草60克，炒白术9克，阿胶珠9克，地榆炭9克，桑寄生15克，菟丝子15克，炒北五味12克，血余炭12克，煅牡蛎24克。

疗效：上方每日1剂，连服1周后复诊。血止，腰痛止，精力渐复，饮食渐增，调养1月痊愈。届期分娩，母子平安。

按：脾主统血，肝虚则统摄无力，血易妄行。肾气不足，下元虚损，冲任失固，亦易出血。本证患者脾肾两虚，血随气陷，孕期将近临产，劳动伤力，外因内因，互相凑迫，遂暴发大量出血。此方虽用仙鹤草、地榆、血余炭治标，但着重用参、芪、白术、桑、菟固本。标本兼顾，方能控制突然之变。

（四）暴崩

杨××，女，49岁。

症状：患者近更年之期，暑月行经时，卧风处，突然大量崩下，数日不减，黑污成块。嗅觉失灵，不辨香臭。食欲极差，思热饮，体力萎顿。自觉腹中如有物下坠，遍体疼痛。脉弦大而芤，独左寸显有滑象。舌质淡，苔薄白。

辨证：风入脑门，冲任失固。

治法：疏风降逆，通厥络，调冲任。

处方：钩藤9克，青蒿穗9克，制旋覆花9克，炒川楝9克，血余炭9克，苍耳子9克，辛夷花9克，香薷1.5克，枸杞24克，首乌24克，蒲公英24克，女贞子24克，旱莲草24克，秦艽6克，琥珀末6克，仙鹤草60克，茺蔚子15克。

疗效：上方连服6剂后复诊，血已显著减少，身痛止，食欲略振，体力渐复。尚感眩晕气紧，呕逆，服食均差。脉弦缓。苔白。

仍守前方疏风降逆之法，略予变更如下：

刺蒺藜18克，钩藤9克，炒川楝9克，制旋覆花9克，阿胶珠9克，鸡内金9克，夜交藤60克，生白芍12克，仙鹤草24克，广藿香6克。

上方每日 1 剂，连取 10 日痊愈。

按：风邪伤人，由卫及营。患者已及更年之期，暑日行经。为风邪所中，侵入胞门，进袭冲任。冲任失其固摄，血遂妄行。暑月之风，多挟阴湿之气，湿郁，必将化热，血热交横，冲击血海，转犯厥阴，遂促成老年血崩之候。嗅觉失灵，遍身疼痛，皆中风后之兼症。疏风降逆，调节冲任，通厥阴之络，理厥阴之气，为本证主要治法。亦即在许多矛盾中先抓主要矛盾之意。

（五）崩漏

汪××，女，31 岁。

症状：病发以前，胸乳时时作痛。突然崩中暴发，历时 6 月，由崩转漏，时作时止，绵绵不绝，血色深褐，口苦，舌燥，溲黄。脉弦涩。舌质深红，苔光薄，舌边青。

辨证：阴虚阳亢，由崩转漏。

治法：凉血清肝，滋肾固冲。

处方：沙参 9 克，川楝子 9 克，生地 12 克，枸杞 12 克，阿胶珠 9 克，地榆 9 克，川贝 9 克，槐花 9 克，生白芍 12 克，地骨皮 12 克，女贞子 24 克，旱莲草 24 克，仙鹤草 60 克。

疗效：上方连服 6 剂后复诊，漏下已止。原方续服半月痊愈。

按：本例主证为崩中之后，漏下长期不愈。根据脉舌及口苦、舌燥、溲黄诸症，阴虚阳亢，相当显著。发病前胸乳时时作痛，已先示肝阳偏亢之机。肝火内炽，迫血妄行，促成暴崩。崩中日久，失血过多，冲任失其固摄，遂至漏下长期不愈。方中沙参、生地、川楝、地骨皮、女贞子等滋肾阴、泻肝热，兼凉血生津。地榆、槐花、阿胶、仙鹤草等养血敛血，以助止血。对于本例颇为恰当。

（六）经闭

陶××，女，18 岁。

症状：行经期内，涉水受寒，经停 5 月，并无白带，少腹胀痛，精神抑郁，胸痞胁痛，不思饮食。脉细涩。舌淡红，苔薄白。

辨证：寒凝气滞，血因寒结，瘀阻冲任。

治法：活血温宫，调冲化瘀。

处方：潞党参 24 克，生龟板 24 克，熟附片 9 克（先熬 2 小时），鹿角胶 15 克，桑寄生 15 克，菟丝子 15 克，当归 9 克，丹参 9 克，地鳖虫 9 克，槟榔 9 克，牛膝 9 克，红泽兰 12 克。

疗效：上方连服 15 剂后复诊，经仍未行，腹隐痛，白带已见，属经水将潮之兆。原方去鹿角胶、龟板、丹参、牛膝、桑寄生、菟丝子、槟榔，加于术、川芎各 6 克，黑故脂、胎盘各 12 克，女贞子、旱莲草、覆盆子各 24 克，炒蒲黄 15 克。每日 1 剂，连服 1

月,月经已至,面色转华,体力增强。原方续服1月,诸症获治。

按:经闭一证,临床所见,症状纷繁,致病之因,亦极复杂。经闭原因,大致有以下7种:①肝肾不足,冲任失调;②气血两虚,或其他失血;③寒凝气滞,冲任瘀阻;④痰湿阻滞,脾阳失运;⑤肝脾气阻;⑥肝胃不和;⑦腹胀属于气血俱病。本例属于寒凝气滞、冲任瘀阻,治以活血温宫,调冲化瘀。方中归、芎辛窜活血,鹿、附益血温煦,龟板寓阳敛阴,女贞子、旱莲草养阴解郁。诸药合用,长期服用,始奏全功。

(七)产后腹痛

常××,女,30岁。

症状:孕近5月小产。当时盛暑,畏热喜风,不仅窗户洞开,且频用电扇取凉。风邪侵袭,少腹剧痛,按之则痛减。阴道大量流血,色污有块,兼杂黏液。心悸气紧,不能饮食。脉沉细无力。舌质淡红,无苔。

辨证:风袭胞宫,血虚气滞。

治法:温宫散寒,益血理气。

处方:吴萸6克,桂枝6克,琥珀末6克,厚朴6克,炒小茴9克,姜黄9克,桔梗9克,鸡内金9克,五灵脂9克,赤白芍9克,炒蒲黄9克,槟榔9克,鹿角胶15克,仙鹤草60克,夏枯草60克,生黄芪60克,败酱24克,炒北五味12克,山萸肉12克。

疗效:上方连服5剂后复诊,腹痛全止,精神眠食好转。但恶露不净,有腥臭气。属子宫收缩弛缓,下焦湿热未清,再予下方:

党参24克,益母草24克,红藤24克,蒲公英24克,仙鹤草24克,生黄芪60克,茜草根9克,阿胶珠9克,琥珀末6克。

服上方6剂后,恶露全止,诸症悉解。

按:产后腹痛,不论正产小产,均宜辨别虚实。以腹部拒按不拒按为比较可靠的辨别方法。患者小产后突发剧烈疼痛(腹痛),非但不拒按,且按之则痛减,于此足见其非一般产后瘀积之实证。门诊时,发现患者产后贪凉招风情况,参之脉舌,断为风袭胞宫,血虚气滞。应以温宫散寒,益血理气主治。初诊处方,以茴香、姜黄温宫,吴萸温脾,鸡内金健胃,桂、芍调理气血,夏枯草、仙鹤草、鹿角胶止血养血,黄芪、厚朴益气理气,灵脂、蒲黄即失笑散,为妇科血瘀腹痛要剂。佐以败酱、琥珀,兼清宫内湿热,五味子、山萸肉敛心。5剂服毕,腹痛全止。但子宫收缩弛缓,下焦湿热未尽,致有腥臭恶露余证。再以参、芪益气,益母草、茜草根促进子宫复原,仙鹤草、阿胶敛血,红藤、蒲公英除湿热,以清恶露。遂服药6剂后,诸症悉解。

六、王氏秘验方

1. 1号调经合剂(益黄八珍散改汤剂)

功用:补气益血,兼以化瘀。

主治:气血两虚夹瘀之月经先期,月经后期,月经先后无定期,漏下色污有块,痛经。

药物:党参24克,白术9克,茯苓12克,当归9克,生地12克,赤芍9克,川芎8克,益母草30克,地鳖虫9克,炒蒲黄9克,鸡血藤18克。

2. 2号调经合剂(益鹤四君子汤)

功用:益气固冲。

主治:肝脾气虚,冲任失固,形成剧崩。崩下量多色红,子宫下垂,膀胱壁膨出。

药物:党参60克,焦白术9克,炒升麻24克,仙鹤草60克,生黄芪60克,阿胶珠9克,夜交藤60克,桑寄生15克,菟丝子15克,血余炭9克,茯苓9克。

3. 3号调经合剂

功用:活血化瘀。

主治:气血凝结,冲任瘀阻之原发性无月经,气血凝滞经闭,肝郁气滞经闭,肾气不足经闭。

药物:全当归9克,丹参9克,赤芍9克,细生地9克,川芎6克,地鳖虫9克,炒蒲黄9克,桑寄生15克,菟丝子15克,炒川楝9克,艾叶9克,鸡内金9克,三七粉(冲服)3克。

4. 1号调经丸方

功用:补益气血。

主治:气血虚弱之月经紊乱。

药物:党参15克,白术12克,香附12克,当归9克,桑寄生15克,巴戟天6克,菟丝子15克,台乌6克,川芎6克,益母草24克,艾叶9克,小茴3克,河车粉12克。

服法:上药并研细末,炼蜜为丸。此为1周量。

5. 2号调经丸方

功用:活血化瘀。

主治:气滞血瘀之月经紊乱。

药物:丹参9克,白芍9克,白术15克,茯苓12克,当归9克,姜黄9克,桃仁9克,香附12克,红泽兰15克,益母草12克,柴胡6克。

服法:上药并研细末,炼蜜为丸。此为1周量。

6. 银甲丸

功用:清热化湿。

主治:湿热蕴结下焦之黄白带、赤白带(子宫内膜炎,子宫颈炎及一切下焦炎症)。

药物:银花15克,连翘15克,升麻15克,红藤24克,蒲公英24克,生鳖甲24克,紫花地丁30克,生蒲黄12克,椿根皮12克,大青叶12克,茵陈12克,琥珀末12克,桔梗12克。

服法:上药并研细末,炼蜜成63丸,此为1周量。

7. 加味四君子合剂

功用:补气健脾。

主治:气虚脾弱之虚带。带下色白质薄。无腥臭味。

药物:党参24克,苍术6克,茯苓9克,白果仁9克,椿根皮9克,桔梗9克,红藤24克,蒲公英24克,藿香6克。

8. 保胎方

功用:补肾健脾,降逆止呕。

主治:胎动呕逆之妊娠恶阻。

药物:党参15克,云苓9克,焦白术9克,桑寄生15克,菟丝子15克,杜仲6克,续断9克,竹茹6克,藿香6克。

加减法:腹胀加厚朴6克,胃气上逆加旋覆花9克,吐酸过剧,用灶心土60克泡开水搅匀,待澄清后用此水熬药。

9. 阴痒外洗方

功用:除湿止痒。

主治:阴痒。

方(1):苦参30克,黄柏15克,蛇床子60颗,鹤虱30克,雄黄15克,狼毒1.5克。

用法:煎水洗患处。

注意:本药有毒,禁止入口。洗阴道时,用药水洗后再用温开水洗1次,防止阴道黏膜中毒。

方(2):黄柏24克,枳壳24克,蛇床子24克,明矾6克,椒目20粒。

用法:煎水洗患处。

附注:本方也可作阴道白斑外洗方。

10. 阴道白斑内服药方

功用:养阴除湿止痒。

主治:阴道白斑。

药物:沙参9克,苍术9克,首乌15克,党参60克,黄精60克,一支箭30克,地肤子30克,白鲜皮30克,鱼腥草12克,蛇床子12克,鸡血藤18克,无花果30克,夜交藤60克,续断24克,羌活1.5克。

服法:每日 1 剂,水煎,分 3 次服。

11. 阴道白斑外洗方

功用:除湿杀虫止痒。

主治:阴道白斑。

方(1):冬蒜杆 60 克,瓜壳 12 克,蛇床子 30 克,向阳花柄 60 克,蛇倒退 30 克,陈艾 30 克,地肤子 30 克,闹羊花 15 克,青蛙草 60 克,铁扫把 30 克,野菊花 60 克。

用法:煎水洗患处。

方(2):青蒿 9 克,夏枯草 12 克,白菊花 12 克,土茯苓 12 克,浮萍草 12 克,地肤子 12 克,蛇床子 12 克,吴茱萸 9 克,乌梅 9 克,一支箭 15 克,玄参 12 克,六谷根 30 克,旱莲草 12 克,地龙 15 克,桑椹 30 克,苦参 30 克,无花果 30 克,千里光 30 克。

用法:煎水洗患处。

12. 乳腺增生方

功用:疏肝通络消胀。

主治:乳核(乳腺小叶增生),眩晕,腹胀痞满。

方药:柴胡,丹参,刺蒺藜,钩藤,夜交藤,桑寄生,菟丝子,薤白,夏枯草,蜈蚣,乌梢蛇,九香虫,蛲螂虫,琥珀末(布包煎),铁落(布包煎)。

加减法:肝脾肿大等引起腹胀者,加熟附片(先熬 2 小时)、桃仁、土红花、党参、肉桂以温脾肾理气活血。

朱小南经验传真

一、名医简介

朱小南(1901—1974),男,原名鹤鸣,江苏南通人。幼随父朱南山习医,20 岁即与父在沪悬壶。中年专长于妇科。先生于 1936 年协助其父在上海创办中国医学院,初任副院长兼妇科教授,后任院长。新中国成立后,加入上海市公费医疗第五门诊部,从事妇科临床与教学工作。历任上海中医学会妇科分组组长,兼任中华医学会妇产科分会委员。

先生年幼时家境贫寒,但其刻苦攻读,加之生性诚笃,天资过人,很早就学有所成。后其父亲自传授医学,初习《医学三字经》《濒湖脉诀》《医宗必读》《雷公藤药性赋》《汤头歌诀》等。后研读中医经典名著,博览各家之说,如《内经》及《金匮要略》《诸病源候论》《张氏医通》《景岳全书》《证治准绳》《医学心悟》等书无不深读。在妇科方面,对《济阴纲目》《妇人大全良方》《傅青主女科》《妇科玉尺》《妇人良方补遗》等书更是研读颇精。

先生的学术主张除继承其父治外感务以祛邪为急,利在速哉;治内伤杂病,注重调节脏腑气机,以脾肾为先;对妇科重肝经脏气的观点以外,张从正之"攻邪论"、李东垣之"脾胃论"、张景岳之"阳常不足论"、叶天士之"重视调肝补奇经"以及徐灵胎之"命门元气论"对其学术思想形成都大有影响。

主要学术著作有《中国妇产科史》《朱小南医案医话医论》等。发表论文:《妇人癥瘕证治》(1955 年第 7 期《上海中医药杂志》)、《冲任探讨》(1962 年第 8 期《中医杂志》)、《阳维阴维探讨》(1963 年第 2 期《广东医学》)、《带脉探讨》(1963 年第 10 期《中医杂志》)、《奇经八脉在妇科临证间的具体应用》(1965 年第 8 期《浙江医学》)、《妇科肝病的证治体会》(1965 年第 10 期《中医杂志》)等。

二、学术特色

朱小南随父习医,其父南山先生之学术颇近张子和学派,善用汗下攻法祛邪是其一大特色。而在妇科方面,则很重视调气血,疏肝气,健脾气,补肾气。朱小南在

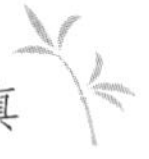

妇科临证中完全继承了这些学术特点。并结合自己临床经验,对妇科病证与奇经八脉之关联提出了独到的见解,分析精辟,紧扣临床,确有见地,绝非一般泛论奇经八脉者可比。

(一)妇科奇经新论

1. 奇经证分虚实论

奇经八脉中,冲、任、督三脉都起于胞中。冲脉从中直上,乃血海,主经水,涵养精血,温濡表里。任脉行于身前,主胞胎生育。督脉行于背后,乃阳脉之都纲,维系人身之元气,与命门关系密切,同时亦主孕育。跷、维均起于足,汇集于腹,阴阳两跷和洽,则阴阳跷健而相交;阴阳两维正常,则阴阳之气相维。以上七脉皆会于带脉,带脉绕腰一周,总束诸脉,以维护各脉正常之功能,使不妄行。所以八脉虽各有循行部位,各有特殊功用,但仍为一不可分割之总体,互相联系,互相影响。

奇经病变,月经不调,多与冲任有关;瘕集在少腹部位,病在任脉。背寒脊痛,下元虚冷及不孕等均关系督脉;带下等症,乃带脉为病;跷脉失和,则失眠或嗜睡,甚至两腿痿躄;阴阳两维,不能维系,则病寒热,或苦心痛,以上均属奇经为病。但奇经八脉为一整体,病初则为局部经脉受累,如拖延日久,缠绵不愈,精血亏虚,终于八脉俱病。治疗非究奇经,难以获效。本篇乃阐明奇经病所涉机制,探讨其治疗特点。

(1)奇经实症　久病演进至奇经,身体必较虚弱,然其症象仍有属实邪者,乃为体虚病实。此类病症,系指久病瘕聚或产后体虚夹瘀而言。

久病瘕聚,按腹可能摸触结块,而有隐痛,形瘦潮热,崩漏或有带下,腿膝无力,病初原为冲任气滞,久则带脉、跷、维等均受牵累。至于产后,由于去血过多,八脉空虚。如夹有瘀滞,兼有头眩,腰酸,失眠,心悸,经带淋漓,腹痛而有寒热,两腿软弱或有麻木感。此时治疗,叶天士谓:"奇脉之结实者,古人必用苦辛和芳香,以通脉络;其虚者,必辛甘温补,佐以流行脉络,务在气血调和,病必痊愈"(《临证指南医案》)。

奇经气滞,乃经络中气分不能宣畅流通,以致形成积聚,治疗当从疏通经络着手,在临证间,朱老根据叶氏原则,加以灵活应用。

①辛苦芳香法以温通瘕聚:对于久病瘕聚,治疗必须参照病之新久、体之虚实、病之寒热。如由于奇经气滞而有虚寒现象者,宜辛苦芳香法以温通经络,用药以青囊丸(《韩氏医通》),方中香附、乌药为主,酌加当归、川芎、郁金、枳壳、木香、乳香、茴香、没药、黄芪、桂枝等品,以疏通气滞,消散瘕聚。

②气滞瘀结用食血虫类:奇经气滞而兼有瘀结着,药又进深一层,不仅要疏通气滞,且需化瘀消积,并须详察体质的虚实,以攻补兼施,轻则用桂枝茯苓丸、回生丹,重则用大黄䗪虫丸、抵当丸等,其间以行气药为佐。盖血瘀之蕴成莫不先由气

滞启其端,利气药能帮助活血,除掌握剂量外,适当配合补肝肾填奇经药,如参、芪、归、地、狗脊、巴戟天、苁蓉、仙灵脾等以扶正,常能收获。

③久病秽带用清润法:久病带下、气味秽臭,精涸形瘦,内热口燥,奇经虚损,而残余之湿热未清。此时治疗,宜用咸寒腥臭直达下焦法。以乌贼骨丸为主方,除鲍鱼、乌贼骨、茜草炭外,加入味浊之品,如鱼腥草、墓头回、败酱草等,直达病所。

(2)奇经虚证　临诊较为多见。八脉亏损,非血肉有情之品峻补,难以挽回。治疗方法,依照病症之不同,分别使用丸、膏或汤剂。

①先天虚亏为主以河车回春丸:先天不足、肝肾虚亏以致影响奇经,往往天癸亏乏,经水迟至。一般少女13—14岁初潮,患者则迟至18—20岁始来,婚后性欲淡漠,小腹虚冷,腰酸肢楚,多年不孕,时或经闭,失眠或嗜睡,带下连绵,腿膝无力。此乃冲、任、督、带俱病外,跷、维也不为所用。治宜温养肝肾,填补奇经。证属慢性,尤以缓治。宜河车回春丸(紫河车、鹿角霜、阿胶、龟甲胶、紫石英、附子、肉桂、当归、熟地、冬术、党参、山药、仙灵脾、巴戟天、制香附、丹参、狗脊、木香、杜仲、续断、茯苓、陈皮,研细,水泛为丸,每日早晚各服一钱五分,温开水送下)。

②崩漏连绵不断主以填补奇经膏:妇人以血为至宝,藏于肝脏,蓄于血海,以温养脏腑,灌溉全身。崩漏、带下日久,血液枯涸,脂液荡尽,头晕目眩,腰酸肢楚,腿膝无力,形瘦面黄,失眠或嗜睡,精神萎顿,当此精血衰倦之候,非草木药饵所能胜任,宜用血肉有情之物,补养奇经。厚味胶质,尤能摄血固带,取效确实。并宜于冬令进填补奇经膏(阿胶、龟甲胶、鳖甲胶、霞天胶、金樱子膏、桑椹子膏、牛角腮、乌贼骨、党参、黄芪、熟地、制首乌、淮山药、制冬术、地榆炭、炙升麻、五味子、炒贯众、仙鹤草、仙桃草、菟丝子、覆盆子、狗脊、杜仲、续断、山萸肉、石莲肉、茯苓、陈皮、熟军炭,上药除膏、胶外、用清水先浸一宿,继以武火熬取3升,然后加入膏、胶及冰糖,用文火收膏。每日早晚各服1条匙。开水冲服)。

③产后阴伤主以柔养:产后去血过多,复恶露连绵不止,胃纳不佳,每致头眩,目花,失眠,心悸,虚寒,虚热,腿膝无力,精力疲乏。证属脾胃虚弱,奇经虚损。治疗当以健脾益血,填补奇经法为主。用产后柔养方:紫河车、陈阿胶、茯神、远志、制首乌、沙苑蒺藜、淡苁蓉、细生地、女贞子、金樱子、焦白术、陈皮。

产后血虚,奇经亏损,叶氏每多引用鹿茸、鹿角霜。朱老临证经验,以紫河车疗效较好。紫河车甘咸温养,峻补营血,填补八脉,能制止恶露。安心宁神,培补下元衰惫,并能催乳,为产妇调补之妙品。盖本品为奇经所滋养,即用以治奇经之虚损。正如李时珍谓:“本其所自出,各从其类也”(《本草纲目》)。动物每多吃掉自己产出之胎盘,正用以填补自身产后之虚惫,巧合乎“以脏补脏”和“同气相求”之原则。朱老从事妇科40多年,经验所得,对产后滋养,推紫河车为上品,能用自身产出者更好。配以柔静润养之药,研末为丸,每日服用,功效确实,非他法所能比拟。

2. 带脉证治新见

带脉在所有的经络中,有它特殊的循行途径,一般的经络都是上下周流的,惟

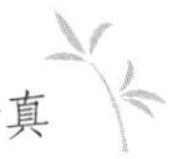

有带脉是绕身一圈。由于它的经络是围身一周，所有直行的经络都要经过它的经道，受它的约束，因此带脉是能总束诸脉，尤其是腰以下是受它的提系才能维持正常的位置。

在十二经络中，带脉同肝胆的关系很密切，例如带脉的穴位中，章门穴是属肝经，而带脉穴又属胆经，所以情绪抑郁，肝胆不舒，积久化热，湿热乃滞留于带脉，便能引起带下等疾患。此外，带脉是络腰而过，腰部是足少阴肾经所属，腰为肾之府，带脉又和肾相关联，倘若带下日久，滑泄无度，终于延及肾脏，这也证明两者之间的联系。

带脉是总束腰以下的诸脉，下焦是奇经汇集的所在，带脉在奇经中的重要性就可想而知了。其间，冲、任、督是发源于小腹部，张子和说："冲、任、督三脉同起而异行，一源而三歧，皆络带脉"（《儒门事亲·证妇人带下赤白分寒热解六》）。说明带脉和冲、任、督三脉不可分割的关系。

朱氏归纳历来文献有关带脉的论述，并结合个人临证所得，认为带脉的病理机制，主要是由于带脉的弛缓，产生各种下陷的症状，这些症状可以分为二大类。一类是带脉虚弱，提系乏力，例如带脉虚惫后，任脉也受影响，任主胞胎，于是胎元不固，能导致胎漏；又如带脉弛缓后，小腹内的部分脏器也因而下陷，如肠下垂成为癞疝，胞宫下垂成为子宫脱垂等；此外，如带脉失去约束阳明经脉的能力，宗筋弛纵，会形成足部痿弱不用的症状。而另一类是痰、湿、寒、热等各种致病因素影响带脉，以致它的约束能力减退，导致带下的疾患。所以带下病虽有以颜色、气味、清浊来辨证定名，但都属于带脉的病变，这是肯定的。

（1）漏胎与滑胎　带脉主腰以下疾患，约束督、任、冲诸脉，和生育很有关系。

至于损伤带脉的原因，有因跌仆闪挫，有因纵欲，也有因先天不足，肾气虚弱，带脉失调。治疗这种漏胎，应以固带脉，补肾气为主，朱老运用这种法则、临床颇获效验。

又有滑胎证，近代称为习惯性流产，孕妇每至妊娠月间，动则漏胎，接连数次，乃带脉不固、肾气虚弱所引起，所以即使没有跌仆等外来因素，也能突然漏红胎堕的，而且坠后每易得胎，到相同月份又复胎坠。治疗这种病，最好能在滑胎后避孕年余，并在这期间，用菟丝子、覆盆子、杜仲、续断、黄芪、白术、芍药等巩固带脉，调补肾气，候带脉和胞宫功能恢复正常后再行得胎，胎元结实，就可以预防滑胎了。

（2）肾著和足痿　本证首先记载于《金匮要略》："肾著之病，其人身体重，腰中冷，如坐水中，形如水状，反不渴，小便自利，饮食如故，病属下焦，身劳汗出，衣里冷湿，久久得之，腰以下冷痛，腰重如带五千钱，甘姜苓术汤主之"。

肾著症从病机和临证所见，似和肾下垂的征象非常相近，这种病主要是由于中气不运，带脉弛缓，所以腰部有"如带五千钱"那样重垂的感觉。其次，患者腰部常有酸楚不适的现象，躺着较好，站立和劳动时，酸重并作，或有疼痛感。

甘姜苓术汤(甘草、干姜、白术、茯苓)又名肾著汤,以温中气固带脉为主,中气足则带脉固,肾脏不致下垂,所以它是属于带脉之方。

足痿症首见于《素问·痿论》,是由于带脉不固,不能约束阳明经脉,于是宗筋弛纵所致,也可以用上方治疗。《金匮分释》卷四曾载日本医生有以甘姜苓术汤治疗足痿的验案。因本方能固带脉温脾胃,但其着眼点则在温固带脉。

(3)㿗疝　㿗是下坠的意思,疝是阴肿的解释。㿗疝一般指肠子下坠而形成阴囊肿大,在《素问·至真要大论》即有“丈夫㿗疝”的记述。

㿗疝属带脉病,又同厥阴肝经相关,带脉和肝经联系颇密,章门穴就是两者的交会穴。带脉是约束下焦的经络,中气虚弱,带脉松弛,于是在男子方面,肠的一部分陷下而至阴囊中(阴囊属阴器。是厥阳肝经所循),成为㿗疝的症候。

补中益气汤治气陷的疝气,属正治之法,本方首订者李东垣即认为本方可治带脉的疾患,他说:“补中益气汤——必加升麻、柴胡以行之,引黄芪、甘草甘温之气味上升,能补卫气之散解而实其表也,又缓带脉之缩急(按:应为升带脉之弛陷),二味苦平,味之薄者,阴中之阳,引清气上升也”(《内外伤辨惑论·饮食劳倦论》)。

上方中之黄芪、人参、当归都能补中气、固带脉,使陷下者上升,弛缓者恢复正常。朱老治疝气,凡属劳倦而致者,用该汤加荔枝核、茴香、枳壳、木香,服数剂后每能应手,而奏效之理由,即在升提兼温补的功效。

女子亦有患㿗疝的,《素问·脉解篇》:“厥阴所谓㿗疝,妇人少腹肿者”。与近世子宫脱垂症相似,它又名阴颓,㿗葫芦、阴茄、茄子疾等,都以形似而定名的。这种病也是带脉不固,中气虚弱所致,而劳伤每为其诱发原因,所以病因与男子的相似,故治法的原则也相同。

(4)带下　带下属带脉为病,这是历来医书上公认的,如《傅青主女科》说:“夫带下俱是湿症,而以带名者,因带脉不能约束,而有此病,故以名之”(白带下篇)。

治疗带下与治疗泄泻不同,不论病的新久或带下颜色、质味不同,都宜截止而不宜任其下注,所以椿根皮、白槿花、鸡冠花、乌贼骨等成为治带的常用药,因其能固托带脉,止其下陷。初起属湿热者配以苍术、苡仁、黄芩、黄柏;秽臭者配以土茯苓、墓头回;久带寒湿者配以艾炭、茴香;阳虚者配以鹿角霜、白蔹;精枯者配以阿胶、鲍鱼汁;中气虚弱者补中益气汤也可引用。

此外,尚有一种透明带,历代医书少有记述,在临证时每多发现,症状是患者带下黏液,形状如丝,短至1寸,长至尺余,无色透明,有韧性,可以拉长而不折断。并常伴有小腹冷痛,腰酸肢软,脉象虚细,这是肾气亏弱,冲任虚寒,带脉不固所引起的,患者每多不孕,治疗用金匮肾气丸加狗脊、菟丝子、金樱子、五味子颇验。

又有一种透明带,常发生于妇女产后,也是带下细长如丝,质韧可以拉长,但小腹并无冷痛感,兼有头目眩晕,精力疲乏,时思睡眠,心悸烦恼,两颧红赤,脉象细数,倘能仔细询问,大多伴有梦交现象,这是肾阴虚亏而君相火旺,带脉不固所导致，治法与前者不同，宜补阴潜阳兼固带脉，朱老常用知柏八味丸加莲子、芡实、龙骨、牡蛎。

3. 冲任探讨心得

冲任是奇经八脉中的两脉。冲是冲要的意思，脏腑经络的血都归于冲脉，它是十二经的冲要，又是经络之海，所以又叫血海；任是担任或妊养的意思，任脉担任一身阴脉的妊养，又同妇女妊娠有关。两脉的功用和病变虽也与其他各科相关，但主要的作用还是在于妇科方面，特别是和妇女经、带、胎、产有直接的联系。

冲任和心、肝、脾关系很密切，这是因为心生血，肝藏血，脾统血，而冲任是血海，任又是妊养阴脉的缘故，所以这些脏器的病变，往往由经络传导到冲任方面。在经络方面，冲任又和足太阴、足阳明、足少阴、足厥阴等经相联系。所以理解冲任两脉的生理和病理，也必须首先明了它同以上诸经的关系。

(1)冲任和脾胃　冲为血海，任主胞胎，两者相辅相成，息息相关。冲主经水，经水源于血，而血又为脾胃所生化，故古人认为冲脉是阳明所隶。叶天士也如是说，如《临证指南医案》说："冲任隶于阳明""凡经水之至，必由冲脉而始下，此脾胃经所管"。后人总结叶氏理论说："冲脉为月经之本也，然血气之化由于水谷，水谷盛则血气亦盛，水谷衰则血气亦衰，是水谷之海又在阳明。可见冲任之血，又总由阳明水谷所化，而阳明胃气，又为冲脉之本也。"阳明胃和太阴脾相表里，相互为用，都与血的生化有关。任主胞胎，胞胎的供养也必依靠脾胃，所以叶天士说："夫冲任血海，皆属阳明主司"。

在经络方面讲，冲脉和足阳明胃"合于宗筋，会于气街"它同胃经络脉在腹部并行同上。至于任脉，有些腧穴是和脾胃两经相会合的。

《妇人良方》载："乳汁资于冲任，若妇人疾在冲任，乳少而色黄者，生子则怯弱而多疾"。李东垣在《兰室秘藏·经闭不行三论》篇中说："妇人脾胃久虚……血海枯竭，病名曰血枯经绝"。可见脾胃和冲任的关系甚为密切。脾虚胃弱，纳食不佳，运化受阻，能引起冲任血虚，上见乳汁缺乏，下见月经闭止。

(2)冲任和肝　冲任和肝脏的关系也很密切。肝藏血，冲脉又为血海，所以肝脏的功能旺衰也能够影响血海的盈亏。

肝喜条达，易于怫郁，肝郁则气滞血瘀，能影响冲脉，导致胞宫的癥瘕。这同《难经·二十九难》"任之为病，其内苦结，男子为七疝，女子为瘕聚"所说相符合。

肝郁日久能化火。妊娠恶阻的原因，往往因肝经郁火挟冲脉而上逆，如唐容川《医经精义》中说："诸逆吐咳呛呕等，凡是冲脉气逆，头目咽喉胸中受病，均系心肝之火，夹冲脉上行也"。叶天士也说："如脉上冲，犯胃为呕"。

以经络方面言，冲任起于胞中，而玉户亦是足厥阴肝经所环络之所，所以关系很密切，而任脉有些腧穴是和肝经相会的，例如：曲骨、中极、关元等。

(3)冲任和肾　冲任和肾的关系最为密切，生理方面如《素问·上古天真论》

说："女子七岁肾气盛，齿更发长；二七而天癸至，任脉通，太冲脉盛，月事以时下，故有子……"《难经·三十六难》认为肾的功能是："男子以藏精，女子以系胞。"清·钱国宾说："经本于肾，胜于冲任二脉。"《女科经纶》说："八脉属于肾。"都阐明两者间的密切关系。在经络方面，冲脉是"注足少阴肾经的大络"在腹部又和胃经相并，挟脐旁而上。而且冲脉自己没有腧穴，大部分的腧穴是依附肾经的。至于任脉，是主胞胎，肾又是系胞，并且它也有些腧穴是和肾经相交会的，列如下表。

项目	腧穴名称
冲脉依附肾经的腧穴	横骨、大赫、气穴、四满、中渚、商曲、肓俞、石关、阴都、通谷、幽门
任脉和肾经的会穴	中极、关元、阴交、膻中

肾系胞，肾气虚弱往往影响冲任引起漏胞、小产等胎前病。肾气盛，然后冲任通盛，方能月经以时下。如果肾气亏损，先天不足，冲任两脉也能连带受到影响，发生室女到应有月经的年龄而经水不来和发育不足的疾病。

(4)冲任的病机　妇科疾病的产生，与冲任功能的失调有密切关系，但推究冲任病变的形成，可以分成两个部分。一是脏腑、气血和其他经络的病变，影响冲任的功能；二是各种致病的因素(三因)直接使冲任损伤转而影响脏腑、气血和其他经络而产生疾病。具体表现在下列几个方面。

经：冲任受伤，月经不调(见《诸病源候论》)。

带：任脉湿热，发为黄带(见《傅青主女科》)；冲任虚损，带下纯白(见《证治准绳》；赤白带下，温剂白敛丸条引《济生方》)。

胎：肝火挟冲气上逆，发为恶阻(见《医经精义》下卷诸病所属篇)；冲任气虚，发为漏胞(见《诸病源候论》)。

产：冲任损伤，致产后恶露不尽及暴崩(见《妇人秘科》)；冲任有病，致乳汁不足(见《妇人良方》)。

其他：冲脉为病，女子不孕(见李时珍《奇经八脉考》冲脉为病篇，引王叔和《脉经》)："任脉为病，女子带下瘕聚"(见《素问·骨空论》)。

根据上面所述，可以看出：

凡是由于脏腑等病变影响冲任的，可以依照它所发生的症状进行诊断。例如漏胞一症，在它的前驱期有腰酸、胎动不安等征象时，属于肾虚的类型；如果后来漏红现象显著时，则是属于冲任固摄无权。

凡是由于三因直接影响冲任的，例如经期内行房引起的崩漏，刮宫后所引起的小腹痛和经水淋漓等，都是属于冲任损伤或虚弱的类型。

(5)冲任药物归经　十二经均有归经的药物，而在冲任两脉的专治药物问题上，朱老认为不仅治冲任病有归经药，也还有专方。在《济阴纲目》治妇人病方中注

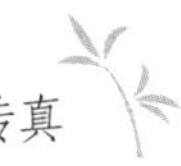

明治冲任病的有：四物汤、茸附汤、断下汤、伏龙肝散、神仙聚宝丹、调生丸、秦桂丸、南岳魏妇人济阴丹、内补丸、大圣泽兰散等诸方。喻嘉言《寓意草》中记杨氏长女经闭的治验，是用龙荟丸，说是能“以敛其血入内而下通于冲脉，则热退经行。”王孟英更有温养奇经方(《王氏医案译注》卷九赵案注：龟甲、鹿角霜、归、苓、杞、甘、芍、乌贼、苁蓉、蒲黄)。此外，众所周知，龟鹿二仙胶是冲任双补的著名方剂。

根据朱老初步归纳，冲任的归经药有以下几种。

①入冲脉药

补冲脉之气：吴茱萸(《本草纲目》引王好古言)、巴戟天(《本草纲目》)、枸杞子、甘草、鹿衔草(《得配本草》)、鹿茸(《女科要旨》)、紫河车、苁蓉、紫石英、杜仲(《临证指南医案》)。

补冲脉之血：当归、鳖甲、丹参、川芎(《得配本草》)。

降冲脉之逆：木香、槟榔(《得配本草》)。

固冲脉：山药、莲子(《傅青主女科》)。

②入任脉药

补任脉之气：鹿茸(《女科要旨》)、覆盆子(《临证指南医案》)、紫河车(《杏轩医案·辑录》)。

补任脉之血：龟甲、丹参(《得配本草》)。

固任脉：白果(《傅青主女科》)。

③补冲任药和激素的关系

冲任起于胞中，对女子胞的功能具有重要的作用。补冲任的药具有调节月经、助长胞宫发育及恢复正常性生活的功效。其所以有这种作用，据最近研究，一部分可能是与它所含的激素有关。

据文献记载：动物药如鹿茸含有少量的女性卵泡激素(《中药志》第四集131页)，紫河车含有性腺激素、卵巢激素和黄体激素等(《中药志》)；植物药如覆盆子经求偶素含量测定有雌素酮、雌二醇、雌三醇等激素(1961年《上海市医药联合年会论文汇编》妇产科第七页)。

朱老在参加治疗经闭的过程中，发现有一部分肾亏、冲任虚弱的病人，在未服药前病人宫颈黏液涂片观察求偶素和黄体酮的水平、涂片中除少数上皮细胞外未见有羊齿状结晶；服用补冲任的鹿角霜、紫河车、巴戟天、当归等后、涂片渐渐出现羊齿状结晶，这证明补冲任药似能恢复和增加性腺激素的功能。

4. 阴维阳维实用考

古人认为，阳维主表，上行于卫分；阴维主里，上行于营分。清代叶天士等诸家认为，维脉同属奇经，奇经汇集下焦，殊为深远邃幽，病久肝肾亏损，精血枯涸，奇经终而受累而出现寒热疼痛证候，属维脉病。同时，妇科病多以小腹部病变为主，与奇经关系密切。其间，每多出现维脉的病证，所以深入了解维脉的功能，在临床上有指导治疗的意义。

(1)阳维在临床上的具体应用 《难经·二十九难》说:阳维为病苦寒热,所以寒热的病候是阳维脉病变的主症。阳维苦寒热的病变分类:

第一类是外感。太阳病卫虚自汗而兼有头项强痛,是太阳和阳维合病。《伤寒论》卷一:"太阳病,初服桂枝汤,反烦不解者,先刺风池、风府,却与桂枝汤则愈"。说明恶寒发热而自汗为卫虚,阳维主卫,如兼有头项强痛,则累及阳维经络,所以单服桂枝汤而病不解,必须先治阳维的经络(风池是阳维和足少阳的会穴,风府是阳维和督脉的会穴),阳维受治,再取桂枝汤也就痊愈。也有人认为,先寒后热的阳明证,寒热往来的少阳证,都归于阳维病中,是不甚妥当。应该在卫虚气弱的前提下苦寒热,才算属于阳维的范畴。因为阳维有病,阴阳维系失调,于是有"溶溶不能自收持"的虚弱现象,这和阳明、少阳证象是不相符的,而久疟阳虚苦寒热,损及奇经,才是阳维脉病的一种。清代叶天士认为:久疟而阳虚卫弱苦寒热者为阳维病。现举《临证指南医案》治久疟病为例;"前已劳伤阳气。当知内损邪陷之理,凡女人天癸既绝之后,其阴经空乏,……故温脾胃及露姜(按:即露姜饮)治中宫营虚。此辛甘理阳,鹿茸自督脉以煦提,非比姜、附,但走气分之刚暴,驱邪益虚,却在营分。"奇经曰:阳维脉为病,苦寒热也。鹿茸、鹿角霜、人参、当归、肉桂、茯苓,甘草。

第二类是内伤。李时珍认为:阳维为病如果"营卫卑而病寒热者,黄芪建中及八物汤之类主之"(《奇经八脉考·二维为病篇》)。说明阳维气弱,虚损不足而兼有寒热的,治疗从阳着手,扶阳建中而补虚损。阳维起于下焦,属奇经,会合于督脉,妇科病多属小腹部分,经带胎产又多与奇经有关。如虚损日久出现寒热者,大多与阳维有关,治疗也必须顾及这一病变。清代诸医家颇多注意及此,举例如下:

经闭兼有寒热。叶天士《临证指南医案·卷九·朱案》谓:"经云阳维为病苦寒热。缘上年冰雪甚少,冬失其藏,春伴潮湿,地气升泄,以肝肾血液久亏之质,春生力浅。八脉隶乎肝肾,一身纲维,八脉乏束固之司,阴弱内热,阳微外寒矣。膂脊常痛,经事衍期,血海渐涸,久延虚怯,情景已露,……今则入暮病剧,天晓安然,显是肝肾至阴损伤,八脉不为约束,故热无汗,至阴深远,古人谓阴病不得有汗也,当宗仲景甘药之例,如取气辛助阳可矣。炙甘草、阿胶、细生地、生甘芍、麦冬、牡蛎。"虚劳兼有寒热。王旭高《环溪草堂医案》:"体气素亏,频年屡患咳嗽,今春产后悲伤,咳嗽复作,背寒内热,气逆痰多,脉虚数,大便溏,延今百日,病成虚劳,按产后血舍空虚,八脉之气,先伤于下,加以悲哀伤肺,咳嗽剧发,震动冲脉之气上逆,经云:'冲脉为病,逆气里急;阳维为病,苦寒热',频进疏风清热,脾胃再伤,以致腹痛便溏,食减无味,斯皆见咳治咳之弊。越人谓上损及脾,下损及胃,俱属难治,故拟通补奇经,镇摄冲脉,复人扶脾理肺,未能免俗,聊复尔尔?熟地(砂仁炒炭)、当归(小茴香三分拌炒)、白芍(桂枝三分拌炒)、紫石英,牛膝(盐水炒)、茯苓、川贝"。

产后腰膂刺痛血淋兼有寒热。《杏轩医案·辑录》:"鲍莳春部曹尊堂,血枯久

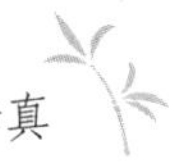

伤奇经。产育多胎，冲任受亏，兼之自乳、阴血更耗，恙经年远，腰膂刺痛，转侧维艰，小便血淋，痛引少腹搐摩其故，非特血气之伤，而且奇经亦损，故归、地养阴，参、芪益气，均无灵效。冲脉起于气街，任脉起于中极之下，淋痛诸候，必有所关，即寒热一端，亦阳维为病耳。病由血海空虚，损及奇经八脉，寻常药饵，谅难奏功，宗《内经》血枯，治以四乌贼骨一芦茹丸”。

归纳古来医家见解，复根据临床所得，阳维病阳虚气弱，虚损而有寒热或自汗者，应效法黄芪建中汤意，以黄芪、桂枝、芍药、炙草、大枣、饴糖为要药；兼有血虚者，当归补血汤（黄芪、当归）可选用；兼督脉虚损可配鹿茸、鹿角霜，精枯血亏者配以阿胶、鲍鱼汁颇能效应。

（2）阴维在临床上的具体应用　《难经·二十九难》说：“阴维为病苦心痛”，这是因为阴维维于阴而上行于营分，营又属血，心主血，所以阴维病变出现苦心痛的证候。王叔和加以补充：“诊得阴维脉沉大而实者，苦胸中病、胁下支满、心痛”；“其脉如贯珠者，男子二胁实，腰中痛，女子阴中痛如有疮状”。按阴维在手足三阴脉中，与足太阴脾经、足少阴肾经、足厥阴肝经的联系较密，这三条经络是循环于胸脘胁腹之间的，和阴维能够相互影响。阴维病变，就出现心胸胁腹间的一切疼痛症象。

朱老认为，阴维病的范围不应如上述那样广泛，重点应注意在阴维络于阴，而上行于营前提下，复参照两维失调的症状，凡属阴虚血亏而兼有疼痛的症状，方是阴维的病候。

《得配本草》附录奇经药考中，认为阳维主药有三：一曰黄芪“主阳维为病苦寒热”；二曰白芍“主阳维寒热”；三曰桂枝“走阳维”。

黄芪助阳补气，并能固表治卫虚自汗，所以是阳维病的要药。白芍也能止汗，并有解除潮热恶寒的功效。桂枝性辛甘而温，能通阳化气治卫虚自汗有寒热者。朱老常以桂枝芍药同用，治产后气血虚弱而兼自汗、盗汗，效如桴鼓。

上列三药，都是黄芪建中汤的主药，所以黄芪建中汤又是阳维病虚而有寒热的主方。

阴维主药，选以当归、川芎。当归养阴活血，能入阴维，兼有止痛功效。《金匮要略》当归生姜羊肉汤方，就用以治血虚腹痛，近代普遍用于治月经痛。川芎活血入阴维，兼有显著的止痛效验。

王旭高治虚损心痛：“阴维维于阴，营阴虚则心痛而舌红也”。重用当归（《环溪草堂医案·虚损门》）。蒋宝素《问斋医案》治维脉失调不孕：“阴不维阳，阳不维阴，卫失外护，营失中守，寒热往来七载，经候不能应月盈亏。是以未能孕育”。治选川芎、当归入阴维。阴维血亏而疼痛，应以四物汤为主，固养血分兼有治心腹痛的功效。

(二)癥瘕有十瘕论

综合古代文献中,关于"癥瘕"的疾患,含义实在混淆,分目很多,形状类似,病原亦无多出入。"食瘕"是由消化道引起,不可能积聚成块。八瘕的病候,同为新产受风冷,而分黄、青两瘕,"血瘕""肉瘕"无甚分别,"狐瘕"是描写腹有结块,而具精神病状,"蛇瘕""鳖瘕"以想象结块的形状,而强调分出两名,所以"八瘕"之名,实在不合理,金末张戴人早就认为它是不对的。又"石瘕"之名,始见于《内经》,腹中结块,一定是硬的,所以名"石瘕"。既然石硬结块,不名"癥"而名"瘕",可知"癥""瘕"之义,古来是含混的。这些疾病,当是现代的子宫及卵巢肿瘤之类。古书中还有所谓"肠蕈",由于寒浊凝结,日久便生息肉,始如鸡卵,大如怀胎,按之坚,推之动,月经照常,与石瘕类似,古人以为是肠中病,另立名目。

朱老认为古书中所论的癥瘕按文献来分析,很难明确其症状、病原和治疗的法则,因为古人从字义上虽然把癥瘕的定义,说得明显,癥是推之不动的,瘕是推之能动的,然而如《巢氏病源》《外台秘要》所述八瘕的名目,描写的症状,却又不按这个定义,因此我们很难鉴别这许多病候。癥既然是推之不动,是属实质的,用药宜于攻泻;瘕是推之可动,或者聚散不常,那是属于气体的,用药宜于行气。但是关于八瘕的治疗方药,很多是破血攻瘀,弄得后人在临床上难以掌握。定义不明,则诊断不确,诊断不确则治疗不能肯定,所以本文按方书所载,把各类的症状、病因、治疗逻辑起来,分别比拟,总结出明确的病候,有疗效的方剂。

1. 癥的病候

①血癥:寒温失节,脏腑气虚,风冷在内,饮食不消,与血相结,渐生颗块,盘牢不能移动,宜大黄煎。

②食癥:月经来时,食生冷之物,不能消化,结聚成块,日渐长大,盘牢不移,宜乌药散。

③痃癥:痃者在腹内近脐左右,久有筋脉急痛,大者如臂,次者如指,因气而成弦之状。癖者僻在两肋之间,有时而痛,宜麝香丸。

④癥痞:饮食失节,脾胃亏损,积于腹中,牢固不动,故名曰癥,气道壅塞,故名曰痞,得冷则发,宜穿山甲散。

⑤肉癥:脐下结坚大如杯,月经不通,寒热往来,下痢,羸瘦,宜生地黄煎。

2. 瘕的病候

①黄瘕:由产后血气未定,或当风便利,关节中于风湿,邪从下于阴中,积留不去,在肋下有结气,拒按,经行不利,阴中刺痛,淋露黄汁,宜皂荚散。

②青瘕:新产起行,浣衣太早,又犯风湿,恶血不除,聚于两肋下,藏于背膂,骨内疼痛,手不能举,洒淅恶寒,烦闷结热不散,月经闭,或经行量多,崩中不禁,下青汁,宜青瘕坐导方。

③燥瘕：腹中瘕块大于盘杯，痛连两胁，上引心而烦，喜呕吐，腰背重、足酸、遗溺，月经闭止。病由月经未净，或举重汗出，或因恚怒，月经与气相搏，反快凉饮，有热则成燥瘕。宜燥瘕方。

④血瘕：横骨下有积气，坚如石，少腹急痛，背痛，腰腹疼痛，不可俯仰，阴中若有风凉，月经来止不常，病由月事中止，饮食过度，五谷气盛，溢入他脏，或大饥寒，呼吸未调，而自劳动，血下未定，左右走肠胃间，留络不去，内有寒热，与月经合会而成，宜桃仁煎。

⑤脂瘕：小腹重，腰背如刺，四肢不举，卧不安，左右走腹中，痛时少气，头眩，身体懈怠，苦寒恶风，便血，月事来止不常，精血杂下如膏。病由月经初来，或生未满而交、胞门伤，子户失禁，节关散，脏腑津流，阴道瞬动，百脉四解，子精与血气相遇，不能成子而成"脂瘕"，宜脂瘕导散方。

⑥狐瘕：心神恍惚，四肢振寒，体倦神散，少腹滞，阴中肿，小便难，胸膈腰背痛，气盛，善食，多所思，如有身状。病由经来悲忧，或惊恐，且受湿，邪入阴里不去而成。

⑦蛇瘕：在脐上下或左右肋有痞长成蛇形，不得吐气，上蚀心肝，少腹热，膀胱引阴中痛，腰痛，两股胫间痛，时寒热，月水或多或少，病由月经刚止，阴阳未平，饮污井之水，食不洁之物，留脏不去而成。

⑧鳖瘕：形如小秤，小腹切痛，左右走，上下腹中病，持之跃手，下引阴里痛，腰背亦痛，不可以息，月事不通，病由月水刚止，其人作劳，适受风湿，五内消脱。或沐浴不以时出，而神不宁，水气与邪气俱入，留而不去以成。以上所谓八瘕，各书都有记载，此外还有疝瘕、石瘕二名。

⑨疝瘕：腹中有痞作痛，心腹疼痛，推移则动，黄瘦尪羸，病由气血劳伤，风冷入腹，与血相结，或由月经产后，胞中有恶血，复为邪结而成。宜干漆散。

⑩石瘕：腹中结块，状如怀子，推移不动，且多坠小腹，月事不下。痛由寒客下焦，血气俱为所闭，宜见砚丸。

（三）妇人肝病分虚实论

妇科肝病，分虚实二类。实证多由于精神刺激，以致肝气横逆，引起经来腹痛，胸胁闷胀，乳部胀痛，不孕等症。肝郁气滞又能引起月经不调；肝气上逆能导致逆经或产妇乳汁自出；情志失调，气郁夹痰则成梅核气；气逆于心而成脏躁证等。肝为藏血之脏，妊娠赖以养胎，肝阴不足肝阳有余，常出现子烦等症；肝失濡养，阳亢火煽，风自内生，逆上头巅，引起子痫等严重症状。其他如寒滞肝经，亦能引起妇人腹痛疝气。至于虚证，由于肝阴不足，影响冲任虚损，能引起经水后期，月经量少等证。

妇科肝病的证治：经水不调，时受精神刺激，肝部气乱，气血不能舒畅，影响冲任，症见经水忽前忽后，经量时多时少，色时红时淡，情绪不佳，胸胁闷胀，食欲不振，舌质红，苔白，脉象细弦。乃肝郁血虚，脾失健运。治当疏泄肝气，养血健脾。宜《太平惠民和剂局方》之逍遥散（柴胡、当归、白芍、白术、茯苓、炙草、煨姜、薄荷）加合欢皮、绿萼梅等。

妇科调肝方的应用：调肝方之成方颇多，现简介妇科常用治肝郁和补肝阴两类，说明其灵活运用之法，他则触类旁通，不再详述。

肝郁而引起经水不调，最常应用者，首推逍遥散。上面谈过，历来方剂中以逍遥散为名者共有四方。目前妇科都采用《太平惠民和剂局方》的逍遥散。该方适用于肝郁血虚，脾运失健，所引起的月经不调，经来腹痛，不孕症等（方中当归、白芍养血以柔肝体，白术、茯苓、甘草健脾和中，用柴胡清芳流动之品，以通气滞，解木郁，遂其曲直之性，配以少量煨姜、薄荷），调补外兼能促进食欲。肝郁血虚，每多兼有火旺，引起月经超前或产后乳汁自出等症，用上方加丹皮、焦栀（丹栀逍遥散）治疗；血虚月经不定期而致经闭者可加熟地（黑逍遥散）；傅青主更将本方灵活应用，治疗妇科各症。如肝郁挟湿热下注的青带，治以加味逍遥散（逍遥散去当归、白术加茵陈、山栀、陈皮）；肝郁火旺而引起血崩，治以平肝开郁，如止血汤（逍遥散去茯苓加生地、丹皮、参三七、黑荆芥）等。

妇科常用行气解郁方为朱丹溪越鞠丸（香附、苍术、川芎、建曲、山栀），方中香附行气以平郁，苍术燥湿而除湿郁，川芎活血而行血郁，建曲消积以化食郁，栀子清热以解火郁，气行湿去而痰自消，所谓统治六郁。与逍遥散相比较，逍遥散性平而润，适合于肝体虚而气不舒畅，脾土又弱之证。越鞠丸则性峻而燥，适合于气郁实证。

至于由于气滞而引起的经来胁胀腹痛或腹中有瘕聚疼痛等症，应以《韩氏医通》青带丸（香附、乌药）为主，方中药虽两味，但切合病机，以香附行气解郁，乌药止痛消胀。据《串雅内编》讨论本方为走方铃医治妇人百病者，盖妇人善郁故也。治气滞病之方，亦以此两味为主，如刘河间绀珠正气天香散，加陈皮、苏叶、干姜。《女科准绳》加味乌药散，加砂仁、木香、延胡、甘草。治气滞的瘕聚，亦多用本方加郁金、枳壳、当归、青皮、木香、川芎等品，有消气消胀，宽中止痛之效。

肝阴血虚能影响冲任，使血海不充，经水失常，如月经量少，后期至经闭等症。治宜补肝体，调经水，以四物汤为主。能补而不滞，调而不峻，可以为妇科常用方。傅青主善用本方加减，以治疗妇人经胎诸疾。如加白术、黑荆芥穗、萸肉、川断、甘草名为加减四物汤。治血虚精枯的月经过多，以养血滋水并重，取母子相生，乙癸同源之意。加白术、丹皮、延胡、甘草、柴胡名为加味四物汤。治肝气不舒，血虚的月经忽来忽断、时痛时止，理血舒肝以调经水。去川芎加萸肉名为养精种玉汤，治血虚水亏的身瘦不孕，药仅更动一味，而成为补血填精调经种子之方。又如去川芎加丹皮、黄芩、沙参、黑荆芥穗名为顺经汤，治经前腹痛吐血。减去升窜之性的川芎，加凉血润燥之品，变为引血下行归于血海之方，而治逆经方。

三、临床经验

（一）经前乳胀五型论治

经前乳胀，历代妇科书籍中很少记述，而在日常门诊时所见患者较多。究其原因，大致有二。一是过去在封建社会中，认为乳房是隐秘之处，即有胀痛，亦多畏羞而不言；二是本证在经前发作，至经来后能自行消失，因而忽略，事实上这一症状，不仅能妨碍身心健康，甚至可影响生育，因此值得注意和研究。

临证间，凡遇经前乳胀者，多数兼有不孕症，患者专来医治经前乳胀者较少，多半是因为不孕就诊而询问症状时发现了本证。

常见症状有经前乳胀，发生在经前。一般都在临经前 3～7 天。亦有甚至在经后半月左右发生乳胀，至经来一二天间消失，但亦有直到经净后始行消失。于下次月经前重复发作，颇有规律性和周期性。乳胀之程度，有乳房作胀，乳头疼痛，乳胀兼有结块及乳胀结块兼有灼热感等。

根据临床症状，可归纳为以下几个类型。

（1）肝郁脾虚型　临经前胸闷乳胀，食欲缺乏，泛泛欲吐，腹胀或小腹坠胀而痛，间有小腹两侧吊痛感，脉象弦细，舌淡而胖，苔薄白。

（2）肝郁肾亏型　临经前胸闷乳胀，腰酸肢软，平时性欲淡薄，经水初潮 16—20 岁间，脉象沉弦，舌淡少苔。

（3）肝郁血虚型　临经前乳胀，头昏目眩，面色萎黄，精神疲怠，经水时常落后，量少色淡，脉象细弦，舌绛少苔。

（4）肝郁冲任虚寒型　临经前乳胀，腰酸神疲，小腹有寒冷感，脉象细迟，舌淡苔薄白。

（5）肝郁火旺型　临经前胸闷乳胀，口干内热，小腹疼痛，或小腹两侧胀痛，平时有秽带，脉象弦而稍数，舌淡红苔薄黄。

在治疗上，以行气开郁，健脾和胃为主，用香附、合欢皮、娑罗子、路路通各 9 克，广郁金、焦白术、炒乌药、陈皮各 3 克，炒枳壳 3 克。乳胀甚者加青橘叶、橘核；乳胀痛者加川楝子、蒲公英；乳胀有块者加王不留行、炮山甲；乳胀有块兼有灼痛感者加海藻、昆布；兼有肾虚者加杜仲、续断；兼有血虚者，加当归、熟地；兼有冲任虚寒者，加鹿角霜、肉桂；兼有火旺者加黄柏、青蒿；小腹两旁掣痛者加红藤、白头翁。

于临经前有胸闷乳胀时开始服用，直至经来胀痛消失为一个疗程，如此连续服用三四个疗程，可获确效。

乳胀之症与肝经关系最密切，治疗一般以疏肝理气为主。《瑞竹堂方》四制香附丸及《奇效良方》一品丸,两方都以单味香附为主。此因香附能理气调经,为妇科要药,朱老配合郁金、合欢皮,两味皆能理气解郁,郁金又能活血消胀,合欢皮更可解愁,三品相配,相得益彰。再加白术、陈皮、枳壳健脾和胃,以增进食欲,取指迷宽中丸之意。娑罗子(婆娑子、天师栗)、路路通(九孔子),疏通经络,朱老常以两药同用,服后上易嗳气,下则放矢,因而乳胀、腹胀俱减,效颇显著。乌药则香窜散气,能消胀止痛。综合全方有舒肝开郁,疏通经络,调经止痛,健脾和胃之功用。

青橘叶有行气疏肝消结之功,橘核能温化消结,两药历来为治乳房结核之专药,乳胀甚者可加入。川楝子、蒲公英利气止痛,消肿散结,两药治乳痈颇能获效。王不留行、炮山甲性善走窜,通络而消结块,今用2味研细末,每次服1.5克,有消除乳房结块之效。海藻、昆布味咸能软坚,性寒又可散热,可解乳部郁热。红藤(指《本草纲目》茜草条附录所谓血藤,非省藤)合白头翁,治疗临经乳胀小腹两侧吊痛,兼止带下卓效,用量为1.2克。

(二)崩漏五型论治

功能性子宫出血证,属于祖国医学的崩漏范畴。是妇女常见疾病之一。严重的势如崩泉,急不待缓,可能在最短时间内导致暴脱。顽固的又绵延持续经久不愈,妨害身体健康,影响工作效率。中医采用整体疗法医治,着重调节机体与脏腑和阴阳虚实的失调。

1. 辨证分型

(1)脾不统血型:经水淋漓,胃呆,面目浮肿,脉象虚缓,舌苔薄白而腻。

(2)气血双虚型:多由暴崩而引起。症见头晕目眩,面色萎黄,流血量多,脉象虚芤。

(3)肝肾虚亏型:长期的经血淋漓不止,腰酸腿膝无力,头眩神疲,脉象沉弱。

(4)阴虚火旺型:漏下良久,咽干口燥,潮热龈肿,舌红无苔,脉象细数。

(5)血瘀型:崩下而夹有紫黯色血块,并有腹痛,舌质略带紫色,脉象细弦。

2. 分型论治

根据"急则治其标,缓则治其本"的原则,对于暴崩势急,日夜不止,形成气随血脱现象,如出现头晕心悸,眼前发黑,面白,呼吸低微,四肢发冷,屡有昏厥的,以固脱挽阳为主。可用独参汤或重用党参,另加黄芪、五味子、阿胶、仙桃草、仙鹤草、焦白术、地榆炭、蒲黄炭、贯众炭等浓煎,灌服,以补气固脱,每能应手。对于漏下不止者,应根据症象,用以下几种治法。

(1)脾不统血型　因脾土不运,统血无权,中气下陷,不能固摄。治以归脾汤,酌加仙鹤草、仙桃草、金樱子、山萸肉等,以补心脾,并引血归源。

(2)气血双虚型　因气血虚衰,缺乏固摄经血能力。治以八珍汤去川芎,当归改归身炭,加十灰丸,峻补气血以固本,堵塞其流治标。

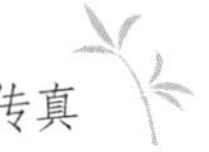

(3)肝肾虚亏型　肝藏血，肾主精，肝肾虚损，八脉空虚，经血下泄无度。治以固气汤(《傅青主女科》)方：人参、熟地、白术、当归、茯苓、炙甘草、杜仲、山萸肉、远志、五味子，加阿胶、龟甲胶、牛角腮、乌贼骨，以血肉有情之品填补肝肾，充盈奇经。

(4)阴虚火旺型　阴虚生内热，迫血下行。治以增损四物汤去川芎，加青蒿、阿胶、熟军炭、侧柏炭、地榆炭，壮水以制火，火熄经漏自止。

(5)血瘀型　因瘀滞胞宫，血下归源。治以失笑散加焦白术、熟地、熟军炭、震灵丹、平地木、乌贼骨，以养血祛瘀，瘀血去而新血得复。

根据《济阴纲目》眉批中谈及治崩漏要法："愚谓止涩之中，须寓清凉，而清凉之中，又须破瘀解结。"此项见识，诚由实际经验而来。而清凉祛瘀药中，以熟军炭、蒲黄炭、震灵丹、益母草、参三七是常用药。其中尤以熟军炭的疗效最良，用量从0.3～3克，有清热凉血、祛瘀引滞的功用，能推陈致新，引血归经，而并无腹痛便泻的不良反应。张璐的《张氏医通》中，其止血所用的十灰散，即以熟军炭为君，极有卓见。即使一般崩漏日久而身体虚弱，如尚有余热残邪未清，用补养止血药，每不能奏效，若能于补涩药中加上药一味，每能应用而止。其次，震灵丹亦为朱老常用之药，如有瘀滞残留而腹痛者，此药必用。《济阴纲目》眉批中谓"震灵丹能止能行"信然。

久崩久漏，身体必然虚亏，选用止血而兼强壮功用的药品，也是当务之急，朱老常以仙鹤草与仙桃草同用，奏效颇确。但如肝肾虚损，八脉空虚，单用草木矿石药，效力缓慢，此时宜用血肉有情厚味胶质之品，进行填补。如以阿胶、龟板胶、牛角腮等为主，加其他补养止血药，于冬令进服，每能使连绵多年经久不愈的患者，获得疗效。

(三)带下四证论

归纳带病的原因，不离虚实两述。王孟英说："湿热下注为实，精液不守为虚"。而总以脾肾二经为主，脾肾虚衰不能化谷为精血，脾湿上泛为痰，下溢为带。脾阳虚衰，带下色白；湿热下注，带下色黄；相火内盛，带下色赤。故白带属气属虚，黄带属湿属热，赤带乃热之甚者，此为其大概。治疗法则亦不出实则泻之，虚则补之两种。

1. 白带

原因：脾虚湿盛，或肾气虚损。

症状：带下色白，消化不良，面无华色，舌苔白腻，大便易溏，四肢发冷，头眩目花。

治疗：脾虚者，健脾补气；肾虚者，固肾束带。

治疗白带以补虚束带为原则，气虚则党参、黄芪；脾虚则白术、山药；肾虚则寄生、杜仲、菟丝子；束带则补骨脂、芡莲须、椿根皮、金樱子、乌贼骨等。

2. **黄带**

病因:初起多属湿热,日久不愈属气虚症。

症状:湿热下注,带下色黄,质黏脓浊,气秽腥臭,少腹胀痛,舌苔黄腻,大便艰难,小便短赤。

治疗:实证清热利湿,虚证补虚清热。

治验:黄带初起多属实证,为湿热所致。妇检:以患宫颈炎者占多数。

黄带以湿热占多数,清湿热以黄柏为主。王孟英说:"带下虽有虚寒、虚热、湿热之分,而虚寒者较少"。故叶天士治带必以黄柏为佐,所以黄柏是带下的常用药,而更适用于黄带。所以将六味地黄丸和知母、黄柏同用补血,调经而清相火,以治虚证挟有相火带下。

3. **赤带**

病因:初起以湿热为多,日久耗损气血转为虚证。

症状:带下色红,似血而非血,淋漓不断。

治疗:初起宜清热化湿,沿用地榆膏(地榆一味熬膏),如累年积月成为虚证以补虚温带为主。赤带是带中挟有血液,所以治疗赤带的止涩一般都采用止血药,地榆是治疗赤带的常用药,因此湿热重者,《女科指要》用地榆膏,一味单刀直入,化湿清热,疗效很好。

治疗赤带用止血药为地榆炭、藕节、阿胶、仙鹤草;固涩用乌贼骨、椿根皮,调经用当归、白芍;气虚加党参、白术;肾亏加五味子、桑寄生;养阴加生熟地、麦冬;清热加地骨皮、青蒿。

4. **白淫**

病因:平时劳伤过度,多思善虑,情志抑郁,带下清如米泔水样,量多质稀。

治疗:一般用温壮和涩滞剂,如脾虚血少用归脾汤益血健脾。

治验:白淫属虚证,一般以血亏脾虚者占多数,用补血健脾剂获得了很好的疗效。常用药物有香砂六君子丸、归脾丸等。

四、用药心法

(一)用药掌握时机

祖国医学治疗疾病,是非常重视掌握时机的。例如治疟,《素问·刺疟篇》就说:"凡治疟先发,如食顷,乃可以治,过之则失时也。"治疟如此,治妇科病也不例外,以痛经为例,根据各种病因类型,治疗的时期也有所不同。

初始尚可忍耐,拖延未来诊治,直到月经来时,小腹疼痛难忍,乃来就诊。在这时候吃药,往往当时痛感虽可减轻,但下个月痛经仍然发作,这就是未曾在适当时机医治的缘故。如果在行经前几天有乳胀、胸闷、小腹胀的时候服药，抓住这个时机，用疏肝理气药，如香附、郁金、当归、苏梗、玄胡索、枳壳、橘叶、橘核、乌梅等，使肝气条达，气血运行恢复正常，不仅可以使行经期间痛感减轻，还可以使经水畅行，经期正常。然后下次经期再服药，经过几个疗程，疾病也就痊愈。

血瘀性的痛经，应在行经初期，经水涩滞不畅，腹痛而挟有瘀块时，服用活血调经药，如焦山楂、枳壳、川芎、乳香、没药、青皮、归尾、桃仁等，使引起经行不畅而腹痛的主因——瘀滞得以化散，经水恢复畅流，腹痛可自然消失。

至于虚性痛经，不论是气虚或是血虚，甚至冲任虚弱都是由于身体虚弱而引起腹痛，均适合于平时服药。气虚用参、芪、术、苓；血虚用归、地、芎等；冲任虚弱用紫河车、鹿角霜、巴戟天、仙灵脾等药，再略加苏梗、陈皮、木香、砂仁等行气醒脾为辅，使身体强壮，到行经期间不一定服药，痛经也会一次比一次减轻，逐步达到痊愈。

治疗痛经宜掌握时机，治疗其他的妇科病如：不孕、子痫等也应如此。至于怎样掌握每一病种的适当治疗时机，是贵乎融会贯通，灵活运用，而又与积累临证经验是分不开的。这也是一个关键问题。

(二)奇经用药新见

1. 辛香温通之散，治癥瘕积聚

下焦瘕聚，多由于奇经气滞开其端，经络迟滞，气和血密切相关，血赤瘀结，结块疼痛随之而起。治疗之法，气滞则用辛香温散行气之药，以疏通凝滞，恢复气行。即使是血瘀，亦宜于活血剂中加入行气药，以增强祛瘀散结功效。

叶天士用于疏通奇经滞结有关方剂：对产后有瘀，轻则交加散(《妇人良方》方：生地、生姜)，以补阴温化；重则回生丹(黑豆、红花、苏木、大黄、米醋、人参、川芎、当归、熟地、茯苓、香附、延胡、苍术、桃仁、蒲黄、乌药、牛膝、地榆、橘红、白芍、羌活、炙甘草、五灵脂、萸肉、三棱、良姜、木香、木瓜、青皮、白术、益母草、乳香、没药、马鞭草、秋葵子)，该丹为清代医籍中治疗产后体虚有瘀较通用之成方。《医宗金鉴》用治产后痈疽而有里热；《验所验》用治产后败血。对于奇经气滞瘀凝而有结块者，一般用葱白丸(熟地、白芍、当归、川楝子、茯苓、川芎、枳壳、厚朴、青皮、神曲、麦芽、三棱、莪术、干姜、大茴香、木香、肉桂、葱白汁)；结块疼痛较剧者，用乌鸡煎丸(乌骨雄鸡、乌药、蛇床子、丹皮、白术、人参、黄芪、茅术、海桐皮、红花、白芍、肉桂、附子、川乌、莪术、陈皮、熟地、延胡、木香、肉果、草果、琥珀)。

朱老于临证间，对奇经气滞瘕聚，主以青囊丸之香附、乌药。该方见于《韩氏医通》，《串雅内编》复刊于总治门，认为效著。乃走方铃医用以治妇人有病者。本方辛香温散，能开郁行气，宽胸止痛，配合郁金、枳壳、木香、川楝子等，颇获功效。如有瘀结，轻者如归、芎、红花、桃仁等祛瘀活血药；重则用血肉有情食血之虫类，如虻虫、水蛭等。但应用虫类宜为丸为散，不宜汤煎。服时除掌握剂量外，更宜配补益

脾胃、温养肝肾之品，务使攻补配合，攻不伤正，补不壅中，达到病去正复之目的。

2. 升陷固带之摄，治经络弛缓

带脉为奇经之总束，盖绕腰一周，提束其他诸脉。带脉固，经络功能正常；带脉弛缓，影响其他经络松弛，甚至导致内脏下垂。

带脉弛缓影响其他经络所致疾患，其主要有：

子宫脱垂：都由于体弱气虚，带脉弛缓，复加操劳过度，以致子宫坠下。

阴吹：带脉弛缓，冲任不固，气虚下陷，阴中气体喧扰。

痿躄：带脉弛缓，引起跷、维不用，轻则腿膝无力，重则两脚痿躄。

内脏下垂：身体虚弱，带脉弛缓，小腹内经络松弛，导致胃、肾等脏器下垂。

治疗应用补中益气，升陷固带法，以补养身体，固摄带脉。带脉巩固，诸脉受其提束，亦能恢复正常，诸恙遂愈。所以上述诸病虽症象各异，追溯其本，治疗则一，均主以补中益气汤。医籍中如妇人阴挺下脱，气虚下陷，主补中益气汤(《妇人良方》薛己按语)。叶氏治阴吹，谓："胞门气虚胃气下泄，乃有正喧之病，古人以膏发煎导之，今宜先用补中益气法，以升其气为妙"(《未刻本叶氏医案》)。陈士铎治痿，谓："两足之弱，不能步履，人以为肾水之亏，不知非也，盖气虚不能运用耳。方用补中益气汤加人参、牛膝各 9 克，金石斛 15 克，黄芪 300 克治之，2 剂即足生力，4 剂可以步履矣"(《石室秘录》)。

朱老治疗内脏下垂，如胃、肾等下垂，均主以补中益气汤加减。而肾下垂兼有积水者，症呈腰溶溶若坐水中兼重如带五千钱状，则用补中益气汤加甘姜苓术汤(《金匮要略》方：甘草、干姜、茯苓、白术)，温中举陷，利水化湿并重。

临证应用补中益汤时，朱老尚加入补益奇经之药，如巴戟天、狗脊、杜仲、续断、苁蓉、金樱子、菟丝饼之类，比单纯用成方有效，盖奇经之病用奇经之药，效更显著。

3. 血肉厚味之补，治奇经虚惫

《素问·阴阳应象大论》谓："形不足者，温之以气；精不足者，补之以味"。盖病至奇经，缠绵难愈，每致形瘦肌削，精血枯槁，在这种消耗至严重程度时，单依靠草本植物之药，难以峻补，当用血肉有情厚味胶质之品，填补奇经。方能治精血之惫。

叶天士、吴鞠通等所用血肉有情之品，包括鹿茸、鹿角霜、龟甲、鳖甲、河车胶、紫河车、猪脊髓、羊脊髓、牛腿骨髓、阿胶、鹿鞭、鹿尾、乌骨鸡、羊腰子、鸡子黄、燕窝胶、羊肉、海参、淡菜、乳粉等。朱老在临证间所用，范围不若上列之广泛，但精择、有效者引用，如若对症，功力颇宏。如胞宫发育不足，性欲淡漠之不孕症，以鹿角霜与紫河车同用；产后虚弱，恶露淋漓不止，则以紫河车与阿胶同用；营血虚亏或漏下不止，选用阿胶、龟甲、鳖甲胶；形瘦肌削则用牛、羊、猪骨髓或霞天胶(《韩氏医通》方：黄牯牛精血熬膏)；腿膝无力，则用鹿筋、虎骨胶；背寒下元之虚惫，则用鹿茸、鹿角胶等为主，配合其他药品同用，获效确较显著。但此类药物究属厚味胶质，消化吸收较难，故使用时必须注意脾胃情况，宜加用健脾醒胃之品。

4. 腥臭脂膏之润，治秽带精枯

妇人久患秽带，血海枯涸，形瘦精槁，奇经亏损，吴鞠通主用腥臭脂膏之品，以酸甘咸之味，直达下焦。其理论根据为："下焦丧失，皆腥臭脂膏，即以腥臭脂膏补之"（《温病条辨》卷三）。

吴氏提出此类疗法的典型方剂有二。用于阴虚者，为专翕大生膏（《吴鞠通医案》方：熟地、海参、萸肉、洋参、鳖甲、桂圆肉、鲍鱼、麦冬、白术、牡蛎、龟甲胶、茯苓、猪脊髓、乌骨鸡、莲子、沙苑蒺藜、芡实、羊腰子、阿胶、鸡子黄、白蜜）；用于阴阳俱虚者，为天根丹窟膏（《解产难》方：鹿茸、乌贼骨、鲍鱼、鹿角胶、鸡子黄、海参、龟甲、羊腰子、桑螵蛸、乌骨鸡、茯苓、牡蛎、洋参、菟丝子、龙骨、莲子、桂圆肉、熟地、沙苑蒺藜、白芍、芡实、归身、小茴香、补骨脂、枸杞子、肉苁蓉、萸肉、紫石英、杜仲、牛膝、萆薢、白蜜）。

考腥臭脂膏疗法、实起源于《素问·骨空论》之乌贼骨丸，其方用乌贼骨、芦茹合麻雀卵为丸外，饮以鲍鱼汁以增药力，治血枯精亏症。按鲍鱼气味辛臭性温，能厚肠补肝，充养气血，用治劳损，取其强壮之功。此外《别录》谓其可治"瘀血血痹，在四肢不散者"。可见尚有活血消结之效。《临证指南医案》谓："饮以鲍鱼汁，利肠垢，和肝伤，取其臭秽之味，佐乌贼骨而辟秽宿积之血"（第665页），均称其兼有活血散积的效验。

朱老认为吴氏两膏乃治崩漏久带，膏脂丧失过多，以致形枯而所下之液清稀无臭味者为宜。至于临证间所遇形骸枯槁，带下腥臭色杂者，常兼内热，症属胞宫郁热，或痈肿溃烂，体虽虚弱而症属实，脂膏消耗枯涸而湿热未清，吴氏两膏于病情不合。盖徒然填补，随补随泻，病根未去，漏危依旧。治疗宜秉《素问》乌贼骨丸法，取其养阴填精，消结止带之义。惟鲍鱼药铺未备，购买不便，煮烧麻烦，代以海藻、昆布，两味亦均海产，颇多黏胶，且为营养之品。配以乌贼骨、茜草炭外，复加入草本中有臭秽性味者，如鱼腥草、败酱草、墓头回等，并参照症状酌加黄芪、当归、甜苁蓉、白芍、土茯苓、川柏、薏苡仁、带柄菱壳（按：药店只备老菱壳，带柄菱壳须自备。老菱壳能收敛固涩，止带摄血，而带柄菱壳兼有消肿散结功效。）等。蒸后气味浓浊，本乎浊者下降之义，以治下焦病症。

（三）带脉药考六类

带脉的引经药，《得配本草》附录《奇经药考》及《杂病源流犀烛》中的"带脉病源流篇"等，都有记载。朱老归纳先贤的经验，补充一己之得，将带脉药分类如下。

1. 升提带脉：升麻、五味子

升麻，《奇经药考》认为能缓带脉之缩急，朱老认为以升提带脉的松弛为妥。因㿗疝、肾著等症都可应用，甚至带下崩中久陷者，用本品颇验，都取其升提之力。五味子为带脉药，《傅青主女科》宽带汤用五味子，谓："或疑方中用五味、白芍之酸收，

不增带脉之急而反得带脉之宽，殊不可解”，他又解释：“用五味之酸以生肾水，则肾能益带，似相碍而实相济也”（少腹急迫不孕章）。朱老不能同意他的论点，因为五味子的性能，正如李东垣所说：“补气不足，升也，酸以收逆气”（《本草纲目》五味子条所引），盖味酸能收敛带脉，补气则巩固它提系的功能而奏升提之效。

2. 固托带脉：龙骨、牡蛎、乌贼骨、椿根皮

《奇经药考》认为“龙骨治带脉为病”，盖带下久陷，非固托不能奏效，除龙骨外，尚有牡蛎、乌贼骨都有固托带脉的功效，带下日久，上列诸品均可选用。

3. 止带脉之疼痛：白芍、甘草

《奇经药考》认为：“白芍治带下腹痛”，又说：“甘草缓带脉之急”，凡是带脉失调而发生疼痛现象，芍药、甘草二者并用，有协同安抚带脉，而收止痛之功。

4. 温带脉之寒：艾叶、干姜

《奇经药考》认为艾叶能温下焦，暖胞宫，所以能祛带脉之寒。干姜辛热散寒，带脉受寒，则功能减退，弛垂而酸痛，用热药温暖，寒去而功能恢复，所以甘姜苓术汤中用本品，其理即在于此。

5. 清带脉之湿热：黄芩、黄柏、白芷炭、车前子

《杂病源流犀烛·带脉病源流篇》认为黄芩亦为治带脉病要药，凡带脉有湿热滞留，黄芩之外可加黄柏。如果形体虚胖，湿重而兼阴部痛痒并有浮肿的，可加白芷炭、车前子，以增燥湿之力，尤其白芷，《神农本草经》已述其治带下之效，近人更认为是治湿热带下的引经药（《中药学讲义》第444页）。

6. 补带脉之阴：当归、熟地

叶天士治奇经之法，以当归为治带脉病主药，“带脉为病，用当归以为宣补”（《临证医案指南》第719～720页龚商年按语）。带脉阴虚营亏，当归之外，可加熟地，效力更为显著。

五、病案选评

（一）经行发热

于××，21岁，未婚，工人。门诊号：38017

初诊：1962年2月9日。患者平素娴静寡言，月经向来超早，拖延日期颇长。1961年8月开始，经水20天一转，经行时兼发高热，并有胸满，胁胀，甚至呕吐的症状，经历10日，经净后发热亦退，每月如此，成为规律。发热渐次加重，在安徽宿东某医院诊治时，曾测得体温高至40℃，心烦头眩，面红目赤，甚则昏厥，隔时方醒。曾经医治无效，精神颇受威胁，1962年2月间返沪来治，初诊时已届临经前期，症见精神不舒，胸闷胁胀，口鼻干燥，脉象弦数，根据证象，诊断为肝热型的经行发热。

推敲本症病机是:患者素来性格沉静,有不如意事抑郁于怀,肝郁则气滞。在经期中这种现象更为显著,肝脉络于胆,散布于胁间,所以常见胁胀,木郁则横逆,逆则克土,因此兼见胸闷呕吐,相火附于肝木,木郁日久易于化火,引起高热,火性上炎,故头目眩晕,甚则昏厥。治以疏肝清热法。

柴胡 4.5 克,青陈皮(各)4.5 克,归身 6 克,赤芍 6 克,枳壳 4.5 克,制香附 9 克,炙甘草 3 克,白术 6 克,川朴 2.4 克,青蒿 6 克,黄芩 9 克。

按:上方是根据柴胡疏肝散(见《笔花医镜卷二·肝部》。药物组成为柴胡、陈皮、川芎、赤芍、枳壳、香附、炙草)而来,因为即将临经,防止动血,所以将川芎改为归身,胸闷不舒,苔又带腻,湿热蕴于内,加白术、青皮、川朴,又以热象渐显,乃加青蒿、黄芩,这样即可清肝热疏气郁,又能宽胸和胃防止呕吐。

服药时月经来临,服 2 剂后效不显著,热势燔盛,口鼻燥热犹如喷火,头目眩晕,又将出现热厥现象。二诊时研究其征象,因肝经直上巅顶,肝火上扰,又有动风之趋势,再三考虑,乃于上方加钩藤(后下)18 克以平肝息风,并增强清热的功效。服 2 剂后据诉头目清凉。随访,每月经来不再发热,证明获得了长期疗效。

本症治疗过程中,仅加 1 味药,而对疗效出入颇大,说明用药必须斟酌考虑。初诊时曾用蒿、芩清热,蒿、芩虽入肝经,但对风火附木沿肝经上扰之证,效逊于钩藤。钩藤能平肝息风,解除心热,对肝热型经行发热,有良好的功效。李时珍《本草纲目》钩藤条载:“惊痫眩晕,皆肝风相火之病,钩藤通心包于肝木,风静火熄,则诸证自除”。所以不用钩藤则药效不显,用药应如桴鼓。

应用钩藤尚须注意一点:本品宜于后下,若煮沸 20 分钟以上,有效成分逐渐丧失。用量亦宜在 12～24 克,重症可用 30 克,过轻者效不显著。

(二)经来手背起泡发痒

樊××,38 岁,已婚,营业员,丧夫。

患者经来除腹部胀痛外,更有一特殊现象,即是两手的掌背起泡发痒,经净后即退,近 10 月来每月如此。

初诊:1963 年 7 月 4 日。察其体格颇为结实,精神不舒,据其自诉,上次经水为上月 8 日来,现又将届临,已有预兆,感觉胸闷胁胀,纳谷不香,腰酸神疲。按其腹则略有作胀,切脉为虚弦,舌苔薄黄,又诉发作时瘙痒难堪,夜寐不安。证属肝木郁结,湿热内蕴,沿用疏肝解郁、健脾清热法。

柴胡 4.5 克,当归 9 克,白芍 6 克,白术 6 克,茯苓 9 克,甘草 2.4 克,桂枝 4.5 克,钩藤 12 克(后下),制香附 9 克,郁金 6 克,苏梗 4.5 克,乌药 9 克。

服后胸胁较宽,腰酸腹痛已好,唯感食欲不振,小腹坠胀,仍用上方去甘草加鸡内金,服后经水即来。此次腹痛缓和而掌背亦未起泡,为 10 个月来第一次出现的好现象,复用上方改为鸡内金、合欢皮,再连服 2 剂,后经 3 个月的观察。经来腹痛现象已好转，而且掌背起泡等症状未见发作。

按：本证病机，主要肝为刚脏，性条达，喜疏泄，又司血液的贮藏与调节，遏抑则病。难于疏泄而成郁积，木郁则气滞，气为血帅，气滞则血也滞，气血阻滞，四肢末梢首当其冲，患者的掌背本颇敏感，复因气血郁滞而湿热内蕴，所以在经期间出现起泡瘙痒的症状。

治疗首先做思想工作，解除郁闷情绪，然后服药，事半功倍，处方以逍遥散（集成方：柴胡、当归、白芍、白术、茯苓、甘草、煨姜、薄荷）为主，化其郁、清其热，而其中术、苓又有理湿的功能。至于加桂枝，乃根据仲景当归四逆汤（当归、桂枝、芍药、细辛、大枣、甘草、通草）而来。桂枝性味辛甘温，能横走四肢，温经通络，治痛风，去皮肤风湿，配当归、芍药养阴补血，对四肢末梢气血不行而受寒发生的冻疮，极有效。盖取其温通四肢之功。而本证为气血郁滞，末梢循环受阻而起，试用后亦复奏效。用钩藤，不仅清肝热，而且也能解除四肢末梢的敏感，近人有用本品合天麻治头皮瘙痒症而奏效者，亦本乎此意。复用香附、郁金、苏梗、合欢皮等以理气行滞，解郁宁神，用上述处方后，掌背过敏现象不再发作，经来腹痛亦已好转，奏效颇验。

（三）经前乳胀

陈××，30岁，已婚，工人。门诊号：30079

初诊：1960年8月。婚后未孕，经前乳胀，有时且有结块，胸闷胁痛，纳谷不香，苔薄黄，脉细弦。一般于行经1～2日后，以上诸症均消失，而于下次行经前3～4日，又告发作，月月如此，已成规律。肝郁胃阻，治用疏肝和胃法。

焦白术6克，新会皮6克，茯苓皮9克，白芍6克，苏梗6克，制香附9克，广郁金6克，合欢皮9克，橘叶、核各6克，路路通9克，炒枳壳4.5克。

上方嘱于经前始感乳胀时服用，直服至行经第一天为止，服药后乳胀已好，半年后怀孕。

按：一般乳胀甚的，在疏肝和胃药中酌加橘叶、橘核、路路通、丝瓜络等即可。橘叶为橘子之叶，味苦性平，能疏肝解郁，行气消结，为治本证要药，兼可治乳痛。橘核为橘瓤内之果核，味苦性温，功能温化消结，治本症外兼可治疝气及阴核肿痛。路路通为枫树的果实，圆形有刺，壳内有核，多孔穴如蜂窝。所以又名九孔子，味苦微涩性平，有通利之性，能疏通经络，除治本症外兼可治风湿痹痛，月经不调。丝瓜络亦有通络之功，唯功效稍逊。

乳部作胀疼痛，按之有块的症状，每于经前出现，行经后消失。朱老常用王不留行和炮山甲研粉吞服1.5克，二药性善走窜，能通经络，消肿块，治本症颇有效验。此外，结块兼有灼热感者可加海藻、昆布，二味均海产，取其味咸能软坚，消除肿块；性寒又能散热，解除局部的郁热。

本症治疗的时机，多在经前开始感觉乳胀时服，直服至经水来临通畅为止。一般须连服3～4个月。不仅症状能一次比一次减轻，兼能治经水不畅、腹胀等情况。在治疗过程中，当叮嘱病家能按期服药，往往有服1～2月，乳胀减轻，以为病不足忧，就不再服药，隔数月症状又会复作。

(四)经水量多(性早熟)

范××，11岁。门诊号：27815

患者发育甚早，9岁时乳部已发育，现年11岁零6个月，在2月前经水初转，量颇多，5日净，此次经来，不仅月经过多，而且口鼻出血。

初诊：1959年9月21日。诊时由其母陪来，患者年小害羞，其母代为陈述：为小学五年级学生，身材高长，为班中最高者，现已发育。初潮后每次经来太多，此次更为增加，口鼻亦流出鲜血，内热心烦，脾气急躁，按脉为滑数，舌苔薄黄。此为冲任伏热，月经过多。治拟经期内用调经清热法。

生地12克，蒲黄、炒阿胶各9克，仙鹤草9克，荆芥炭9克，赤芍6克，丹皮6克，白术6克，茯苓6克，盐水炒川柏9克，青蒿9克，地骨皮12克，旱莲草9克。

上方服后，口鼻出血首先停止，经量亦渐减少，于第五日经净。

复诊：由于经水太多，故经停后感觉头晕目眩，腰酸，肢软，精神疲乏，脉象细软。苔薄，就采用补肝肾，益气血法。

黄芪9克，白术6克，陈皮6克，白芍9克，炒阿胶9克，茯苓9克，杜仲9克，续断9克，女贞子9克，金樱子9克，制黄精9克，五味子4.5克。

上方调理后，月经过多症象已经好转。

按：经水量多，在初起或偶然发生的，总以血热的病因占绝大多数。李梴《医学入门》谓："来多，或日多五六日以上者，内热血散也。"《万全妇人秘科》亦谓："经水来太多者，不问肥瘦皆属热也。"盖热盛则逼血妄行，上例亦属这一类型。

患者发育过早，肾阳偏亢，而冲脉隶于阳明，冲任有热，不仅经来量多，而且口鼻亦同时出血，治疗以清热为主，摄血为佐，所以第二方用旱莲草以清上焦之热，黄柏以清冲任伏热，青蒿、地骨皮清血热，生地、赤芍、丹皮，能制肾阳过亢、散血中积热，复以仙鹤草、阿胶等增加摄血的能力，服后热清血止，经水亦恢复正常。由于此次经水太多，当时阴血虽受伤，症状尚不明显，经净热退，气血虚弱证象也就出现，头晕目眩，腰酸肢楚，脉象与舌苔也与热盛时全然不同，第二方乃采用补养的方法，充养气血，调补肝肾，以恢复其健康。如果长期的月经过多，患者阴血亏损，而出现阴虚火旺的症状。这时治疗又和上例不同，应以滋阴养血为主，清虚热为佐：归、地、首乌、玉竹、龟甲、山萸肉、阿胶、女贞子等，配合蒿、薇方能合拍。

(五)经闭

吴××，31岁，已婚，干部。

月经一向超早，2年前由上海赴外地后环境变迁。月汛杳然无迹，身体羸瘦，头眩目花，小便频数，腰酸畏寒，精神疲惫，乃于1962年2月初返沪就诊。

初诊：2月16日。闭经16个月，面色不华，腰酸神疲，性生活淡漠，眼泡虚浮，脉沉细，舌质淡，苔薄白。证属肝肾虚亏，癸源不足。治拟补肝肾，益气血。

紫河车9克，紫丹参9克，巴戟天9克，川牛膝9克，木瓜9克，仙灵脾9克，杜仲9克，熟地9克，白芍6克，紫石英（先煎）9克，白术9克，黄芪9克。

二诊：2月19日。四肢不温，小腹有虚冷感，冲任虚寒之象也。治宜温肾暖宫。

淡附片6克，肉桂2.4克，玉竹9克，鹿角霜9克，熟地9克，丹参9克，鸡血藤膏9克，香附9克，仙灵脾9克，巴戟天9克，牛膝9克。

三诊：2月21日。小腹虚冷感已瘥，胃口不佳，精力疲乏，脾胃为气血之源，必须重视。治拟健脾益血，充养癸源。

白术6克，新会皮6克，茯苓9克，黄芪9克，熟地（砂仁2.4克拌）9克，丹参9克，巴戟天9克，陈艾6克，炒枳壳4.5克，益母草9克，泽兰叶6克。

四诊：2月23日。服药后小腹冷痛已愈，胃口渐开，刻下小腹坠胀感。盖冲任渐趋流利，治拟理气调经。

香附9克，郁金6克，白术6克，黄芪6克，当归6克，黄精9克，炒枳壳4.5克，川牛膝9克，陈皮6克，茺蔚子9克，香橼皮4.5克。

五诊：2月25日。腿膝酸软，胸闷不舒，略有白带，腰酸殊甚，肾气不足。治拟固肾宽胸。

鹿角霜9克，紫河车9克，陈皮6克，香附9克，潞党参9克，白术6克，茯苓9克，黄精9克，巴戟天9克，玫瑰花3克，月季花2.4克。

六诊：2月27日。调理后眼泡虚浮已好，面色渐润，腰酸亦瘥，腿膝健朗，病有转机。再当调补肝肾。

巴戟天9克，黄精9克，丹参9克，党参9克，熟地（砂仁2.4克拌）9克，炒阿胶9克，香附9克，焦白术6克，川牛膝9克，炒枳壳4.5克，陈皮6克。

七诊：3月1日。服药后精力已充，带下亦少，经水虽尚未来，身体已渐复原。再养血以充源，健脾以培本，经水毋催，当能自调。

菟丝子9克，蛇床子9克，党参9克，熟地9克，砂仁2.4克，炒阿胶9克，枸杞子9克，五味子4.5克，白术6克，香附9克，枳壳4.5克，陈皮6克。

八诊：3月3日。白带已愈，精神亦好，略有胸闷腹胀。治拟充养为主，理气为辅。

当归9克，巴戟天9克，丹参9克，焦白术6克，新会皮6克，茯苓9克，香附9克，合欢皮9克，陈香橼3克，玫瑰花2.4克，月季花2.4克。

九诊：3月5日。诸恙次第就愈，经水虽尚未恢复，病因既除，为期当不远焉。

治乃滋其源,调其气。

党参9克,黄芪9克,当归9克,紫河草6克,鹿角霜9克,丹参9克,巴戟天9克,香附9克,枳壳4.5克,红花6克。

十诊:3月8日。昨出鼻红,少许即止,此亦吉兆,血贵流通,逆予上则应导于下,经水即将来届。

仙鹤草9克,益母草9克,川牛膝9克,巴戟天9克,狗脊9克,金樱子6克,黄芪9克,白术6克,陈皮6克,首乌9克,玉竹9克。

十一诊:3月12日。经停16个月,经20余日之调理昨晚已转,量少不爽,略有腹胀肢软。宜调经疏通。

当归9克,川芎4.5克,熟地9克,焦白术6克,白芍6克,巴戟天9克,狗脊9克,木瓜9克,乌药6克,川牛膝9克,香附9克。

十二诊:3月16日。服药后经来已畅,历4日而净,现略感腿膝软弱。症固痊愈,仍当调补气血,以巩固疗效。

党参9克,黄芪9克,熟地9克,炒阿胶9克,仙灵脾9克,川断9克,玉竹9克,首乌9克,白术6克,木瓜9克,桑枝9克,新会皮6克。

患者经调理后,体力恢复,情绪愉快,停1个月又来就诊(4月)诉近感头眩畏寒,胸闷泛恶,小溲频数,按其脉为滑数。嘱妊娠试验结果2次均为阳性。

按:本例为虚证,肝为藏血之脏,肝血虚少,血海不充,症见头晕目眩,面色不华;肾为癸水之本,肾气不足,冲任虚损,症见腰酸膝软,小溲频数,肝肾虚亏,经源枯涸,月水自难于来潮。此证绝不能专仗通利行滞,急切图功,否则即或能竭蹶一行,而血海涸。《普济方》谓:"就中不行以药行之为害滋大,经水枯竭则无以滋养,其能行乎……但服以养血益气诸药,天癸自行。"

本例治疗过程,颇耐寻味,经闭16个月,在就诊20余天中,用活血破瘀药极少,偶于补养药中酌加1～2味罢了。贯穿十二诊的处方中,以充养为主,紫河车、鹿角霜填补肾气,归、地等益肝血,其次则治其所患,带下则用固涩,小腹虚冷则温宫,胸闷则宽畅和胃,精神疲乏则益其气,鼻衄则引血归络,兼症次第就愈,培其本,润其源,健康恢复,毋庸通利,经水也就恢复正常,而且3年未孕也得怀孕。

肝肾虚亏属于血枯之类,因此在充养过程中,必须调理,则不仅疾病痊愈,身体也恢复健康,诚如张介宾在《景岳全书》所言:"枯之为义,无血而然故,或以羸弱,或以困倦……无非血枯经闭之候,欲其不枯,无如养营,欲以通之,无如充之,但使雪消春水自来,血盈则经脉自至。"

(六)暗经

曹××,17岁。

月经于15岁初潮,以后每逢3个月来一次,属医书上所称的"居经",民间俗称为“四季经”。共来4次后，即告绝迹，后每逢3个月发生有规律性的腹痛1次，每次持续2～3日，迄今已18个月，家中父母为其担心，乃伴同于1961年底前来就诊。

诊时，观其体形尚属一般，惟面色苍白，神志似觉畏寒。询其经闭前的情况，据答1年半前，经来时，曾食冰棒，后即经水中止，一直不再来临，至期则腹痛，小腹有虚冷感。昨日起腹痛又告发作，迄今未停。其母在旁询问是否会成干血痨，按脉及视其舌苔后，乃解释谓：“病属经期饮冷致气血郁滞，所以发生暗经，根据症象属寒凝经阻，并非干血痨。不必担忧，调理后当能恢复来潮。”

后经诊疗5次，经水即行来临，现将当时医案记录如下。

初诊：12月31日。居经复又因饮冷而停经1载半，隔3月腹痛一次，昨又发作，绵绵冷痛不休，乃暗经之象，脉细迟，苔薄白。证属冲任虚寒，气滞经阻。治宜理气温宫。

陈皮6克，炮姜3克，制香附9克，片郁金9克，乌药6克，川楝子9克，枳壳4.5克，肉桂2.4克，焦山楂9克，牛膝9克，泽兰6克。

二诊：1962年1月2日。服药后腹痛已大好，略感腰酸肢软，精力疲乏，盖气血尚有凝滞，治拟温补冲任。

肉桂2.4克，吴萸2.4克，黄芪9克，制香附9克，川断9克，杜仲9克，枳壳4.5克，白术6克，陈皮6克，川牛膝9克，红花9克。

三诊：5月22日。上次服药后，腹痛已止，3月间曾有腹痛，势缓时短，昨晚又作，盖过3月。治拟温经暖宫。

陈艾6克，制香附9克，当归9克，大熟地9克，玄胡索6克，台乌药9克，肉桂2.4克，白术6克，陈皮6克，红花9克，泽兰叶9克。

四诊：5月23日。服药后腹痛已愈，头目昏花，经水仍然未来。非温通血海，月水难能流动也。

上官桂2.4克，鹿角霜9克，巴戟天9克，当归9克，丹参9克，制香附9克，大熟地9克，焦山楂9克，煨木香4.5克，红花9克，陈皮9克。

五诊：6月17日。上月调治后，经水昨晚停2载而来，量少不畅，腰酸腹痛，脉细弦，舌苦薄白。血海虽已流通，经水尚感滞涩。治拟理气活血。

当归9克，熟地9克，川芎4.5克，制香附9克，巴戟天9克，杜仲9克，广郁金9克，台乌药6克，焦白术6克，五灵脂(包)9克，焦山楂9克。

按：本例暗经，因受寒而气滞血凝，经汛不通，不通则痛，以腹痛替代经行，亦属经闭范畴内。治疗遵守“温而通之”的原则，以肉桂、陈艾、吴萸、炮姜等温中止痛，香附调气行滞，红花、泽兰等活血通经，川楝子、乌药、玄胡索行滞散聚，理气止痛，对于暗经腹痛颇具功效。服后痛势缓和，痛期缩短，惟经水仍然不转，乃加入温补冲任的鹿角霜及巴戟天，经水始行来潮。初行时尚量少不爽，盖余滞尚未能消除，

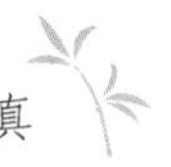

后在调经药中加川芎、五灵脂，经量增加，腹胀等症也就消失。

鹿角霜温补冲任，亦能治疗冲任虚寒型的经闭，陈修园治一虚证经闭，用鹿茸而取效。《女科要旨》中载其验案："忆余乾隆辛丑岁，朱紫访黄姓之女，年方22岁，始因经闭，服行经之药不效，后泄泻不止，食少骨瘦如柴，服四神、八味之类，泻益甚，而五更至天明数次，便后带血。余主用《金匮》黄土汤，以赤石脂易黄土，以干姜易附子，每服加生鹿茸五钱，意以先止泻泄便红，然后调其经水，连服8剂，泄泻如故，而经水通矣！又服5剂，泻血俱止；后复以四君子汤加干姜收功。可知鹿茸入冲、任、督三脉，大能补血，非无情之草木所可比也。"

临证间不仅居经能发生暗经症状，其他若每月1行，或2月1行(并月)，均能发生。惟每月经行者，经闭后每月腹痛1次，2月1行者每2月腹痛1次，审证论治，均可奏效。

(七)逆经

高××，23岁，未婚，工人。

患者身体颇为结实，15岁起便有周期性的衄血，迄今已8年余，20岁时始月经来潮，经来1年后经停止，而鼻衄血量日益增加。

初诊：1960年6月。适值衄血之期，患者用棉花塞住一侧鼻腔，据诉此鼻孔昨日起出血颇多，迄今未停，所以用棉球塞住，稍缓其势。平时有头晕腰酸，带下，经水2年未来，性情一向急躁，容易动怒。切脉弦数，舌苔薄黄。肾虚肝热迫血妄行。因在出血期间，急则治其标，治用清肝泄热引血下行法。

旱莲草12克，怀牛膝9克，柴胡3克，鲜生地24克，焦山栀9克，淡子芩9克，炒当归6克，炒赤芍6克，焦楂炭9克，丹参9克，茅根15克。

复诊：服药数剂，衄血逐渐减少而告停止。由于经水2年余未来，初潮期又为20岁，平时有腰酸之象，证明身体外表虽然肥胖，而胞宫发育欠佳，肾气虚弱，欲调其经水，必先补气冲任，方是治本之道。拟用养阴调经，填补冲任法。

紫河车9克，女贞子9克，白芍9克，菟丝子9克，巴戟天9克，仙灵脾9克，当归6克，熟地9克，山萸肉9克，泽兰叶9克，青蒿6克。

经上方加减调治后经水已来。

按：本症虽称逆经，但并非经水由鼻中流出，而是因肝热气逆，迫血妄行，鼻腔黏膜较薄，血络密布，所以容易络破而流血。《灵枢·百病始生篇》谓："阳络伤则血外溢，血外溢则衄血。"由于上行流血过多，于是下行经水相应的减少，甚至停止，这也是自然之理。

本例经闭兼衄血，临诊时鼻衄剧烈，所以治衄为先。以旱莲草为主药，其性寒，能凉血止血，而对鼻衄获效尤捷；配以牛膝为佐，盖血热气逆，迫血离经，牛膝能活血通经。据朱震亨谓："能引诸药下行"。能使血归经络，使其下行纳于血海。此外，用柴、地、栀等以清肝热，其间柴胡能直入足厥阴而著称，清热舒肝，效颇显著。归、芍、楂、丹参活血调经，茅根善止衄，能增强止血效力。

一般用上方一二剂，常能见效。衄血止，则治其经闭。上例经闭的原因有二，一为肾气虚弱，经云："女子二七而天癸至"，应月事以时下。现患者 20 岁而经转，逆经果然为其因素之一，主要仍在肾气不足，胞宫发育欠佳，问之时有腰酸，更可确定，身体外表虽肥硕，往往胞宫发育并非全然良好。二为逆经迫血上行，血海不充，经水闭止，因此治疗以补肝肾、填冲任为主，佐以养血调经，终于获得显效。

(八)黄白带下

沃××，48 岁，已婚。

初诊：1959 年 12 月。经水偏早，近几月来有黄白色带下，连绵不断，腰酸神疲，最近带下增多，质黏，色黄白，有腥味，纳呆，切脉细濡而稍数，舌质淡、苔薄白。脾虚肾亏，湿热内蕴。治用补脾肾，清湿热法。

焦白术 9 克，茯苓 9 克，菟丝子 9 克，蛇床子 12 克，盐水炒黄柏 9 克，青蒿 6 克，鸡冠花 9 克，石莲肉 9 克，白槿花 9 克，墓头回 9 克。

复诊：上方服数剂后，带下已大好，不仅量渐减少，且气味亦减，胃口稍开，惟仍有腰酸肢软，久带后脾肾两亏，非调补两脏，清解余邪，不能收功。处方以培补先后 2 天，并清带脉余邪为旨。

川断 9 克，狗脊 9 克，巴戟天 9 克，党参 3 克，焦白术 6 克，茯苓 9 克，陈皮 6 克，盐水炒川柏 9 克，蛇床子 12 克，薏苡仁 12 克。

按：带下属带脉为病，这是历代医家所共识的。因它为约束腰下诸脉的枢纽，带脉失约，则任脉不固，湿热易于侵入蕴酿于内，引起带下。《傅青主女科》谓："夫带下俱是湿证。而以带名者，因带脉不能约束，而有此病，故以名之"。

本例是脾虚运化失权，中气不足，带脉弛缓，失去约束的能力，复以多产兼辛劳而肾气亏损，任脉因此不固，湿热外侵后，蕴酿而成黄白带下，绵绵流出。

古人将带下和赤白痢同称带，如《妇科玉尺》谓："带，竹世切，牛头疮也，赤白痢也，又音带，带下病，"因其所下黏液，形状相似，惟一出阴道，一出肛门，但治法纯然不同，俗称痢无止法，适合《内经》通因通用的法则。而带下不论病的新久，颜色、质、味的不同，都宜截止，不能任其下注。因此白槿花、鸡冠花、乌贼骨等为治带的常用药，即挟湿热，亦应理湿清热与以上诸药合用，盖因兼有固托带脉止其下陷之功。上例治疗，第一方因湿热较重，祛邪为先。用柏、蒿、蛇床子、墓头回清理湿热，鸡冠花、莲肉、白槿花固托带脉，止带下注，复用术、苓健脾渗湿，菟丝子补肾固泄。服后带下减少，腥味已无，第二方以培补为主，断、脊、巴戟天补肝肾、益冲任，参、术、苓、陈补中气健脾胃兼能巩固带脉的总束功能，配以柏、薏、蛇床子清余邪，止下陷。

方中有墓头回一药，乃属带下而有秽臭味的专药，该药《本草纲目》属杂草类，性微寒。味苦酸涩，董炳集验方中：用本品配红花、童便，酒煎服治崩中赤白带下，谓“其效如神”。朱老常用它配上茯苓，治疗腥臭带下，确属有效，屡试屡验，用量可在 9～12 克间。

此外，带下颜色不纯，而秽臭异常的，如《医宗金鉴·妇科心法》所述带下如脓样症，属胞宫内溃，恐有痈肿，用薏苡仁治疗，本品古来即以治痈消肿著称。如《千金方》用治肺痈，《外台秘要》用以治喉卒痈肿，《妇人良方补遗》用以治孕中有痈。一般湿热带下，亦可用本品，盖药性和平，能理湿清热，制止带下，颇为有效，用量在 12～15 克，宜持续服用。

（九）恶阻呕吐

黄××，34 岁，已婚。

平时胃气素弱，食欲不旺，现怀孕 70 日，头目晕眩，恶闻食气，胸闷气逆，恶心呕吐已 30 余日，近日呕吐加剧，甚至呕出鲜血，乃于 1962 年 2 月来诊。

初诊：2 月 22 日。怀孕 2 月余，恶阻呕血，头晕心烦，性情急躁，脉象滑数，舌苔薄黄。此乃脾虚胃热，呕吐伤络。治拟宽胸健脾，降逆止血。

鲜生地 12 克，淡子芩 9 克，焦白术 9 克，新会皮 6 克，砂仁(后下)4.5 克，姜竹茹 9 克，老苏梗 6 克，伏龙肝(包)12 克，藕节炭 9 克，左金丸(包)3 克。

复诊：2 月 24 日。服药 2 剂后，呕血已停。泛恶亦瘥，渐能进食，现略感头晕腰酸，脉象细滑，舌苔薄黄。腰为肾之府，妊娠忌见此部酸痛。治拟固肾健脾顺气宽中。

姜半夏 6 克，姜竹茹 9 克，焦白术 6 克，新会皮 6 克，鲜生地 12 克，杜仲 9 克，续断 9 克，藕节炭 9 克，左金丸(包)2.4 克，乌梅 1 枚。

服后恶阻渐止。

按：恶阻之定名。《胎产心法》谓：“恶心阻其饮食也。”民间称为“害喜”，为妊娠初期常见的征象，凡怀孕 2～3 月间有轻度恶心，间或呕吐，食欲不振，欲啖咸酸果实等证候，仅需从饮食起居方面加以注意，能保持情绪平和，选择易消化、富有营养之食品服用，并注意适当作息，自可毋须治疗，稍隔时日，症状即能自然消失。若平时胃气虚弱，情绪易于波动者，恶阻时呕吐剧烈，或停食时间过久，甚至呕血或昏厥者，能妨碍母胎双方健康。当宜医治。

恶阻由胎气上逆影响脾胃而引起，治以健脾宽中，降逆清热为主。以下是朱老常用方，用于一般恶阻呕吐者颇验，方为焦白术、姜半夏、姜竹茹、橘皮、砂仁(后下)、淡子芩、乌梅、左金丸。胃寒去芩加生姜、伏龙肝；胃热酌加姜川连、活水芦根；兼有呕血加鲜生地、藕节炭以凉血止血，兼有腰酸加杜仲、续断以固肾壮腰。

恶阻呕吐剧烈者，每致服药亦呕，影响疗效，必须配合下列两点药法，当能见效。

第一，服药前，可先饮生姜汁数滴，或先用生姜和薄粥汤煮滚。稍温后饮用，再行服药；胃热者可先饮少许冷饮，然后服药。

第二，服药亦不宜1次服用，当分数次。若能下咽后不吐，稍等片刻，再行服药。

此外，尚有一类严重恶阻，非但药入即吐，甚至见药闻味即吐，长期厌食，形体消瘦，面容憔悴，或卧床月余不起，每依注射维生素、葡萄糖液度日。对于这类患者，可采用香芹蒸汽一法，法用鲜芫荽（俗名香菜）1把，加苏叶、藿香各3克，陈皮、砂仁各6克，蒸沸后倾入大壶内，将壶口对准患者鼻孔，令吸其汽，此本芳香之汽，得之能宽胸定逆，悦脾醒胃，病者顿觉胸腹舒适，略思饮食，其后即可试服小许易于消化食物，往往便能纳受，不再呕恶。

（十）产后浮肿

汪××，37岁，已婚。

1963年9月就诊。新产后35天，食欲不振，面目浮肿，后渐全身虚肿，精神疲倦，面白，目窠虚浮如卧蚕状，精神倦怠，切脉虚缓，舌质淡，苔腻。尿常规正常。曾服过利水药，肿稍退，不数日又复虚浮。症属产后脾虚浮肿。治宜健脾补中之法。

潞党参2.4克，黄芪9克，白术6克，黄精9党，茯苓9克，陈皮6克，枳壳4.5克，薏苡仁12克，赤小豆12克，棉花根30克，红枣7枚。

用上方加减，服数剂后虚肿消失，精力亦充。

按：本例乃产后身体虚弱，食欲不振，脾虚气滞，形成浮肿，脾脏主消化吸收，亦能制水，脾虚则土不制水，以致水湿泛滥，溢于肌肤。《素问·至真要大论》谓："诸湿肿满，皆属于脾"。《脉要精微论》谓："脾脉软而散，色不泽者，当病足肿胀若水状也"。脾阳不足，全身疲怠无力，白日眼皮沉重，渴欲入睡，小便频数，有时且不能自禁。本例治疗，乃根据助气分水汤（《石室秘录》方：白术、人参、茯苓、薏苡仁、陈皮、莱菔子）化裁。用潞党参、芪、术、黄精补脾益气，气充则能增强制水之力；脾健则运化正常，水分不致潴积，用茯苓、薏苡仁、赤小豆增进滋养，利湿消肿；枳壳、陈皮行气以消其胀，胀去而浮肿亦渐消。至于棉花根与红枣同用，及采用民间验方，疗效颇著。棉花根能补气健脾，复可利水消肿，配红枣以安中养脾气，具有强壮、消除虚浮之功能，但应于恶露已净后应用，否则能使恶露增多，盖棉花根兼有通经的功效。

（十一）阴挺（子宫脱垂）

毛××，35岁，已婚，农民。

产后过早起床，蹲地洗衣，突感下部垂胀，子宫脱出，后即卧时缩上，立时脱垂，腰酸带下，精神疲惫。于1960年6月就诊。

初诊:6 月 23 日。产后阴挺已 3 个月。检查为子宫二度下垂,面白,腰酸膝软,舌淡少苔,脉象虚弱。乃气虚下陷。治宜扶正固托。

潞党参 9 克,生黄芪 9 克,淮山药 9 克,焦白术 9 克,白芍 6 克,升麻 2.4 克,五味子 4.5 克,炒枳壳 4.5 克,丹参 9 克,大熟地 9 克,新会皮 6 克。

另外用熏洗方:川黄柏 9 克,金银花 9 克,蛇床子 12 克,炒枳壳 12 克,五倍子 9 克。

二诊:6 月 25 日。调治后,子宫业已上升,惟步行时尚有小腹垂坠感,腰酸肢楚。治宜固肾益气,巩固疗效。

黄芪 9 克,升麻 3 克,白术 6 克,白芍 9 克,五味子 4.5 克,炒枳壳 4.5 克,杜仲 9 克,川断 9 克,狗脊 9 克,丹参 9 克,陈皮 6 克。

三诊:6 月 29 日。阴挺已愈,垂坠感消失。刻感纳食不馨,略有腰酸。治宜固肾健脾:白术 6 克,新会皮 6 克,茯苓 9 克,白芍 6 克,黄芪 9 克,丹参 9 克,炒枳壳 3 克,苏梗 6 克,佩兰 6 克,狗脊 9 克,杜仲 9 克,金樱子 12 克。

按:阴挺,民间名“落袋”。清代陆以湉《冷庐医话》记浙语名“鱼袋”。因子宫脱垂,其形状如袋,所以江浙两地的病名相似。本证宋时《妇人良方》即有记载,名“阴挺下脱”,而《医宗金鉴》认为即内经所谓的“㿉疝”。究其病因,为身体虚弱,中气不足;肾气不固,胞络松弛所致。盖脾为后天之本,气血之源,脾气虚弱,纳运不健,则中气不足;肾为先天之根,并系胞,肾气受损,胞络松弛,而出现脱垂。产后未曾满月,过早操劳,或患咳嗽,以致腹压骤增,为引起发作的诱因。

治疗以补脾肾,升提固脱为主,惯用成方为补中益气汤(李东垣方:黄芪、人参、甘草、白术、陈皮、当归、升麻、柴胡),该方偏于补中气,对肾虚未能兼顾,而本症患者无有不腰酸者,下垂越深则腰越酸,说明胞络与肾经有密切联系,本例治疗乃用脾肾兼顾法。参、芪、术、陈补中气,仲、断、脊、五味子益肝肾,另用升麻以升提陷固托,丹参、枳壳并用,对本症亦有卓效。据近代实验,能使宫体收缩,促进子宫的血液循环,改善局部营养,从而使子宫韧带恢复韧性。

至于子宫脱垂后,宫体与衣裤等摩擦,表层易致破碎而受感染,引起肿痛、糜烂和白带增多,此种症状即薛己《女科撮要》所谓:“肝经湿热”。一般可取龙胆泻肝汤(《局方》:龙胆草、柴胡、泽泻、车前子、木通、生地、当归尾、栀子、黄芩、甘草),并用熏洗方(见初诊)医治,候湿热症状消失,自行调养升陷。

(十二)脏躁证

方××,38 岁,已婚,工人。

患者曾生 2 胎,经水迟早不一。近数月来,因心中抑郁,复受惊吓,以致夜寐不安,日间倦怠,时多呵欠,精神紧张,偶有响声则心悸惊慌,胃口时好时坏,有时胸闷泛恶,喜怒无常。

1959年冬季就诊。据诉业已数周未曾熟睡，头脑中似有人说话，心跳异常，周身病苦（乃多方安慰，增强其信心）。脉细弦，舌质红苔薄黄。情志郁结，阴亏心虚。治用养心滋阴法。

炒枣仁9克，淮小麦9克，茯神9克，远志6克，当归6克，芍药6克，麦冬6克，甘松香2.4克，淡竹茹9克，焦山栀9克，陈皮6克。

上方取4剂后，夜寐已安。情绪稳定，病已痊愈。

按：脏躁之名，首先见于《金匮要略》："妇人脏躁，悲伤欲哭，象如神灵所作，数欠伸。"证系情志刺激，肝郁心伤，阴液不足，虚火上炎所致。

本证症状颇复杂，有频频呵欠者，有心惊胆怯者，有喃喃自语者，有坐立不安者，形形色色，不一而足。归纳而言，可分两类：一种为感觉减退，如视而不见，听而不闻，记忆力减退；另一种为感觉亢进，如哭笑无常，情绪过敏，时易激动等。治疗前者宜甘草丸（《千金方》：甘草、远志、菖蒲、人参、麦冬、干姜、茯苓、泽泻、肉桂、大枣）加五味子；后者宜甘麦大枣汤（《金匮要略》方：甘草、小麦、大枣）加甘松香、淡竹茹、焦山栀、陈皮。

本例为情志受刺激，血虚而内火上亢，所以身体虚弱而精神反而兴奋，治疗用甘麦大枣汤合安心汤（《千金方》：远志、甘草、人参、茯神、当归、芍药、麦冬、甘草）。该证多有内热，口干苔黄，心颇惊悸，泛恶不舒，故酌加焦栀、竹茹，以甘松合陈皮，尤为治本证之验方，对精神异常具镇静功能，又以其芳香气味，能宽胸开胃，止呕化郁，惟用量一般宜3克左右，如用量过多，易引起口干咽燥之弊。

本症治疗，必须增强患者对医生和药物之信任，方能事半功倍。此外，病愈后尚须胸襟宽达，情怀信悦，勿忧郁嗔怒，始能巩固疗效。

（十三）妊娠皮肤发黑

林××，27岁，门诊号：12206

初诊：1970年8月19日。第一胎，怀孕5月余，期间无特殊不适，最近2周起病，初为足趾瘙痒，1周后牵及四肢，奇痒不堪，尤其遇风和见阳光更痒，上下肢皮肤逐渐枯黑。脉象弦滑，舌苔薄白。治拟清血健脾利湿。

生地12克，茯苓皮9克，穞豆衣12克，忍冬藤12克，嫩钩藤9克，地肤子9克，苍耳子9克，黄芩9克，归身9克，生甘草3克，白术6克，赤豆9克，5剂。

二诊：8月26日。服药2剂后，自觉瘙痒减轻，四肢皮肤枯黑颜色见减淡。治以原方7剂。

三诊：9月19日。药后精神已好，四肢黑皮全退，手掌脚底似有轻微痕迹，夜寐欠安，四肢麻木，胎动亦好。治拟凉血安胎。

生地12克，茯苓9克，黄芩9克，白术6克，绿豆衣12克，穞豆衣12克，赤小豆（打）12克，银花9克，甘草3克，夜交藤15克，钩藤12克。

续服7剂以巩固疗效。

按:该病员怀第一胎妊娠5月时,四肢皮肤枯黑,上肢自手掌至肘以上,下肢自足趾至膝盖以上,且奇痒不堪,彻夜不寐。面部及躯干均正常。起始曾在某医院皮肤科治疗,诊为过敏性皮炎,每天静脉注射硫代硫酸钠,并配合外敷,诊治半月,未见奏效。先来本部外科门诊,后转妇科诊治。根据患者正值妊娠期,血聚以养胎,又体质素虚,血虚不能濡养四肢,当需养血,用当归9克;胎前宜清,则用生地12克,养血又凉血;淡芩清热安胎;又皮肤枯黑,乃胎火偏旺,热毒熏灼,泛之皮肤所致,当以清热解毒,故用扁鹊三豆饮(穞豆、绿豆、赤豆、银花、甘草),而其中赤豆又有养血作用,银花改用忍冬藤,可清热和络,走达四肢;脾主四肢,故方中又用白术健脾,茯苓皮健脾利水;苍耳子、地肤子祛风止痒,钩藤清热平肝祛风。

上方2剂后,奇痒见减,5剂后皮肤枯黑逐渐转淡,仅剩手掌心及指掌关节少许。再取7剂全部消退。

六、朱氏秘验方

1. 扁鹊三豆饮

功效:清热利湿,祛风止痒。

主治:治妊娠面部黄褐斑。

药物:赤豆、绿豆、穞豆、银花、甘草、白术、茯苓、苍耳子、地肤子、钩藤,1日1剂水煎服。

本方为朱氏在古方扁鹊三豆饮(赤豆、绿豆、穞豆、银花、甘草)基础上加减而成。

2. 外敷癥瘕方

功效:活血化瘀,温经止痛。

主治:治盆腔炎有包块患者。

药物:川椒12克,大茴香12克,乳香、没药各9克,降香末12克,共研细末,以面粉3匙,上好高粱酒少许,调敷腹部肿块处,再以热水袋温熨患部,每日2次。

3. 将军斩关汤

功效:补益气血,清热祛瘀。

主治:主治因气血不足,冲任不固而导致的崩漏,月经不调证。

药物:熟军炭3克,巴戟天9克,仙鹤草18克,茯神9克,蒲黄、炒阿胶各9克,黄芪4.5克,炒当归9克,白术4.5克,生熟地各9克,焦谷芽9克,藏红花0.9克,三七末0.9克,红茶汁送服,1日1剂。

此方乃朱小南之父朱南山之效方,朱小南沿用之,其女朱南孙仍沿用之,治虚实夹杂之崩漏屡获良效,乃三代良方。

4. **香芹蒸汽法**

功效:宽胸定逆,悦脾醒胃。

主治:主治妊娠恶阻。

药物:鲜芫荽(俗名香菜)1 把,加苏叶、藿香各 3 克,陈皮、砂仁各 6 克,蒸沸后倾入大壶内,将壶口对准患者鼻孔,令吸其气。病者顿觉胸腹舒适,略思饮食,其后即可试服少许易于消化食物,往往便能纳受,不再呕恶。

5. **经行乳胀冲剂**

功效:通经络,消肿块。

主治:乳部作胀疼痛,按之有块的症状,每于经前出现,行经后消失。

药物:王不留行和炮山甲研粉吞服 1.5 克。

6. **经行乳胀汤**

功效:行气开郁,健脾和胃。

主治:经前乳胀。

药物:香附、合欢皮、娑罗子、路路通各 9 克,广郁金、焦白术、炒乌药、陈皮各 3 克,炒枳壳 3 克。1 日 1 剂水煎服。

乳胀甚者加青橘叶、橘核;乳胀痛者加川楝子、蒲公英;乳胀有块者加王不留行、炮山甲;乳胀有块兼有灼痛感者加海藻、昆布;兼有肾虚者加杜仲、续断;兼有血虚者,加当归、熟地;兼有冲任虚寒者,加鹿角霜、肉桂;兼有火旺者加黄柏、青蒿;小腹两旁掣痛者加红藤、白头翁。

7. **妊娠恶阻方**

功效:健脾宽中,降逆清热。

主治:妊娠恶阻。

药物:焦白术、姜半夏、姜竹茹、橘皮、砂仁(后下)、淡子芩、乌梅、左金丸。

胃寒去芩加生姜、伏龙肝;胃热酌加姜川连、活水芦根;兼有呕血加鲜生地、藕节炭以凉血止血;兼有腰酸加杜仲、续断以固肾壮腰。服药前,可先饮生姜汁数滴,或先用生姜和薄粥汤煮滚,稍温后饮用,再行服药,胃热者可先饮少许冷饮,然后服药。

8. **乌药散**

功效:温中理气,活血化瘀。

主治:少腹寒痛。

药物:乌药、莪术、桂心、当归、桃仁、青皮、木香各等份,共为末,每服 6 克,热酒调下。

9. **桃仁煎**

功效:活血化瘀。

主治:胎死不下。

药物:桃仁 30 克,大黄 30 克,䗪虫(炒)30 克,朴硝另研 30 克,醋 2 升半,煎取半升,下大黄、桃仁、䗪虫搅煎,后下硝出之,搅匀为丸,梧子大,前一日不吃晚饭,五更温水下 5 丸,日午下如赤豆汁,或如鸡肝虾蟆衣状,未下再服,如鲜血来,以调补气血药补之,气虚血弱者忌用。

10. 穿山甲散

功效:活血化瘀。

主治:胎死不下。

药物:穿山甲(炒燥)、鳖甲(醋炙)、赤芍、大黄(炒)、干漆(炒令烟尽)、桂心各 30 克,川芎、芫花(醋炒)、归尾各 15 克,麝香(另研)7.5 克,上药为末,每服 3 克,酒调服。

11. 干漆散

功效:活血化瘀。

主治:堕胎。

药物:干漆(炒)、木香、芫花(醋炒)、赤芍、桂心、当归、琥珀(研)、川芎各 15 克,大黄(炒)30 克,牛膝 22.5 克,桃仁 30 克,麝香 7.5 克,研末,每服 3 克,不拘时下。

12. 外治阿魏膏

功效:理气活血,化瘀消痞。

主治:治一切痞块。

药物:羌活、独活、元参、官桂、穿山甲、生地黄、两头尖、大黄、白芷、天麻各 15 克,槐、柳、桃枝各 9 克,红花 12 克,木鳖子 10 枚去壳,乱发一团如鸡子大(制法从略)。

13. 安胎经验方

功效:补气益血,固肾气,健脾胃。

主治:胎动不安。

药物:太子参、土炒白术、白芍、阿胶、杜仲、续断、桑寄生、藕节、苎麻根。

14. 填补奇经膏

功效:填补奇经。

主治:奇精不足诸症。

药物:阿胶、龟甲胶、鳖甲胶、霞天胶、金樱子膏、桑椹子膏、牛角腮、乌贼骨、党参、黄芪、熟地、制首乌、淮山药、制冬术、地榆炭、炙升麻、五味子、炒贯众、仙鹤草、仙桃草、菟丝子、覆盆子、狗脊、杜仲、续断、山萸肉、石莲肉、茯苓、陈皮、熟军炭,上药除膏、胶外,用清水先浸一宿,继以武火熬取 3 升,然后加入膏、胶及冰糖,用文火收膏。每日早晚各服 1 条匙,开水冲服。

15. 产后柔养方

功效:补养肝肾,调理脾胃。

主治：产后诸虚证。

药物：紫河车、陈阿胶、茯神、远志、制首乌、沙苑蒺藜、淡苁蓉、细生地、女贞子、金樱子、焦白术、陈皮。

16. **葱白丸**

功效：调理气血。

主治：痛经。

药物：熟地、白芍、当归、川楝子、茯苓、川芎、枳壳、厚朴、青皮、神血、麦芽、三棱、莪术、干姜、大茴香、木香、肉桂、葱白汁。

韩百灵经验传真

一、名医简介

韩百灵(1909—2010),男,辽宁省台安人。1925年始随兄韩秀实习医,1930年开始行医于哈尔滨市。从事中医临床和教学工作50余年,擅长妇科。曾任黑龙江省政协委员,中华全国中医学会理事,中华全国中医学会黑龙江分会副理事长,黑龙江中医学院妇科主任,黑龙江省卫生局中医考试委员等职。

先生少年课读五经而识文字,以富其学。深晓先秦诸子中善言明理者首推老子之学,而亦不足以医国救民。于是,弃儒从医,随父兄攻读《灵枢》《素问》《难经》凡十载,明天地人纪,而有专泥医论之弊。又读有方之书,如仲景《伤寒》《金匮》。明医学之主体,医理方技之渊薮。继而博览诸家之论,而独偏重妇科。凡《妇人大全良方》《傅青主女科》《医宗金鉴·妇科心法》等50余种,尽其博览,而力求于专精。

主要学术著作有《百灵妇科》《中医妇科学》等。撰有医话《医之基,在习文》《医之精,在于勤》《习医诚不易,一得贡真愚》等收入《北方医话》中。

二、学术特色

(一)妇人极重肝肾

韩氏认为肾为天癸之源,肾气充盛,天癸始能泌至,注于冲任,促进冲任二脉通盛及男女生殖之精的成熟,男精乃能溢泻,女精乃能降至,阴阳和,两精相搏,生命由是开始,故言肾主生殖。正如《内经》所云:“肾者主蛰,封藏之本,精之处也。”又肾为冲任之本,肾脉与冲脉合而盛大,为太冲脉,在经络交通上,冲任皆有会穴与肾经直接交会,冲任二脉在女性生理中所具有特殊作用皆受其肾来主导。肾精化气生血,肾主津液,肾主系胞。若先天不足,或早婚多产,或房事不节,或久病失养,或惊恐伤志,或邪气损伤,则必引起肾的生理功能失调,致使肾的阴阳失衡,生精化气生血功能则不足,天癸的产生和泌至失调,冲任失荣失固,系胞无力,种子成孕育胎之机化异常,蒸腾开阖失司,从而发生与其病变有关的妇科病症。

韩氏认为肝藏血，主疏泄，体阴而用阳。肝所藏之血除营养全身外，并注入血海，故有“肝司血海”“女子以肝为先天”之说。肝在月经的化生和期、量的调节方面起着重要作用，而肝的藏血与疏泄功能调整着血海的蓄溢有常，使月经如期潮止。肝的经脉绕前阴，抵少腹，扶胃贯膈布胁肋，经乳头，上巅顶，所以肝与前阴、少腹、乳部、胃有密切的生理联系。如果情志失调，忿怒抑郁，肝失条达，疏泄失常，或郁结太过，或郁结化火，则藏血失职，血海失司，若阴血有伤，肝血失养，则肝阳易亢，亦是发生妇科病证的常见病变。

韩氏着重指出肝肾同源，肾主藏精，肝主藏血，精血同源，相互滋生。若肾精亏损，可导致肝血不足；反之肝血亏虚，也可引起肾精亏耗。而精充血旺，血海充盈。肝主疏泄，肾主闭藏，一开一阖，血海蓄溢正常。由于天癸同源，所以肝肾阴阳之间的关系密切。肝肾之阴，息息相通，相互制约，协调平衡，故在病理上必相互影响。如肾阴不足可引起肝阴不足，阴不制阳而导致肝阳上亢，称之为“水不涵木”；如肝阴不足，也可导致肾阴的亏损，而致相火上炎。反之，肝火太盛也可下劫肾阴，形成肾阴不足的病理变化。在妇科疾病中，经、带、胎、产、乳、杂诸多病证，皆可因肝肾失调而引起，由此可见肝肾学说在中医妇科学中占有着重要的位置。韩氏认为肝肾阴虚为病，是妇科常见病、多发病的主要原因，每每临证，对凡由肝肾阴虚所引起的妇科诸多病证，均以滋补肝肾为主，提出：养肾之阴，敛肝之阳，壮水之主，以制阳光的治疗大法。韩氏积数十年的临床经验，创制了“百灵育阴汤”方中诸药皆入肝肾二经，与其“肝肾学说”相得益彰，丝丝入扣，以该方之加减统筹治疗由肝肾阴虚而引起的经、带、胎、产、乳、杂诸疾，均可收到显著的疗效。

(二)妇人病机四要

1. 肝肾阴虚论

韩氏认为肝肾阴虚为病，是妇科常见病、多发病。系指女子青春期先天发育尚未充实，肾气不充，肝失濡养；或早婚、多产、房室不节，阴精暗耗，肾失收藏；或因素体阴血不足，复感热邪，耗伤阴血；或因大病久病，损伤阴液而致阴血两虚，阳气偏盛，阴阳互不平衡，生理功能失常而造成的妇科病证。临床常见有：月经先期、月经过多、月经后期、月经过少、月经先后无定期、闭经、崩漏、胎动不安、滑胎、子痫、子晕、子喑、胎萎不长、产后痉病、产后身痛、不孕症、阴痒等病。而其临床表现常有：头晕、视物昏花、眼角干涩、耳鸣、健忘、心烦易怒、腰膝酸软、足跟痛、手足心热、潮热盗汗、口干不欲饮、小便短赤、大便秘结、舌红而干、少苔或无苔、脉弦细或弦细数。韩氏创制“百灵育阴汤”滋补肝肾，而随证病有所出入加减。

2. 脾肾阳虚论

韩氏认为脾肾阳虚，发病之因多系女子先天禀赋不足，命火虚衰；或早婚多产，纵欲无度，耗伤肾气，元阳不足，不能温煦脾土，脾虚不运，湿浊内停，反侮肾阳；中阳不振，而导致脾肾失调，从而发生妇科经、带、胎、产、乳、杂诸疾。临床常见病有：崩漏、月经后期、闭经、痛经、经行泄泻、经断前后诸症、带下病、滑胎、妊娠肿胀、妊娠小便不通、胎萎不长、产后小便失禁、不孕症等。其主要临床表现为：头晕耳鸣，精神萎靡，腰痛如折，畏寒肢冷，眼睑浮肿，食欲不振，小便清长，夜尿频数，大便清薄，面色皖白，唇舌淡润，苔滑白，脉沉缓或沉迟无力。韩氏根据脾肾阳虚之理，提出了补阳益气，益火之源之法。自拟补阳益气汤随其证病增减出入而治之。

3. 气虚血虚论

韩氏认为气是人体生命活动的原动力，血是维持人体生命活动的物质基础，二者互相滋生，互相依存，共同维持人体生理功能活动。韩氏指出一旦因寒热失宜，情志影响，饮食失节，劳逸过度，不慎房事，皆可损伤气血。但也有先损于血而后及于气。亦有因先损于气而后及于血致气血两虚者。特别强调气血与妇女的密切性，缘因妇女经、孕、产、乳皆以血为用，且易伤血、耗血，使机体常处于血分不足，而气有余之状态。《灵枢·五音五味篇》云："妇人之生，有余于气，不足于血，以其数脱血也。"因而临床上容易产生气血不足之病症。临床常见病有：月经过多、月经后期、月经过少、崩漏、经闭、痛经、绝经前后诸症、胎动不安、妊娠眩晕、产后腹痛、产后恶露不绝、产后发热、产后身痛、产后血晕、产后缺乳、妇人不孕、脏躁等。主要脉证有：头晕目眩，眼角干涩，心悸少寐，倦怠乏力，气短懒言，动则汗出，皮肤不润，手麻木、面色萎黄及浅淡虚浮，指甲不荣，唇舌淡红，苔薄白，脉虚细无力。治疗当以益气补血，韩氏自拟经验方益气养血汤治之，并随其病证而加减出入。

4. 气滞血瘀论

韩氏认为气滞血瘀为病，在妇女疾患中占有着重要的地位。气为血之帅，血为气之母，气行则血行，气滞则血瘀。正如《寿世保元》所说："气有一息之不运，则血有一息之不行。"二者相互累及，互为因果。若肝郁气滞，血行不畅，亦可影响胞宫、冲任而发生经、带、胎、产、乳、杂诸病。临床常见病有：崩漏、月经后期、月经衍期、痛经、经闭、妊娠腹痛、妊娠浮肿、产后恶露不下、产后恶露不绝、产后血晕、产后胁痛、产后身痛、产后发热、产后小便不通、产后乳汁不行、癥瘕、不孕。主要脉症有：头晕，头痛，呃逆，胸胁胀满，或疼痛，善太息，心烦易怒，肌肤甲错，面色青紫，两颧深红，唇舌紫暗或有瘀斑，舌苔微黄而腻，呼吸气促，大便燥结，小便短赤，脉弦滑有力或弦涩。韩氏拟调肝理气、活血化瘀之法，其中气病及血者，以调气为主，活血为辅；若血病及气者，其中以活血为主，调气为辅，运用自拟调气活血汤治之。

三、临床经验

（一）月经病分八型论治

韩老认为妇人经病，有月候不调者，有月候不通者，然不调不通之中，有兼疼痛者，有兼发热者，此分而为四也。然四者，若细推之，不调之中，有赶前者，有退后者，则赶前为热，退后为虚也。不通之中，有血滞者，有血枯者，则血滞宜破，血枯宜补也。疼痛之中，有常时作痛者，有经前经后作痛者，则常时与经前为血积，经后为血虚也。发热之中，有常时发热者，有经行发热者，则常时为血虚有积，经行为血虚有热也。此又分而为八也。大抵妇人经病，内因忧思忿怒、外因饮冷形寒。盖妇人之气血周流，忽而忧思忿怒所触，则郁结不行。人之经前产后，忽遇饮冷形寒，则恶露不尽，此经后不调不通、作痛发热之所由也。

1. 月经提前有三因

妇女月经一般正常规律是每隔 30 天左右行经 1 次。如不足 30 日，提前 1 周以上者，为月经赶前或超前。如只提前三五日而又无所痛者，则不属病，切不可妄投药物。

月经赶前，有因平日素体阴虚内热，虚热灼伤血海而致月经先期者；有因平素性躁多怒，肝郁化火，或偏嗜辛辣，体内多热，迫血妄行而致月经先期者；有因脾虚中气下陷，统摄失权，冲任不固而致月经先期。

朱丹溪说："经水不及期而来，其血热也"。赵养葵说："经水不及期而来者，有火也。……如半月或 10 日而来，且绵延不止者，属气虚。"

(1)阴虚血热

症状：月经赶前，量少，色鲜红，腹无胀痛，头眩，心悸，潮热盗汗，手足心热，面红颜赤，舌干红无苔，口干不欲饮，脉象细数。

治则：养阴凉血。

基础方药：《傅青主女科》清经汤。

(2)肝郁化热

症状：月经赶前，量多，色深红稠黏，或有血条血块，头眩，心烦，多怒，胸胁胀满，善太息，面红颧赤，舌苔黄燥，口干饮冷，脉弦滑数。

治则：调肝清热凉血。

基础方药：《女科撮要》丹栀逍遥散。

(3)气虚不固

症状：月经赶前，血量多，色清稀，腹无胀痛，头眩，心悸气短，动则汗出，倦怠，四肢不温，面白，舌质淡润，脉象虚大。

治则：益气养血固摄。

基础方药：《济生方》归脾汤。

2. 月经错后有五因

(1)虚寒

症状：月经错后，血量少，色清稀，腹痛绵绵，喜温喜按，四肢不温，白带下注，腰酸腿软，头眩气怯，面色晦暗，舌质淡润，苔薄白，脉象沉迟无力。治则：益气补血温经。

方用:《韩氏经验方》益脾温肾汤。

(2)寒实

症状:月经错后,血量涩少,色紫暗,少腹绞痛,喜温拒按,面色青白,四肢厥冷,舌润苔白,脉象沉迟有力或沉紧。

治则:温经散寒活血。

基础方药:《妇人大全良方》温经汤。

(3)气血虚

症状:月经延期而来,血量少,色浅淡,小腹微痛喜按,头眩目花,眼角干涩,皮肤不润,面色萎黄,舌质淡,脉象虚细。

治则:益气补血。

基础方药:《和剂局方》人参养荣汤。

此方偏于气虚者为宜,如偏于血虚者慎用。

(4)阴血不足

症状:月经错后,血量少,色鲜红,腹痛不拒按,头眩心悸,目花,潮热盗汗,腰痛,足跟痛,面红颜赤,舌干红无苔,脉象细数。

治则:养阴补血。

基础方药:《景岳全书》一阴煎。

(5)气滞血瘀

症状:月经错后,血量涩少,色紫暗,小腹胀痛,胸闷气促,善太息,无故多怒,面色暗滞,舌苔微黄,或薄白,脉象弦涩有力。

治则:调肝理气活血。

基础方药:《医学心悟》七制香附丸。

3. 经期紊乱有三因

(1)肝郁气滞

症状:月经时赶前,时错后而无定期,血量涩少难下,色紫暗,胸胁胀满,乳房胀,小腹疼痛,无故多怒,善太息,面色暗滞,舌薄白或微黄,脉象弦涩有力。

治则:调肝理气和血。

基础方药:逍遥散。

(2)肾气虚冲任失调

症状:月经赶前错后无定期,血量少,质稀,头眩健忘,耳鸣,腰酸腿软,小腹坠胀,大便溏,小便清频,四肢不温,面色晦暗,舌质淡润,脉沉弱。

治则:温肾扶阳固冲。

基础方药:《韩氏经验方》益肾扶阳汤。

(3)肾阴虚冲任不固

症状:血量少,色鲜红,头眩目花,潮热盗汗,腰痛,足跟痛,面红颧赤,舌干红无苔，手足心热，大便秘，小便少赤，脉细数。

治则：益阴补肾固冲。

基础方药：六味地黄丸。

4. 经期吐衄有二因

(1)肝郁化热

症状：经血适来，发生吐血、衄血，色深红并量多，有血条血块，还有头眩，耳鸣和心烦易怒，胸胁胀满，呕逆及善太息，口苦咽干，面红，苔黄燥，脉弦数。

治则：清热凉血降逆。

基础方药：《古今医鉴》清经四物汤。

(2)肺阴虚

症状：经血适断，常有吐血、衄血，色鲜红，还有头眩，耳鸣，干咳，气短和潮热盗汗，手足心热，面红颧赤及舌干红无苔，脉细数。

治则：养阴润肺止血。

基础方药：百合固金汤。

5. 经期便血、尿血有三因

(1)肝胃郁热经期便血

症状：妇女每当经期大便下血，月经量少，色深红黏稠，口燥咽干，口渴饮冷，大便干燥，小便短赤，手足发热，面红唇焦，舌苔黄燥，脉象弦滑数。

治则：清热凉血止血。

基础方药：《景岳全书》约营煎。

(2)肝肾阴虚经后尿血

症状：经血适断，小便尿血，色淡，心悸失眠，口干不欲饮，面红颧赤，潮热盗汗，手足心热，脉弦细数。

治则：养阴清热止血。

基础方药：《小儿药证直诀》导赤散。

(3)心火内炽经期尿血

症状：经期尿血，色深红，头眩，心烦，口苦咽干，便秘，尿道热痛，发热，唇红面赤，舌苔黄燥，脉象弦滑数。

治则：清热凉血止血。

基础方药：《卫生宝鉴》八正散。

6. 经行泄泻有四因

(1)脾虚湿盛

症状：经期腹泻肠鸣，完谷不化，饮食减少，体倦，肌肉消瘦，眼睑及四肢轻度浮肿，月经量少，色淡，白带绵绵，腹痛，面色萎黄，舌质淡润，脉虚缓。

治则：健脾益气渗湿。

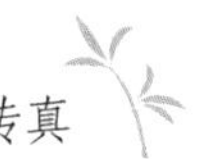

基础方药:《和剂局方》参苓白术散。

(2)脾阳虚

症状:经期泄如鸭溏,肠鸣冷痛,喜温喜按,四肢厥冷,面色青白,舌淡苔白,经色清稀如水,脉沉迟无力。

治则:补阳温中益气。

基础方药:《伤寒论》理中汤。

(3)肝经湿热

症状:经期泻如黄糜,腹痛,尿赤,肛门灼热,经色深红,量多,心烦易怒,胸胁胀满,口苦咽干,面红,舌苔黄燥,脉象弦滑而数。

治则:调肝清热止泻。

基础方药:《医宗金鉴》龙胆泻肝汤。

(4)肾阳虚

症状:妇女经期泻下溏薄,晨起尤甚,小便不利,月经量少,色清稀,腹痛喜按,腰酸腿软,尿频,四肢不温,面色晦暗,舌质淡润,苔薄白,脉象沉弱。

治则:温肾扶阳,健脾止泻。

基础方药:《金匮要略》八味地黄丸(肾气丸)。

7. 痛经有五因

(1)气滞血瘀

症状:妇女经期小腹刺痛拒按,月经涩少,色紫暗而有血条血块,心烦欲狂,性躁多怒,胸胁胀满,呃逆,善太息,面色暗滞无泽,舌紫而有瘀斑,苔黄燥,脉弦涩有力。

治则:调肝理气活血。

基础方药:《医林改错》血府逐瘀汤。

(2)寒湿凝滞

症状:妇女经期腹痛如绞,喜温拒按,经量涩少,色紫暗无泽或如黑豆汁色,四肢厥逆,面色青白,舌边青紫,口中滑润,脉象沉迟有力。

治则:温经散寒活血。

基础方药:《医林改错》少腹逐瘀汤。

(3)胞中虚寒

症状:妇女经期小腹隐痛,喜温喜按,经色清稀,腰酸腿软,四肢不温,尿频,白带下注,面色淡白,舌质淡润,脉象沉缓无力。

治则:温中扶阳益气。

基础方药:《韩氏经验方》温肾扶阳汤。

(4)气血虚弱

症状:妇女经期小腹绵绵疼痛,不拒按,月经量少,色浅淡,头眩健忘,气短汗出，语言无力，面色浮白；舌质淡润，脉象虚缓而细。

治则：益气补血。

基础方药：《证治准绳》八珍汤。

(5)肝肾亏损

症状：妇女经期小腹隐痛不拒按，经色淡红，量少，头眩健忘，腰痛，足跟痛，眼角干涩，潮热盗汗，手足心热，口干不欲饮，面红颧赤，舌干红无苔，脉象弦细数。

治则：养肝补肾，滋阴生血。

基础方药：《傅青主女科》调肝汤。

8. 经闭有七因

(1)气滞血瘀

症状：月经迟延数月不通，头眩，心烦易怒，乳房胀痛，胸胁胀满，呃逆，善太息，面色暗滞，舌微黄，舌边有瘀斑，口苦咽干，便秘，尿赤，脉象弦而有力。

治则：调肝理气活血。

基础方药：《妇人大全良方》乌药散。

(2)寒湿凝滞

症状：经闭不行，小腹冷痛，坠胀，喜温拒按，白带绵绵，四肢不温，胸闷，呃逆，面色青白，舌质青暗，苔白滑，脉象沉缓有力。

治则：温经散寒除湿。

基础方药：《医林改措》少腹逐瘀汤。

(3)肾阳虚

症状：月经经久不通，腹痛喜温喜按，白带清稀，腰痠腿软，尿频，四肢不温，面色晦暗，舌质淡润，脉象沉弱。

治则：扶阳益气温中。

基础方药：《金匮要略》肾气汤。

(4)血虚

症状：月经闭止数月半载，小腹无胀无痛，头眩心悸，潮热盗汗，皮肤不润，眼角干涩，手足心热，大便秘，小便少赤，面红颧赤，或干咳唾血，舌干红无苔，脉弦细数。

治则：养阴补血。

基础方药：《素庵医要解》补肾地黄丸。

(5)肺阴血虚

症状：月经不通，干咳唾血，胸痛气短，唇红颧赤，手足心热，面虚红，舌干红无苔，脉象细数。

治则：养阴润肺，生津止嗽。

基础方药：《医方集解》百合固金汤。

(6)心阴血虚

症状:月经闭止数月半载,小腹无胀无痛,心悸气怯,动则汗出,失眠,怔忡,记忆力减退,面色虚红,舌质干淡,脉象虚细。

治则:滋阴生血养心。

基础方药:《世医得效方》天王补心丹。

(7)心脾阳虚

症状:妇女经久月经不通,腹无胀痛,面色淡白,舌质淡润,头晕健忘,心悸汗出,白带绵绵,四肢不温,饮食减少,肌肉消瘦,大便溏薄,面浮肢肿,脉象虚缓。

治则:养心健脾益气。

基础方药:《济生方》归脾汤。

(二)崩漏八辨

妇女崩漏主要是五脏生理功能失调,致使体内阴阳和气血互不平衡而产生的。崩漏大约可分为阴虚、阳虚、气虚、血虚、气滞、血瘀、血虚热、血实热八个方面。但阴虚必然影响血不足;血不足亦必然影响阴虚。阳虚必然影响气不足;气不足亦必然影响阳虚。气滞必然影响血瘀;血瘀亦必然影响气不通。血热有虚实之不同。虚热,多属阳虚血少而热;实热,多属气实血有余而热。

1. 辨阴虚

症状:月经初为淋漓不断,继则突然大下,血色鲜红无臭,腹无胀、无痛,腰痛,足跟痛,头眩,耳鸣,健忘,心悸,善惊,潮热盗汗,手足心热,舌干红无苔,口干不欲饮,面红颧赤,脉象弦细数。

治则:补肾固冲止血。

基础方药:《韩氏经验方》育阴汤。

临床运用:熟地 9 克,山药 9 克,川断 9 克,桑寄生 9 克,山萸肉 9 克,海螵蛸 12 克,龟甲 12 克,牡蛎 12 克,白芍 12 克,阿胶 9 克,炒地榆 30 克。如血多者,倍地榆,加棕炭 12 克、蒲炭 12 克;热甚者,加盐柏 6 克、地骨皮 9 克、知母 9 克;气陷者,加升麻 6 克。

2. 辨阳虚

症状:月经初则淋漓不断,久之大下,经色淡,腹中冷痛,喜温喜按,头眩健忘,腰酸腿软,尿频,白带下注,大便溏薄,面浮肢肿,面色晦暗,舌质淡润,口不干不渴,脉象沉弱。

治则:温肾扶阳,固冲止血。

基础方药:《证治准绳》鹿茸丸。

临床运用:鹿茸 2 克(鹿胶 15 克代之),赤石脂 15 克,禹余粮 15 克,附子 6 克,艾炭 12 克,柏炭 12 克,当归 6 克,熟地 9 克,川断 9 克,加杜仲 9 克,巴戟天 9 克,山药9克，龙骨12克。如血多者，加炒地榆30克；气陷者，加升麻6克；便溏者，加白术9克。

3. 辨气虚

症状：月经初为淋漓不绝，继则突然大下，经色浅淡，腹微痛，不拒按，气短懒言，头眩心悸，健忘，四肢不温，面色淡白，舌质淡润，脉象虚大。

治则：益气固冲止血。

基础方药：《脾胃论》补中益气汤。

临床运用：黄芪12克，白术9克，党参9克，升麻6克，当归9克，柴胡6克，陈皮6克，甘草6克。如血多者，加炒地榆30克，蒲黄炭12克，棕炭12克；滑脱者，加龙骨12克，牡蛎12克，海螵蛸12克；心悸失眠者，加枣仁9克，远志9克。

4. 辨血虚

症状：月经初为淋漓，时断时来，久之则突然大下，血色浅淡，腹无胀痛，头眩目花，心悸失眠，眼角干涩，皮肤不润，面色浅淡，舌质干淡，脉象虚细。

治则：养心理脾，固冲止血。

基础方药：《济生方》归脾汤。

临床运用：加牡蛎12克，柏仁9克，阿胶9克，炒地榆30克，以固冲止血。

5. 辨气滞

症状：月经淋漓不断，乍多乍少，含有血条血块，血色紫暗，小腹胀痛拒按，胁胀，善太息，头眩，多怒，面色苍暗，舌暗苔白，脉象弦而有力。

治则：调肝理气止崩。

基础方药：《和剂局方》逍遥散。

临床运用：如血多者，加炒地榆30克，棕炭12克；热甚者，加黄芩9克，生地9克；小腹胀甚者，加川楝子9克，枳壳9克，乌药9克；小腹刺痛者，加川芎6克，丹参9克。

6. 辨血瘀

症状：月经淋涩不断，继之突然大下血块，血色紫暗。少腹刺痛拒按，头眩，心烦，多梦，四肢觉胀，面色深红，舌赤，舌边有瘀血点，脉象弦涩有力。

治则：活血行瘀止崩。

基础方药：《韩氏经验方》加味桃红四物汤。

临床运用：当归9克，川芎9克，生地9克，赤芍9克，桃仁9克，红花9克，加牛膝9克，丹参9克。血多者加蒲黄炭12克，炒地榆30克，三七面3克，分2次服；热甚者，加黄芩9克；便秘者，加少量大黄。

7. 辨血虚热

症状：月经淋漓不断，血量少，色淡红，腹无胀痛，头眩心悸，健忘，目花，皮肤干涩，手足心热，面色虚红，舌干红无苔，脉象虚细稍数。

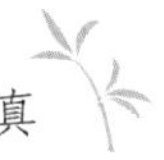

治则:养阴清热止血。

基础方药:《和剂局方》地骨皮饮。

临床运用:加炒地榆 30 克,棕炭 12 克,阿胶 9 克,龟甲 12 克,川断 9 克,寄生 9 克,以滋阴止血。

8. 辨血实热

症状:月经量多,持续不断或突然大下,色深红,稠黏臭秽,有血条血块,腹痛拒按,心烦多梦,四肢发热,便秘,尿赤,口渴饮冷,面色深红,舌苔黄燥,脉象洪大或弦数有力。

治则:清热凉血止崩。

基础方药:《简明中医妇科学》清热固经汤。

临床运用:生地 9 克,地骨皮 9 克,龟甲 12 克,牡蛎 12 克,阿胶 9 克,栀子 9 克,炒地榆 30 克,黄芩 9 克,棕炭 12 克,藕节 12 克,甘草 6 克,加丹皮 9 克,白芍 12 克,以凉血敛阴。

(三)经期发热八辨

1. 辨伤寒

症状:发热恶寒,无汗,头身疼痛,咳嗽鼻塞,时流清涕,面色青白,舌苔薄白,脉象浮紧。

治则:温经散寒解表。基础方药:《韩氏经验方》杏苏四物汤。

临床运用:当归 9 克,川芎 6 克,生地 9 克,白芍 9 克,杏仁 9 克,苏叶 6 克,姜枣引。

2. 辨中风

症状:发热恶寒,自汗,头项疼痛,鼻鸣干呕,面色淡红,舌苔薄白,脉浮数。

治则:清热解表。

基础方药:《临床经验方》荆防四物汤。

临床运用:当归 6 克,川芎 6 克,生地 9 克,白芍 9 克,荆芥 6 克,防风 6 克。

3. 辨阴血不足

症状:发热盗汗,午后尤甚,头眩心悸,眼角干涩,皮肤不润,手足心热,面红颧赤,口干不欲饮,舌干红无苔,脉细数。

治则:滋阴补血清热。

基础方药:《小儿药证直诀》六味地黄丸。

临床运用:加当归 6 克,白芍 9 克,盐柏 6 克,以敛阴补血。

4. 辨阳气不足

症状:发热汗出,面浮红,舌淡润,口不渴,苔白滑,大便溏,小便清白,脉浮大无力。

治则:益气补阳,引火归元。

基础方药:《金匮要略》八味地黄丸。

又方:《和剂局方》人参养荣汤。

5. **辨食滞**

症状:胸脘烦闷,嗳腐吞酸,呃逆,便臭,发热自汗,口干喜饮,面黄肌瘦,舌苔滑腻,脉弦滑。

治则:健脾和胃,清热消导。

基础方药:《名医方论》香砂六君子汤。

临床运用:木香 3 克,砂仁 6 克,党参 9 克,茯苓 9 克,白术 9 克,陈皮 6 克,清半夏 6 克,甘草 3 克。加少量大黄以清肠之郁垢。

6. **辨血滞**

症状:发热,头眩心烦,狂躁不安,失眠,夜则多梦,月经涩少,色深红,腹痛拒按,面赤,口苦咽干,喜冷饮,舌苔黄燥,脉象弦滑。

治则:清热活血。

基础方药:《医林改错》血府逐瘀汤。

7. **辨大便燥实**

症状:发热蒸汗,腹痛便秘,小便少赤,月经量多有块,色深红,口渴饮冷,面赤,舌苔黄,脉弦洪而滑。

治则:清热通秘。

基础方药:《医宗金鉴》玉烛散。

临床运用:当归 9 克,生地 9 克,川芎 6 克,白芍 9 克,大黄 3 克,芒硝 6 克,甘草 3 克。

8. **辨蓄水**

症状:心烦,发热,口渴,小便不利,腹胀,月经量少,色清稀,面色苍白,舌质淡润,脉象弦缓。

治则:行水利尿。

基础方药:《金匮要略》五苓散。

临床运用:桂枝 6 克,茯苓 9 克,泽泻 6 克,白术 9 克,猪苓 6 克,加车前子 9 克,滑石 9 克,以助利尿。

四、用药心法

(一)逍遥一方加减多样

《和剂局方》中逍遥散药物组成是:当归、白芍、柴胡、茯苓、白术、甘草、薄荷、煨

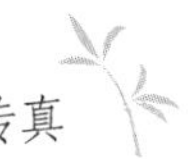

姜。《女科撮要》加丹皮、栀子为丹栀逍遥散。此二方本属一体，其药物性能不寒不热，不散不敛，为调肝理脾健胃之妙剂，它不仅善治妇科肝脾失和多种疾病，亦治男科肝郁气滞、脾失运化之证。临床只要辨证清楚，灵活运用，加减得当，无不应手取效。

1. 月经病：月经提前，月经过多，崩漏，经期吐衄，乳泣等症

①月经赶前、月经过多、崩漏等病因是：性躁多怒，肝郁化火，热灼胞脉，迫血妄行而致。一般症状是：头眩、心烦口苦咽干，呃逆不欲食，月经量多，血色深红，舌红苔黄，脉弦洪而数。以此方减煨姜，加丹皮、栀子、黄芩、生地以清热凉血。如月经不按周期，淋漓不断，或突然大下者，加炒地榆、侧柏炭以凉血止崩漏。

②经期吐血衄血病因是：肝火犯肺，热伤肺络而致。一般症状是：吐血衄血，气促，胸胁胀闷，咽干，便秘，颧赤，脉象弦滑数。以此方减煨姜，加茅根、小蓟、大黄以清热降逆止血。

③乳汁自出（乳泣）病因是：肝热冲气上逆，致使阳明胃热而乳汁自出，或流血液。以此方减煨姜，加生石膏、大黄以清热降逆凉血。

④月经涩少、月经错后、痛经、经闭等的病因是：多思忿怒，情志不舒，疏泄失司，血循不畅而致。一般症状是：月经涩少，血色紫黑，胸胁胀满，善太息。小腹刺痛，或经闭不通，脉弦涩有力。以此方加桃仁、琥珀、川牛膝、红花以通经活血。

⑤癥瘕病因是：郁怒不解，肝失条达，脉络受阻所致。症状是：月经闭塞不通，小腹硬痛拒按，胸胁满，面色如黧，舌紫暗，脉弦涩有力。以此方加三棱、莪术、琥珀、大黄以消瘕而通行血气。

⑥肝郁不孕病因是：平素性躁多怒，肝失条达，疏泄失职，脉道不畅，冲任受阻而致。一般症状是：月经失常，经期乳房胀痛，少腹胀痛，脉象弦涩或弦大有力。以此方减煨姜，加王不留行、通草、川楝、皂刺以疏泄肝郁而调理冲任。

2. 妊娠病：妊娠子痫，妊娠子肿，妊娠子烦，妊娠呕吐等症

①妊娠子痫病因是：阴血养胎，肝阳上亢，扰犯神明而致头眩心烦，呃逆，胸闷气促，或卒然发作昏仆抽搐，脉象弦急。以此方减煨姜，加羚羊角、石决明、牡蛎、钩藤以镇静息风潜阳。

②妊娠子肿病因是：肝失条达，疏泄失司，脾失运化而致胸闷气促，体腹肿胀，皮色不变，脉象弦缓。以此方加天仙藤、枳壳、香附以理气行水。

③妊娠呕吐病因是：肝气上逆，胃失和降而致呕吐苦酸，胸闷心烦，口苦咽干，便秘，脉象弦滑数。以此方减煨姜、甘草，加黄芩、竹茹、芦根、麦冬、大黄以清热降逆止呕。

④妊娠子烦病因是：阴血养胎，肝热上扰，升降失常而致心烦不宁、失眠，脉象弦滑而数。以此方减煨姜，加黄芩、竹茹、知母、麦冬以清热除烦。

3. 产后病：产后胁痛，产后癒疭，产后小便不通，产后乳汁不通等症

①产后胁痛病因是：肝失条达，疏泄失职，而致胁下胀痛，或刺痛不得转侧，气

促胸闷，脉象弦而有力。以此方加郁金、元胡以调肝理气而除胁痛。

②产后瘛疭病因是：肝郁脉络不畅，营卫失和，筋脉失养而致手足拘急，屈伸不利，脉象弦涩。以此方加木瓜、牛膝、牡蛎以舒肝濡筋。

③产后小便不通病因是：积思忿怒，肝失条达，疏泄失司，膀胱不化而致小便不通。以此方加滑石、车前、竹叶以利尿行水。

④产后乳汁不通病因是：郁怒不解，脉络不一畅，而乳汁不通。以此方加王不留行、通草、甲珠、漏芦以调肝理气，通络化乳。

4. 肝积，眩晕，胸腹胀满等症

①肝积病因是：多由积思过虑，肝气郁结，疏泄失司，气血痰食聚积成块。而致胁下硬满拒按，胸闷，呃逆，积食，气促，脉象弦滑有力。以此方加三棱、莪术、川楝、鳖甲以消积而通行气血。

②眩晕病因是：多因暴怒，肝失条达，肝气上扰而致头眩，目花，或卒然昏倒，脉弦劲。以此方减煨姜，加石决明、木贼、菊花、大黄以清热降逆潜阳。

③胸腹胀满病因是：多由久郁气滞，肝气乘脾，脾失运化而致胸腹胀满，食欲不振等症。以此方加枳实、焦榔、乌药、木香以调气行水。

以上总计22种病，均可以逍遥散加减主之。

（二）自制四方为纲

1. 韩氏百灵育阴汤

熟地20克，山萸肉15克，川断20克，海螵蛸20克，龟甲20克，阿胶15克。方中以熟地、山萸肉滋阴补血，山药健脾补虚，滋阴固肾，治诸虚百损，疗五劳七伤。海螵蛸、牡蛎、龟甲为介类有情之品，合白芍共奏补肾益精、潜纳虚阳，养血敛阴之效。川断、寄生、杜仲补肝肾，调血脉。阿胶滋阴补血，全方配伍严谨。组方精良，可共奏调补肝肾，滋阴养血之功效。

韩氏从数十年临床经验出发，对月经先期，量少，质稠，色鲜红，腹无胀痛者，宜百灵育阴汤加地骨皮15克，丹皮15克，以养阴清热治之。对月经过多，色鲜红，无块，小腹空坠者，宜百灵育阴汤加旱莲草20克，炒地榆50克，以凉血止血固冲之。对月经后期、量少、色红、小腹隐痛、不拒按者，宜百灵育阴汤，减川断、寄生，加当归20克，何首乌15克，怀牛膝15克，以补血调经，引血下行。对月经过少，点滴而下，色红，腹无胀痛者，宜百灵育阴汤加当归15克，以补血调冲任。对经闭，经水由少至闭止不行者，宜百灵育阴汤加当归20克，川芎15克，怀牛膝15克，以养血调经，引血下行。对于崩漏，经水淋漓不断，色鲜红，质黏稠者，宜百灵育阴汤，加炒地榆50克，旱莲草20克以凉血止血。

对于带下病，带下赤白，尿道灼热者，宜百灵育阴汤加黄柏15克，栀子15克，椿皮20克以滋阴清热，凉血止带。

对于妊娠病，胎动不安，孕后腰腹坠痛，阴道少量流血者，宜百灵育阴汤加菟丝子 20 克，炒地榆 50 克，棕炭 20 克以补肾止血安胎。对于子痫，孕后七八月，突然昏倒，不省人事，抽搐者，宜百灵育阴汤，加羚羊角 5 克，石决明 20 克，钩藤 15 克，以平肝潜阳，息风止痉。对于产后病，产后痉病，产后发痉，牙关紧闭，头项强直，四肢抽搐，面色苍白者，宜百灵育阴汤加鳖甲 20 克，龟甲 20 克，石菖蒲 15 克，钩藤 15 克，天麻 15 克以滋阴养血，柔肝息风。产后遍身痛，产褥期肢体麻木，关节酸楚疼痛者，在主方基础上加秦艽 15 克，木瓜 20 克，五加皮 15 克，当归 15 克，怀牛膝 15 克，以养血柔肝，通络止痛。

对于妇科杂病，不孕症，婚后 3 年以上未孕者，宜用百灵育阴汤，调经以助孕。对于阴痒，阴部灼热瘙痒，带下色黄而夹有血液者，宜百灵育阴汤，加黄柏 15 克，栀子 15 克，白鲜皮 15 克，以滋阴补肾，凉血润燥等。

2. 补阳益气汤治疗脾肾阳虚诸证

药物组成为：熟地 20 克，山药 15 克，白术 15 克，巴戟天 20 克，菟丝子 20 克，川断 20 克，寄生 20 克，附子 10 克，肉桂 10 克，黄芪 20 克。方中以白术、山药健脾益气，培补后天。《本草经》云：“山药益肾气健胃并补先后二天。”《药性赋》记载：“菟丝子治疗男子女人虚冷，填精益髓，去腰痛膝冷。”川断、寄生补肝肾，强筋骨。附子温肾助阳。肉桂温中补阳，散寒止痛。再以熟地养阴补血，黄芪补气升阳，一阴一阳，合之诸药，使之达到阴中求阳，阳中求阴之功效。张景岳曰：“善补阳者，必于阴中求阳，则阳得阴助，而生化无穷。”诸药配伍，补阳益气，健脾益肾。韩氏指出临证之中，必须谨守病机，随症加减治疗由脾肾阳虚而引起的各种妇科病症，无不得心应手。

对于月经病、经漏，或突然大下、色淡质稀者，宜用补阳益气汤，加炒杜仲 20 克，地榆炭 50 克，以补脾益肾，固冲止血。对于月经后期，量少色淡者，宜用补阳益气汤，加当归 20 克，怀牛膝 15 克，以益肾健脾养血调经。而对于闭经不行，腹无胀痛者，宜用主方，并加补骨脂 20 克，鹿角胶 15 克，香附 20 克，以血肉有情之品，使其阳生阴长而经水自调。对于痛经，小腹疼痛，喜温喜按，得热痛减，血色淡，血质稀薄者，宜在主方基础上加艾叶 20 克，吴茱萸 15 克以温通血脉，散寒止痛。对于经行泄泻，腹痛肠鸣，喜温喜按者，宜在主方基础上加党参 15 克，茯苓 20 克，薏苡仁 20 克，以温阳扶脾，渗湿止泻。对于经断前后诸证，宜用补阳益气汤，补益脾肾。对于带下病，带下量多，色白或如血，气味腥臭者，宜用主方并加茯苓 20 克，芡实 20 克，龙骨 20 克，牡蛎 20 克，以温肾健脾，固涩止带。对于妊娠病，胎动不安，滑胎，宜服主方，若流血尚未损及胎儿者加炒地榆 50 克，牡蛎 20 克，以固冲安胎止血。对于妊娠肿胀，宜用主方并加茯苓 20 克，大腹皮 15 克，陈皮 15 克，补骨脂 15 克以温肾助阳，健脾行水。对于妊娠小便不通，小便不利，甚则点滴不出，小腹胀痛，宜用主方加桂枝 15 克，以温阳化气行水。对于胎萎不长者，宜用主方并加鹿胶 15

克，枸杞子15克：以益精血，补肾气。对于产后病，产后小便失禁或小便频数者，宜在主方基础上加覆盆子15克，益智仁20克，桑螵蛸20克，以益肾固摄止尿。对于妇人不孕，脾肾两虚，气血不足或命火虚衰，脾失健运，痰湿内生，脂膜阻络不能摄精成孕者，宜久服主方，以补益脾肾，填精助孕。

3. 益气养血汤治疗气血不足之证

药物组成为：人参10克，黄芪20克，熟地20克，白芍20克，当归15克，白术15克，茯苓15克，远志15，五味子15克，甘草10克。方中用人参大补元气。《本经》记载："人参主补五脏，安精神，定魂魄，止惊悸。"黄芪补气升阳，益气固表。白术、茯苓、甘草益气健脾和中。熟地、白芍、当归养血补血，《本草纲目》记载："熟地……生精血，补五脏内伤不足，通血脉，利耳目，黑须发，男子五劳七伤，女子伤中胞漏，经候不调，胎产百病。"《珍珠囊》中云："熟地补气血，滋肾水，益真阴。"五味子、远志益气生津，补肾宁心，宁神益智。全方共奏益气养血敛阴之效。

对于月经病，月经过多，崩漏，色淡，质稀，甚至突然大下不止，小腹微痛不拒按者，宜用主方，加阿胶(烊化)15克，海螵蛸20克，炒地榆50克以养血固冲止血。

对于月经后期，月经过少，色淡质稀，小腹空痛喜按者，宜用主方并加枸杞子20克，女贞子15克，黄精15克以补血填精。

对于经闭日久者，宜用主方加龟甲20克，怀牛膝20克填精血，通血脉。对于痛经，经期腹痛，绵绵不断，喜按，或经量少、色淡者，宜用主方加桂枝15克，重用白芍以补气温中，缓急止痛。

对于妊娠病，妊娠腹痛，胎动不安而出现胎元不固，腰痛，阴道流血者，宜用主方加川断20克，寄生20克，重用白芍以养血安胎，缓急止痛。若流血者加陈阿胶(冲服)15克，炒杜仲20克，炒地榆50克，以补气养血，安胎止血。

对于产后病，产后血晕，四肢厥逆，昏不识人者，宜用主方加鹿角胶20克，煅龙牡各20克，以助真阳，升提固脱，并加荆芥穗15克清头明目，泽兰15克辛散芳香以利醒神。对于产后腹痛，宜主方加阿胶15克，枸杞子20克以养血益阴。

对于产后恶露淋漓不止，血色浅淡，血质清稀，小腹空坠，绵绵作痛者，宜主方加升麻(蜜炙)10克以升阳举陷，加阿胶15克补血止血。

对于产后发热、汗出者，宜用主方去人参、白术，加生地15克，丹皮15克，地骨皮20克以清热凉血滋阴。

对于产后身痛，宜用主方加狗脊20克，怀牛膝15克，川断20克，寄生20克以补肾养血，强筋健骨，加秦艽15克通络止痛。

对于产后缺乳，甚至全无，而乳大且软者，宜用主方加王不留行15克，白通草10克，桔梗15克以疏通经络，载药上行，气血充足，经络畅通，则乳汁自生。

对于妇女不孕，经行量少或经行后期，色淡质稀者，宜用主方加龟甲20克，枸杞子20克以滋阴生血，填精助孕。

对于脏躁、哭笑无常、频频呵欠者，宜用主方去人参、黄芪，加浮小麦 15 克，大枣 5 枚以养心补脾安神定志。

韩氏指出以上 18 种妇科疾病，皆由气血两虚所致，临证时其益气养血汤治之，灵活加减，屡收疗效。

4. 调气活血汤用于治疗气滞血瘀证

药物组成为：当归 15 克，白芍 15 克，丹皮 15 克，川楝子 15 克，枳实 15 克，甘草 10 克，柴胡 10 克，川牛膝 15 克，生地 15 克，青皮 15 克。方中以当归、生地、白芍养血补血，平抑肝阳。丹皮、牛膝活血散瘀，川楝子行气止痛，枳实行气散结消痞。《别录》记载："枳实除胸胁痰痞，……消胀满，……逆气，胁风痛，安胃气。"青皮疏肝破气。《珍珠囊》云："青皮破坚癖，散滞气……治左胁肝经积气。"《本草纲目》中说："青皮治胸膈气逆，胁痛，小腹疝气。消乳肿，疏肝胆，泻肺气。"甘草调和诸药。全方配伍共奏调肝理气，活血散瘀之效。

对于月经病，气滞血瘀崩漏，或月经涩滞难下，量少，色紫黯，或突然大下血块，小腹坠胀疼痛者，宜调气活血汤加川芎 15 克，红花 15 克以行血逐瘀。若小腹刺痛者加元胡以行瘀止痛。若小腹胀痛者加乌药以行气除胀。若血瘀难下，大便秘者，加少量大黄以行瘀血，涤肠垢。若突然大下血块，血色由深变浅者，加炒地榆 50 克，蒲黄炭 20 克以塞其流，此乃标本兼顾之法。若气滞血瘀致月经后期，血色深红，量涩少者，以调气活血汤加川芎行血调经。气滞血瘀致月经衍期，血量涩少，色紫暗，乳房胀痛者，用调气活血汤加王不留行，通草以通络疏肝。若气滞血瘀致发痛经，少腹刺痛拒按，血量涩少，色紫暗者，宜用调气活血汤加川芎、桃仁以行瘀止痛。

对于气滞血瘀经闭，月经延至数月不通，乳房及少腹胀痛者，宜用调气活血汤加乌药、川芎以行气活血通经。

对于妊娠病，气滞血瘀致妊娠腹痛者，用调气活血汤。减川牛膝以调肝理气而不伤胎。气滞血瘀妊娠浮肿，孕后三四月之间体胀，下肢及两足浮肿，皮色苍厚不变者，宜调气活血汤加天仙藤、紫苏以疏通气机而肿自除。韩氏还特别指出应用理气活血法治疗妊娠病，必须辨证准确，做到胆欲大而心欲细，智欲圆而行欲方。《内经》云："有故无殒亦无殒也。"有病则病受其药，但应衰其大半而止之，不可太过。

对于产后病，气滞血瘀而致产后恶露不下，或下点滴，色紫暗，少腹硬痛拒按者，宜用调气活血汤加生蒲黄、赤芍、川芎以行恶露。若气滞血瘀致产后恶露不绝，迁延日久，或量多如崩，色暗有块，小腹痛而拒按者，宜用调气活血汤中加生蒲黄、川芎以逐瘀血，止恶露。对于气滞血瘀致产后血晕，产后恶露涩少，或点滴而下，色紫暗，少腹硬痛拒按，甚至瘀血上攻而心烦乱如狂，卒然昏倒不省人事者，宜调气活血汤加赤芍、干漆、生蒲黄、川芎以行血逐瘀，宁心醒神。若气滞血瘀致产后胁痛，不得转侧，恶露涩少，色紫暗者，宜用调气活血汤加郁金、元胡以舒肝解郁。若气滞血瘀致产后遍身疼痛，其痛时游走不定，时而固定不移，脉络色青，关节尤痛甚，昼轻夜重者，宜用调气活血汤加桂枝、木瓜、大艽、川芎以活血通络。若气滞血瘀致产后发热，恶露涩少，色紫暗，小腹硬痛拒按者，宜用调气活血汤加丹皮、红花以通络除热。若气滞血瘀致产后小便不通，或点滴难出，小腹胀急难忍者，宜用调气活血汤加滑石、车前子以通利水道。若气滞血瘀致产后乳汁不通，乳房胀痛者，宜用调气活血汤加王不留行、通草、皂刺以通乳络。

对于气滞血瘀而致癥瘕，腹内积块，推之不移，揉之不散者，宜用调气活血汤加三棱、莪术、鳖甲以行气活血，软坚散结。对于气滞血瘀致不孕症，素性抑郁或急躁多怒，肝失条达，脉道不通，月经先后不定，婚后 3 年以上不孕者，宜用调气活血汤加王不留行、通草、皂刺以调肝理气通络。

韩氏认为以上由于气滞血瘀而致 17 种妇科疾病，皆属同因异病之范畴，临床中只要辨证准确，选用调气活血汤灵活加减，其疗效会非常突出。

（三）止带五方临床效彰

1. 韩氏温肾止带汤（白带方）

组成：龙骨 12 克，牡蛎 12 克，山药 9 克，白术 9 克，茯苓 12 克，芡实 12 克，薏仁 12 克，甘草 6 克。

主治：白带属脾阳虚之证。

症状：阴中不断流出如涕如唾色白腥臭之物，小便不利，腰酸体倦，饮食减少，肌肉消瘦，便溏，面浮肢肿，面白。舌质淡润、苔白滑，脉虚缓。

治则：健脾益气渗湿。

2. 韩氏解毒止带汤（黄带方）

组成：双花 12 克，连翘 9 克，苦参 9 克，茵陈 12 克，黄柏 6 克，黄芩 9 克，白芍 12 克，椿皮 9 克，牛膝 6 克，生地 9 克，丹皮 9 克，贯众 9 克，黄连 9 克，炒地榆 12 克。配以外用药。

主治：湿毒损伤内脏之证。

症状：带下黄色，恶臭难闻，阴内灼痛坠胀，心烦不宁，口苦咽干，便秘或溏糜，尿赤，手足心热，面色红热，舌苔黄，脉弦滑而数。

治则：清热解毒化湿。

3. 韩氏榆艾四物止带汤（赤带方）

组成：当归 9 克，川芎 6 克，白芍 12 克，熟地 9 克，艾叶 9 克，怀膝 9 克，苍术 9 克，茯苓 9 克，远志 6 克，甘草 6 克，炒地榆 15 克。

若赤带多，阴道灼热者，减艾叶，加黄芩 9 克、椿皮 6 克以清热止血。

主治：寒湿损伤胞脉之证。

症状：带下赤白，或赤多白少，或白多赤少，月经多为错后，小腹冷痛，阴内坠胀，腰痛体重，四肢乍寒乍热，面色暗滞，舌质淡润，苔白滑，脉弦缓。

治则：温经除湿止血带。

4. 韩氏养阴凉血止带汤(血水带方)

组成：生地 9 克，牛膝 9 克，椿皮 9 克，丹皮 9 克，白芍 12 克，炒地榆 12 克，阿胶 9 克，麦冬 9 克，栀子 6 克，黄柏 6 克。

主治：肾阴虚带下。

症状：带下红津如水，尿道热痛，腰痛如折，心烦不宁，手足心热，潮热盗汗，面红颧赤，舌干红无苔，口干不欲饮，脉弦细数。

治则：滋阴补肾、凉血。

5. 韩氏温肾健脾止带方(黑带方)

组成：人参 9 克，白术 9 克，杜仲 9 克，续断 9 克，益智仁 9 克，阿胶 9 克，艾叶 9 克，菟丝子 9 克，补骨脂 6 克，加山药 9 克，龙骨 12 克，赤石脂 12 克。

主治：肾气亏损之证。

症状：带下污浊，绵绵不断，腰酸腿软，腹冷肢寒，尿频，便溏，四肢不温，头眩健忘，面色晦暗，舌质淡润，苔白滑，脉沉弱。

治则：益肾、健脾除湿。

五、病案选评

(一)经闭

陈××，女，35 岁，已婚。初诊。1985 年 8 月。

主诉：18 岁月经初潮，每二三月 1 行，经量正常。婚后 5 孕 1 产，产后流血较多。此后月经至今未潮，年逾 2 载，虽治亦无转机。

诊查：平素头眩健忘，目涩耳鸣，腰膝疲软，手足心热，口干不欲饮，夜寐多汗。舌红无苔，脉弦细数。

辨证：证属肾气未充，肝失濡养，精血不足，胞脉虚空，无水舟停。

治法：投以添精养血，补阴清热之方。

处方：炙鳖甲 15 克，龟甲 20 克，生地 25 克，当归 15 克，白芍 20 克，山萸肉 15 克，阿胶 15 克，骨皮 15 克，盐柏 10 克，白薇 15 克，水煎服，10 剂。

二诊：口干、目涩、盗汗悉减，头眩耳鸣症除。舌脉同前。原方减白薇，加杜仲、川断各 20 克，继服药 10 剂。

三诊：腰膝渐觉有力，精神爽慧，小腹、乳房微胀，有经血欲潮之感。脉转弦滑。宗二诊方减炙鳖甲、骨皮、盐柏、阿胶，加巴戟天、牛膝、益母草各 15 克，白芍易赤芍。嘱服药 3 剂。

四诊:月经来潮,行经 2 天,量少,色淡红。舌红苔薄,脉弦缓。

处方:熟地 20 克,山药 15 克,白芍 15 克,枸杞 15 克,川断 20 克,杜仲 20 克,牛膝 15 克,寄生 15 克,女贞 15 克,旱莲草 15 克,仙灵脾 20 克,仙茅 20 克,水煎隔日 1 服,经期停药,经后再依法服之。

经过 3 个月的调治,患者终于月事如期,获得痊愈。

按:本案经闭属精血不足,无水舟停。全由先天肾气尚未充实,婚后产众亡血所致。依乙癸同源、精血互生之理,施滋水涵木、助水行舟立法而收全功。

(二)妊娠恶阻

许××,女,25 岁,已婚。初诊:1975 年秋。

主诉:婚后半年,停经 50 余日,尿妊娠试验(+),诊为早孕。近 10 日内,呕恶懒食,不欲闻食臭,食入即吐,不食亦呕,口泛酸苦,吐黄绿色水,带有血丝。病后痛苦异常,虽延医数人而病势不减。

诊查:余见其神疲体瘦,面红唇干,善作太息,舌红苔黄燥,脉呈弦滑数象。询知胸胁胀满,心烦易怒,大便秘结,小溲黄赤。

辨证:实属肝胃郁热之证。

治法:遂拟清肝和胃法治之。

处方:黄连 15 克,芦根 15 克,麦冬 15 克,竹茹 16 克,茯苓 15 克,橘红 15 克,枳实 15 克,大黄 3.5 克,水煎服,2 剂。

二诊:服药已,呕吐稍止,大便通,可口进碗许粥汤。舌红苔微黄,脉息稍转平和,不似前者有力。前方加白芍、生地各 15 克。继服药 4 剂。

三诊:呕吐已止,饮食如常。脉滑而缓,此肝胃平复之象。

无须服药,嘱其调养情志,慎戒房事,可保万全。

按:《沈氏女科辑要》云:“呕吐不外肝、胃两经病。”《女科经纶》载:“恶阻呕吐,大抵寒者少,热者多。”恶阻从肝从胃从热论治,此先贤遗意也。本案在病机上着眼于肝胃郁热;治疗上清肝所以摄纳肝阳,使肝热得除,肝郁得疏;和胃所以调畅胃气,使逆气得平,肺气得通。郁热除,肝胃和,恶阻焉能不愈!是以便秘者用少量大黄,旨在清热通秘,兼能降逆止呕,有一举两得之功,而绝无堕胎之患。

(三)滑胎

陆××,女,28 岁,已婚。初诊:1973 年夏。

主诉:结婚 5 年,妊娠 4 次,每当受孕 3 月左右,即无故流产。经医屡治不效,其邻人张某介绍余所就医。

诊查:询问病由,陆称:婚前身体健康,月经正常。婚后初好,未足 3 月,胎儿自堕。此后再孕,即求医调治,然流产连发,众医束手。虽服汤丸百余剂,均枉费心

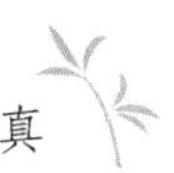

机，形体日羸，似属不治。索其服药之方，有从气血虚弱论治者，有从脾虚气陷论治者，有从血海伏热论治者，有从肾不荫胎论治者，不一而足。

诊察所见：精神疲惫，头眩健忘，面色晦暗，腰膝疲软，形寒肢冷，夜尿清频，唇舌淡润，六脉沉弱。

辨证：据四诊合参，当属肾阳不足，命火虚衰，冲任不固。

治法：予以温阳益肾，调补冲任之方。

处方：熟地 15 克，山药 15 克，五味子 10 克，菟丝子 15 克，巴戟天 15 克，补骨脂 15 克，杜仲 15 克，川断 15 克，寄生 15 克，嘱水煎服数剂。

二诊：服药 10 剂后，诸症皆减，脉象沉缓。此阳气已生，肾气渐复。宗前方加人参 10 克，白术 15 克，嘱其配成丸药久服。

三诊：时陆某已怀孕 50 余日，常感头眩倦怠，心烦呃逆。嘱其按原方每周服药 2 剂，分房静心，可保无虞。后于翌年秋顺产一男婴。

按：滑胎一证，或如期而堕，或屡孕屡堕，多因肾虚、气虚、血虚、血热、外伤而致。本案即属肾虚为患，由命火不足、纵欲伤肾所致。故治疗上应注重肾阳，俾阳生阴长，精足气盛，胎元方可牢固。

(四)产后身痛

张××，女，32 岁，已婚。

初诊：1975 年春。

主诉：产后 40 余日，恶露不止，延续月余，但无所苦。近 10 日来，恶露虽尽，但肢体重滞，乏力少气，于是求医调治。服疏解之药数剂，病势反剧。

诊查：现周身痛楚难当，关节屈伸不利，手足心热，失眠善惊。面白颧赤，语弱无力，舌淡少津，脉弦细数。

辨证：四诊合参，当属产后阴血大亏，百骸空虚，筋脉失养所致，非表邪滞络之故。

治法：治宜养阴填络、强肾柔肝。

处方：当归 15 克，熟地 15 克，白芍 20 克，川断 15 克，寄生 20 克，杜仲 20 克，牛膝 20 克，木瓜 15 克，狗脊 15 克，龙骨 20 克，牡蛎 20 克，水煎服，6 剂。

二诊：进药 6 剂后再诊，疼痛骤减，脉转弦细，此阴血将复。加龟甲 20 克，女贞子 15 克，黄芪 15 克更助其力。继服药 10 剂，诸症皆除。再进药 4 剂，方消复萌之虞。

按：本案产后恶露不止，亡血耗阴，失血伤气，更加误用疏解之品，发动气血趋表，致使周身筋脉骨节失荣，故而疼痛难当。筋骨者，肝肾之所合。方中除用龙骨、牡蛎收敛气血、安神定悸外，其余诸药阴阳兼顾，肝肾并补，具有柔筋壮骨之功，使精血充沛，肝肾得养，柔刚得复，而疼痛自除。

(五)胞宫内痈

李××,女,年30许。初诊:1965年夏。

主诉:经省、市各大医院确诊为“急性盆腔炎”。据患者自诉:产后五六日恶露涩少,继而点滴不下,小腹硬痛,手不可近,按之有鸡卵大包块,发高热达39℃以上,曾注射各种抗生素和内服解毒化瘀药,但体温持续不降,小腹疼痛加剧,包块日以益大,又服活血化瘀中药效剂,亦无效果,故转院医治。

诊查:望其面色深红,唇舌紫暗而干,苔黄燥;听其语言壮厉,呼吸气促;问其现状,称心烦不宁,食入即吐,口苦饮冷,大便不通,小便如茶,身有寒热,小腹刺痛,阴道不断流出污浊之血,恶臭难闻;按其小腹有硬块如儿头大,稍按即痛不可忍;切其脉象弦滑而数。体温40℃。

辨证:据脉症分析,时值炎热季节,产时亡血耗气,子门大开,邪毒乘虚而入,而致恶血当下不下,蓄积胞内,毒血相搏,蕴结日久,遂成“胞宫内痈”,故诸症若斯。治法:当即予以清热解毒化瘀之方。

处方:双花25克,连翘15克,大黄5克,丹皮15克,桃仁15克,公英20克,地丁20克,生石膏20克,三棱10克,莪术10克,甲珠15克,黄柏10克,乳香15克,没药15克水煎服,2剂。

二诊:服药后1日内腹痛加剧,阴道流出大量恶臭脓血,便下燥屎数枚,小溲浑赤,体温降至37度,口干不甚渴,饮食稍进。诊其脉象弦滑稍数。知其胞内余脓未尽,败血未除,仍以前方减生石膏,加姜黄15克以行恶血。

三诊:随服药2剂后,阴道流出黑紫血条血块,小腹疼满减轻,二便已通,体温正常,惟神疲乏力,脉弦细而缓。此邪去正衰,气血不足之征,又拟益气养血之方以善后。

处方:人参10克,当归15克,白芍15克,生地15克,怀牛膝15克,麦冬15克,龟甲20克,山萸肉15克,又连服药4剂,前后调治1周,痊愈出院。

按:“胞宫内痈”一证,前人鲜有论述。至若恶露不下,明·楼英在《医学纲目》中说:“产后恶露方行,忽然渐少,断绝不来,腹中重痛,此由血滞,宜桃仁汤;如有大痛处,必作痈疽,当以痈疽法治之。”阐明产后恶露不下可以成痈。本案在辨治上抓住毒热、血瘀、痈脓三者,宗仲景大黄牡丹皮汤和《妇人大全良方》桃桂当归丸意,据证化裁,切中病机,因能效如桴鼓。

(六)不孕

赵××,女,28岁,已婚。主诉:婚后3年余未孕。

诊查:观察赵某神形,全无病态。问其配偶,答曰健康;再询月事,云:18岁初潮,3至6月1行,至今如是。诊其脉象,弦细而数,两尺尤沉。

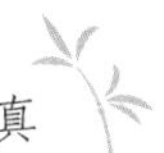

辨证：细思之，证属肾虚不孕，治在先天，必补无疑。

治法：当即处以补肾填精之方。

处方：熟地 20 克，山萸肉 20 克，枸杞 15 克，山药 15 克，菟丝子 15 克，白芍 20 克，杜仲 20 克，川断 20 克，寄生 20 克，鳖甲 15 克，龟甲 20 克，水煎服，隔日 1 剂，连服药 2 月。

后获知，赵某回原籍后，服药不及两月即身怀有孕，足月顺娩一男婴，特来函致谢。

按：中医治疗不孕症，重点在于调经，具体有调肝、补肾、化痰之法，王清任更有通瘀一说。肝郁、肾虚导致的妇女不孕，在临证中较为常见。盖肾为先天之本，元气之根，关乎生殖；肝司血海，疏泄为用。封藏固秘，疏泄以时，胞宫蓄溢有常，才能经事如期，摄精成孕。若先天不足，或后天房事所累，或欲念不遂，情志抑郁，则易致肾虚、肝郁而导致不孕。至若堕胎、滑胎而后不孕者，责之于肾，治必无误。

肝郁不孕症，治以百灵调肝汤。方中当归、赤芍、牛膝、川芎活血调经除陈生新；川楝、瓜蒌、丹参、香附疏肝解郁、理气调经；王不留行、通草、皂刺上通乳房，下达胞宫，为通郁散结之要药。若肾虚不孕者，方用百灵育阴止崩汤，减去塞流之品，加入龟甲、鳖甲、菟丝子、枸杞等，大补真阴。

（七）经行狂痉

李××，女，20 岁。

主诉：经期触怒，忿忿不已，一夜辗转，鸡鸣入眠，醒来哭歌笑语，骂詈毁物，家人莫能止。邀邻里膂力过人者，挟持李××来院求治，途中忽然目瞪口噤，颈项强直，一如反张。诊查：余闻其家人所述，观其面色晦暗，唇角赤紫，两目上吊，瞳孔散大，太息频频；切其脉弦涩有力。问及月经，对曰：已止。

辨证：此亦由狂致痉之证，其本在肝，其标在血，其变在神。

治法：镇肝理血、开窍安神。

处方：石决明 20 克，当归 15 克，生地 15 克，牛膝 15 克，桃仁 15 克，红花 15 克，白芍 15 克，枳壳 15 克，菖蒲 15 克，钩藤 15 克，甘草 10 克，水煎服 3 剂。同服牛黄安宫丸，每服 2 丸。

二诊：进前方药 3 剂后，痉止神清，月水已通。但胸腔痞闷，颈项四肢动作不便，脉弦缓。依前方加瓜蒌 15 克以开胸中郁塞，连服药 3 剂，可保病痊。

按：因狂致痉，其责在肝。肝体阴而用阳，气急而多变；以怒为志，舍魂于血，淫气在筋。夫肝之为病，升之不熄为风阳，抑而不透为郁气。升则痰动，风则不宁，抑则血滞，郁则不舒，神乱筋急，故能为狂为痉。气郁血滞，疏泄无权，仿血府逐瘀汤意，理血与镇肝并施，且无枉耗木气之弊。患此证者，青年妇女较为多见，临证切记中病即止，不可趁勇追寇，以防他变。

(八)崩漏

邓×,女,16岁。

主诉:患崩漏2年之久,初潮即有此疾,月经三五月一潮,潮则崩淋不止,延续月余,非药不止。止则停久不行,行而其崩益甚,多方求医,治皆罔效。形消体瘦,弱不禁风,唯借输血苟全性命。市某医院无奈,劝其手术切除子宫,邓×不从。经人介绍前来舍下就医。

诊查:余见其言语断续,气力不接,体瘦如柴,面白如纸,唇淡无泽,想是沉疴重症,堪难治愈。然医乃仁术,扶困救危,在所不辞,遂问之曰:"诊断若何?"答曰:"功能性子宫出血"。余喜而慰之:吾能治之,勿急。

辨证:诊脉验舌,一派阴亏之象。

治法:予以育阴止崩汤加味。

处方:生地25克,白芍20克,鹿角胶25克,山药15克,川断20克,寄生20克,杜仲20克,海螵蛸25克,蒲黄炭20克,炒地榆50克,黄芪15克,当归16克,山萸肉15克,水煎服,10剂。

二诊:半月后邓×与其母来舍复诊,告曰:病势大转,虽流血未止,但其量减半,精神日振,饮食知味。经诊脉辨证,处以原方倍炒地榆,嘱再服药数剂,其血当止。

三诊:1周后复诊,果如所言,遂减去塞流之品,加入五味子、龟甲、巴戟天各15克,令其连服药月余后配成丸药久服。

经1年余,邓×月经以时而下,量质正常,病体康复,重返学校。

按:初潮女子患崩漏者,以肾虚为多,且虽下血不止,但无所苦,致使医者举措茫然。本案从肾阴不足、封藏失职论治者,其因有二。一则初潮即崩,示肾气尚未充实;二则证见腰膝疲软,头晕耳鸣,五心烦热,口干不欲饮,乃阴亏之象也。其舌必红,其脉必沉弦细数,主水亏火旺,正合《内经》"阴虚阳搏谓之崩"之旨。及其治也,澄源、塞流,先止其血。固本、澄源,再善其后。阴虚者,阳必不足,是以气弱;水亏者,火必炎上,因而生热。故阳虚为患,可致虚寒虚热两端,不可不察。育阴止崩汤中有地、芍、山萸育阴;有川断、杜仲、寄生补肾当归和血,鹿角胶止血,海螵蛸涩血;黄芪、山药补气摄血;蒲黄、地榆凉血止血。全方从阴引阳,从阳引阴,所固在肾,所摄在血,有固本塞流之妙用,为治崩之良方。

(九)妊娠咳嗽(子嗽)

患者李××,女,30岁。1976年4月前来门诊就医。

主诉:已受孕5月余,经常咳嗽无痰,胸痛,气短,手足干烧,夜里加重,头部汗出。经取中药10余剂,病情不减,反而加剧,曾咳唾血液。视原医病药方中有诊为脾虚湿邪犯肺咳嗽,投以健脾渗湿却痰之方药者;有诊为外感风寒,肺失肃降而咳

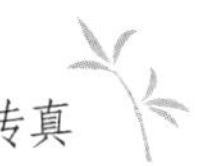

嗽，投以宣肺疏表之方药者。余望其面色两颧虚红，唇焦舌赤而无苦；听其语言无力，气短不得续息，干咳无痰；问其现症，胸闷气短，咳嗽不得卧，皮肤干涩不润，手足干烧，头部出汗，夜里尤甚，大便干，小便短赤；诊其脉象滑细而数。

根据证候分析：此属素禀阴血不足，孕后阴血下聚养胎，虚火上炎犯肺，肺失清肃，故令干咳无痰；热灼肺络，咳唾血液；肺阴不足，肾水枯涸，则气短不得续息；虚阳泛滥，则手足干烧，脉滑细数。施以滋阴、生津润肺之方。

处方：沙参 9 克，贝母 9 克，百合 9 克，生地 9 克，元参 9 克，知母 9 克，寸冬 9 克，地骨皮 6 克，山萸 9 克，白芍 9 克，4 剂。

十余日后该患者又前来就诊，面带喜悦，诉：照方连服 6 剂，病情大见好转。日间咳嗽几声，夜得安卧，饮食增进，气力加强。诊其脉象滑缓有力，知其体阴将复，虚阳已安其宅，又拟一滋补先天之药，以善其后：熟地 9 克，山萸 9 克，白芍 9 克，龟甲 12 克，牡蛎 12 克，寸冬 9 克，杜仲 9 克，沙参 9 克，当归 6 克。

嘱其久服，可保无虑。于同年 10 月间，其夫前来门诊，云：服药后，诸症皆息，安然分娩一男婴。

按：患者素体阴虚火旺，又值妊娠，血养胞胎，阴血骤虚，火旺更甚。肺为娇脏，最忌干燥，故干咳不止，灼破肺络，咳血胸痛。韩老仅以沙参麦冬饮、百合地黄汤合方加减便取捷效。后又针对体质，注意胎儿，以一滋补肝肾之阴的常方取效。

六、韩氏秘验方

1. 益脾温肾汤

功用：益气补血温经。

主治：虚寒月经错后，月经错后，血量少，色清稀，腹痛绵绵，喜温喜按，四肢不温，白带下注，腰酸腿软，头眩气怯，面色晦暗，舌质淡润，苔薄白，脉象沉迟无力。

药物：人参 9 克，白术 9 克，山药 9 克，巴戟天 9 克，菟丝子 9 克，当归 9 克，甘草 6 克。

加减：如白带多者，加益智仁 9 克，补骨脂 9 克以温肾固涩。

2. 益肾扶阳汤

功用：温肾扶阳固冲。

主治：肾气虚冲任失调经期紊乱，月经赶前错后无定期，血量少、色淡，头眩健忘，耳鸣，腰酸腿软，小腹坠胀，大便溏，小便清频，四肢不温，面色晦暗，舌质淡润，脉沉弱。

药物：人参 9 克，熟地 9 克，山药 9 克，山萸肉 9 克，菟丝子 9 克，远志 9 克，五味子 6 克，炙甘草 6 克，附子 6 克，肉桂 6 克，补骨脂 9 克。

3. 温肾扶阳汤

功用：温中扶阳益气。

主治：胞中虚寒痛经，妇女经期小腹隐痛，喜温喜按，经色清稀，腰酸腿软，四肢不温，尿频，白带下注，面色淡白，舌质淡润，脉象沉缓无力。

药物：人参9克，山药9克，熟地9克，山萸肉6克，吴茱萸6克，菟丝子9克，肉桂6克，附子6克，补骨脂9克，白术9克。

4. 百灵育阴汤

功用：补肾固冲止血。

主治：阴虚痛经，月经初为淋漓不断，继则突然大下，血色鲜红无臭，腹无胀无痛，腰痛，足跟痛，头眩，耳鸣，健忘，心悸，善惊，潮热盗汗，手足心热，舌干红无苔，口干不欲饮，面红颧赤，脉象弦细数。

药物：熟地9克，山药9克，川断9克，桑寄生9克，山萸肉9克，海螵蛸12克，龟甲12克，牡蛎12克，白芍12克，阿胶9克，炒地榆30克。

加减：如血多者，倍地榆，加棕炭12克，蒲炭12克；热甚者，加盐柏6克，地骨皮9克，知母9克；气陷者，加升麻6克。

5. 百灵补血汤

功用：补血滋阴。

主治：血虚不孕，婚后3年以上不孕，月经量少，色浅淡，头眩目花，皮肤干涩，心悸失眠，善惊，手足心热，面色萎黄，舌质干淡，脉象虚细。

药物：熟地9克，山药9克，当归9克，白芍9克，枸杞子9克，炙草6克，山萸肉9克，丹皮9克，龟甲12克，鳖甲12克。禁忌辛辣伤阴之品。

6. 加味桃红四物汤

功用：活血行瘀止崩。

主治：血瘀崩漏，月经淋涩不断，继之突然大下血块，血色紫暗，少腹刺痛拒按，头眩，心烦，多梦，四肢觉胀，面色深红，舌赤，舌边有瘀血点，脉象弦涩有力。

药物：当归9克，川芎9克，生地9克，赤芍9克，桃仁9克，红花9克。

加减：常加牛膝9克，丹参9克；血多者加蒲黄炭12克，炒地榆30克，三七面3克，分2次服；热甚者，加黄芩9克；便秘者，加少量大黄。

7. 清热止呕汤

功用：清肝和胃，降逆止呕。

主治：肝郁化热妊娠呕吐，妊娠二三月间心烦呕吐苦水，头眩胸闷，善太息，烦渴饮冷，大便秘，小便赤，手足发热，面红唇焦，舌赤，苔黄燥，脉象弦滑数。

药物：竹茹9克，陈皮9克，枳实6克，茯苓9克，麦冬9克，芦根9克，黄芩9克。

加减：便秘者，加少量大黄以清热降逆止呕，勿用甘草温中敛邪之品。

8. 补肾安胎饮

功用：扶阳益肾安胎。

主治:肾阳虚妊娠腹痛,妊娠后小腹冷痛,腰酸腿软,白带下注,四肢不温,头眩健忘,面色晦暗,舌质淡润,脉象沉弱而缓。

药物:人参9克,白术9克,杜仲9克,续断9克,桑寄生9克,益智仁9克,阿胶9克,艾叶6克,菟丝子9克,补骨脂9克。加巴戟天9克以增强补益肾阳作用。

9. 益气养血汤

功用:益气、补血安胎。

主治:气血两虚胎动不安,气虚者,头眩气短,动则汗出,心悸,神疲倦怠,甚至腰酸腹痛,小腹坠胀、阴道流血而胎堕。

药物:人参9克,黄芪9克,升麻6克,山药9克,白术9克,杜仲9克,续断9克,桑寄生9克,熟地9克,当归6克,艾叶6克,甘草6克。

10. 补血安胎饮

功用:益气、补血安胎。

主治:气血两虚胎动不安,气虚者,头眩气短,动则汗出,心悸,神疲倦怠,甚至腰酸腹痛,小腹坠胀,阴道流血而胎堕。

药物:当归9克,熟地9克,白芍9克,杜仲9克,续断9克,桑寄生9克,阿胶6克,白术9克,菟丝子9克。

加减:如流血多者,加炒地榆15克,海螵蛸12克以补血固冲。

11. 清热养阴汤

功用:清热、养阴安胎。

主治:血热胎动不安,经常眩晕不安,心烦,发热,口苦咽干,喜冷饮,大便秘,小便赤,甚至腰腹坠痛,阴道流血而胎欲堕。

药物:生地9克,黄芩9克,地骨皮9克,知母9克,麦冬9克,白芍9克,杜仲9克,阿胶9克,续断9克,桑寄生9克。

12. 养阴除烦汤

功用:清肝养阴,降逆除烦。

主治:阴虚肝阳上扰妊娠子烦,妊娠后心烦不宁,坐卧不安,或胸胁胀满,气逆喘促不得卧,口苦咽干,手足心热,潮热盗汗,面红唇焦,舌干红无苔,或微黄,大便秘,小便赤短,脉象弦细数。

药物:知母9克,麦冬9克,黄芩9克,生地9克,白芍9克,茯苓9克,竹茹9克,豆豉9克,菖蒲9克。

13. 清热除烦汤

功用:健脾、清热、涤痰。

主治:痰火妊娠子烦,妊娠头眩,心烦,胆怯,胸胁胀满,气逆,呕吐痰涎,舌苔黄腻,大便不爽,小便混浊,脉象弦缓而滑。

药物:竹茹9克,陈皮9克,枳实6克,茯苓9克,麦冬9克,竹沥9克,黄芩9

克，知母 9 克，菖蒲 9 克。

14. **加味子淋方**

功用：养阴润肺，生津通淋。

主治：阴虚妊娠子淋，妊娠后小便频数，勤出无度，尿道热痛，心烦不宁，或因热伤脬脉而致淋血，手足心热，口干不欲饮，面红颜赤，脉象弦细数。

药物：生地 9 克，阿胶 9 克，黄芩 9 克，黑栀子 6 克，木通 6 克，甘草 6 克。

加减：常加知母 9 克，元参 9 克，地骨皮 9 克，麦冬 9 克以养阴清相火。

15. **加味当归泽兰汤**

功用：通经活络、解表。

主治：血滞经络产后腰痛，产后腰痛如刺，不得转侧，昼轻夜重，恶露难下，色黑紫，心烦不宁，面色暗滞，舌色深红，脉象弦涩有力。

药物：当归 9 克，泽兰 9 克，川牛膝 9 克，红花 9 克，延胡索 9 克，桃仁 9 克。

加减：常加独活 6 克，桑寄生 9 克，防风 6 克以补肾通络。

16. **温肾除湿汤**

功用：温补肾阳。

主治：肾阳不足产后腰痛，产后腰痛体重，不得转动，恶露质稀，尿频，四肢不温，面色晦暗，便溏，眼睑浮肿，脉象沉弱而缓。

药物：山药 9 克，苍术 9 克，怀牛膝 9 克，茯苓 9 克，薏苡仁 9 克，续断 9 克，桑寄生 9 克，当归 9 克，白芍 9 克，甘草 6 克。

17. **清热活血汤**

功用：清热、通络、行瘀。

主治：产妇恶露未净，产后恶露涩少，色紫暗，寒热时作，小腹硬痛，拒按，昼日明了，夜则谵语，如见鬼状，胸闷气滞痰壅，面色紫暗，便秘，尿赤。舌色深红，苔微黄，脉象弦涩有力。

药物：生地 9 克，丹皮 9 克，桃仁 9 克，红花 9 克，赤芍 9 克，五灵脂 9 克，甘草 6 克，木通 6 克，丹参 9 克，牛膝 9 克。

18. **清热解毒除湿汤**

功用：清热解毒、利湿。

主治：感染毒邪阴痒，阴内外痛痒难忍，时流黄水，或流血液，心烦不宁，口苦饮冷，时有寒热，大便秘，或便黏糜，小便浑浊，阴内肿胀，面红目赤。苔黄腻，脉象弦缓而数。

药物：生地 9 克，黄芩 9 克，黄柏 6 克，茵陈 9 克，双花 12 克，连翘 9 克，苦参 9 克，竹叶 9 克，黄连 9 克，百部 6 克，甘草 6 克。

19. **益阳渗湿汤**

功用：温肾、扶阳固冲。

主治:肾阳虚不孕,婚后多年不孕,月经量少,色清稀,白带绵绵,腰酸腿软,四肢不温,大便溏薄,头眩健忘,面色晦暗,舌质淡润,苔白滑,脉象沉弱。

药物:熟地9克,山药9克,白术9克,茯苓9克,泽泻6克,枸杞9克,巴戟天9克,菟丝子9克,肉桂6克,附子6克,鹿胶9克,补骨脂9克,陈皮6克,甘草6克。忌苦寒耗损阳气之品。

20. 调肝理气汤

功用:调肝理气和血。

主治:肝郁气滞不孕,婚后多年不孕,月经赶前错后无定期,经色紫暗黏稠,或孕育后又数年不孕,经期乳房胀痛,小腹痛,性躁多怒,胸胁满,善太息,精神抑郁,面色青暗,舌红苔黄,脉弦滑有力。

药物:当归9克,白芍9克,柴胡6克,茯苓9克,白术6克,丹皮9克,香附6克,瓜蒌9克,怀牛膝9克,川楝9克,王不留行9克,通草9克,甘草6克。此方久服生效。

21. 育阴潜阳止崩汤

功用:滋阴固元。

主治:阴虚崩漏。

药物:熟地,山药,川断,寄生,山萸,海螵蛸,龟甲,牡蛎,白芍,阿胶,炒地榆。

加减:如血多者,倍地输,加棕炭、炒蒲黄;热甚者,加黄柏、骨皮、知母;气陷者,加升麻。

哈荔田经验传真

一、名医简介

哈荔田(1912—1989),男,回族,河北保定人。其父长于妇科。先生幼时遵循家学,师古酌今,临床先长于内科,后专攻妇科。1933年考取中医执照。1935年毕业于华北国医学院,就学期间,深得施今墨、周介儒、范更生等诸名家赏识。毕业后即在津与父亲同室执业。在执业中受到留法医学博士陈绍贤有关西医学方面的指导,不数载,先生便独任其事,诊务兴旺,医名大振。诊疗之余,先生有搜求名医方案手迹之癖好,常常乔装成病人向名医求治。所珍藏的名医手迹除北京四大名医肖龙友、孔伯华、施今墨、汪逢春外,尚有恽铁樵、丁甘仁、陆渊雷、何廉臣等名家的真迹。曾创办北平国医专科学校,任教于天津市国医训练班。1955年开始担任天津市卫生局副局长、天津中医学院院长、天津市中医研究所所长,同时兼任中华全国中医学会副会长、天津中医学会会长、全国中医妇科委员会主任委员、卫生部医学科学委员会会员、天津市医学学术鉴定委员会副主任、天津市第二届人大代表、天津市政协常委、天津市第四届政协副主席及全国第六、第七届政协委员。提倡走“西为中用,以中为主,中西医结合”的道路。先后举办了6期西医离职学习中医班。大力培养中医技术人才,主张采用两条腿走路的方针,即一是兴办中医院校,二是老中医临床带徒。先后筹建了天津中医学校、天津中医学院,开办中医带徒班,为发展中医事业不遗余力。

先生毕生勤于学习,善于学习。初学习时遍读《药性赋》《汤头歌》《脉学》等,以为启蒙读物;继又背《黄帝内经》《难经》《神农本草经》及《伤寒论》《金匮要略》等经典著作;随后便涉读诸家之书及医案,可谓勤求古训,博采众方。

主要学术著作有《妇科医案医话选编》《哈荔田医案与医话选》《扶正固本与临床》等书。还组织编审了全国高等医药院校《中医妇科学》教材。撰写主要论文有《功能性子宫出血(崩漏)证治》(1985《中医杂志》)、《漫谈子痫及其治疗》(1982《中医杂志》)、《孕痫治验例举》(1985《中医杂志》)、《妇科病的熏洗疗法》(1984《开卷有益》)等10余篇。

二、学术特色

(一)妇科辨证首重整体观

哈氏认为:中医学关于人体统一性的认识,体现在妇科方面,首先是要以相互联系的观点,全面地、整体地认识妇女的生理特点和病理变化。例如,妇女在解剖上有胞宫,是排月经和孕育的器官。因而在生理上有月经、胎孕、产育和哺乳等不同于男子的特点。胞宫除与脏腑十二经脉互相联系外,与冲、任、督、带各脉,特别是与冲任二脉的关系更为密切。又由于经、孕、产、乳的物质基础是血,而血的生成、统摄和运行,又有赖于气的生化与调节。而气为肺所主,肺朝百脉输布精微,下荫于肾。因此,举凡经、孕、产、乳各方面的疾病,都不只是胞宫局部器官的病变,而是机体在致病动因作用下的整体反应。因此,对于妇科病机的探讨,必须从整体出发。例如:肝气郁结即可以导致气血失调,影响冲任。

肝的功能活动失常可以产生经、带、胎、产方面的疾病,又能影响脾胃的消化吸收功能,致使气血化生乏源,加重疾病的程度。所以在治疗上就不仅要疏肝解郁以调经血,也需兼理脾胃以滋化源,甚至还要以调理脾胃为主。很多妇科疾病往往都能通过调理脾胃取得疗效。例如,某些慢性胃肠疾患,如消化不良、慢性腹泻、慢性痢疾等,常能导致月经不调,在治疗上常以调补脾胃为主,虽不治血,而经自调。

正因为妇女的生理活动和病理变化,是整体功能正常与异常的反应,因此,临床有许多属于内科范畴的病证,每能导致经、带、胎、产的异常。反之,经、带、胎、产的异常,也往往能引起其他方面的疾患。如血瘀闭经可引起长期低热;月经过多可导致贫血或心律失常;更年期妇女冲任失调、月经乖常,也常引起心血管系统、消化系统、神经系统等多个系统的病变,表现出复杂的临床症状。由于经、带、胎、产的异常,不仅是脏腑经脉功能失常的反应,也是某些疾病的早期表现或伴有的症状。

整体观念的另一个方面,是人体与自然环境的对立统一。在病理变化方面,祖国医学在强调疾病的发生是由于正虚邪侵即所谓“邪之所凑,其气必虚”的前提下,认为自然界四时气候的变化对疾病的发生、变化、预后和转归都有一定的影响。在诊治妇科疾病时,要掌握季节和气候变化的因素,因时制宜。有时还要利用季节气候的转变条件,进行调治。据哈氏临床体会,阴虚阳亢的月经过多,冬季的疗效较夏季为佳;而寒凝血瘀的月经量少,痛经、闭经等,夏季的疗效则较冬季为高。不仅四季和月的盈亏变化,对人体生理、病理活动有一定影响,即在一日之内的昼夜晨昏的变化,在幅度上虽不像四季那样明显,但对人体也有一定影响。体现在妇科病方面,如崩漏患者在日晡时出血量较多,痛经病人多在夜间腹痛较甚,孕妇临产的阵痛发作深夜较重。意在正确掌握昼夜的阴阳变化,联系整体,分析病机,知时论证，对于临床更好地防治妇科疾病，无疑是有其重要意义。

在人与自然界的关系中，祖国医学也十分重视地域气候的差异，以及地理环境、居住条件、生活习惯等的不同，对人体的影响。临床有不少妇科疾病的发生，都与地域环境、居处条件、生活习惯等因素有关。如痛经、闭经的发病以寒带地区的女性为多；月经量多、月经先期、倒经等则与素嗜辛辣之物，以及经常在高温条件下作业等有关，所有这些在妇科临床中都应予以重视。整体观念对各科临床都具有指导意义。

(二)妇科三要肝、脾、肾

前人谓，妇女以血为体，以气为用。然气血之化生、运行、敷布、疏泄等，无不与脏腑之功能活动有关，其中尤以肝、脾、肾三脏在妇女生理、病理上占有重要地位。王肯堂指出："女子童幼天癸未行之前，皆属少阴；天癸既行，皆属厥阴；天癸既绝，乃属太阴经也。"强调了肝、脾、肾三脏在妇女生理、病理上的重要意义。因此，在调治妇科疾病中，需重视肝、脾、肾三脏的作用，并宜注意三者之间的相互影响，互为因果的关系，不可顾此失彼。

1. 调肝

肝藏血、主疏泄，性喜条达舒畅，在妇女病理、生理特点上占有重要地位，故有"肝为女子先天"之说。肝与冲任二脉通过经络互相连属，肝之生理功能正常，则藏血守职，气血调畅，冲任通盛，月事得以时下，胎孕产乳诸皆正常。若因情志抑郁，肝失疏泄，不能遂其条达之性，或肝不藏血，肝血耗伤，则可导致多种妇科疾病的发生，因此有"万病不离乎郁，诸郁皆属于肝"之说。肝病用药原则，如《素问·藏气法时论》指出："肝欲散，急食辛以散之，用辛补之，酸泄之""肝苦急，急食甘以缓之。"故肝郁宜芳香辛散，肝燥宜甘润柔缓。临床凡月经不调、痛经、闭经、不孕、产后腹痛等症，见有精神抑郁，胸胁满闷、乳房胀痛等症者，每以柴胡疏肝散疏肝解郁为基本方，兼寒则加乌药、小茴、吴萸、橘核等暖肝散寒；兼热则去川芎之升动，加丹皮、生地、黄芩、白薇等凉肝清热。但肝为刚脏，体阴用阳，故舒肝解郁不可一味仗恃辛燥劫阴之品，否则易造成肝郁化燥，气逆化火的病理变化。因此，在应用香燥辛散药物时，应适当佐以肝经血分之药，如归、芍、桃仁等，以缓肝急。另如肝血不足或肝肾阴虚之月经涩少，经闭、痛经、不孕等病症，由于肝木失养，难遂条达之性，也每见有少腹作胀、胁肋隐痛等肝郁症状，可仿魏玉璜"一贯煎"之意，于大队养血柔肝、益肾填精药中，佐以香附、川楝、柴胡等舒肝之品，以助其升发之机。

2. 健脾胃

脾胃功能正常与否，也是妇女生理病理特点的主要反映之一。如薛立斋说："血者水谷之精气也，和调五脏，洒陈六腑，在男子则化为精，在妇人则上为乳汁，下为月水，故虽心主血，肝藏血，亦皆统摄于脾，补脾和胃，血自生矣。"但脾与胃的生理特点不同，用药则宜顺应其性。如脾司中气，其性主升，又为阴土，易损阳气，故治脾应针对其特点，用药多以温阳，益气，升清，化湿，辟秽等法为主。温阳药如炮姜、艾叶等；益气药如党参、黄芪、白术、扁豆等；升清如柴胡、葛根、升麻等；化湿悦脾药如苍术、厚朴、半夏、陈皮、苡米、藿香、佩兰等。常用方剂如补中益气汤、参苓白术散、升阳益胃汤等。而胃主受纳、其性主降，又为阳土，其性主燥，最易受热邪影响而耗伤胃津，故治胃之法多应和胃降逆，清热养阴为主，前者如清半夏、竹茹、枳壳、佛手、苏梗等，后者如沙参、麦冬、花粉、石斛、知母、黄连等。常用方如温胆汤、麦门冬汤、沙参麦冬汤、左金丸等。

脾与肝关系甚为密切，脾主运化可以散精于肝，肝主疏泄可助脾胃之升降，在病理上肝病可以传脾，脾病亦每能及肝，故治脾又宜兼予舒肝，以期土木相安，和平与共。如脾虚所致之月经不调、痛经、闭经等病，见有面色淡黄，精神疲倦，心悸气短，食少腹胀，大便溏薄，甚则肢面浮肿，舌淡苔白等症状者，常用四君子汤加当归、川芎、柴胡、香附等药，培土疏木，或用逍遥散加党参、扁豆等从肝治脾。又如白带，多因脾虚气郁，湿热下注所致，故缪仲淳说："白带多是脾虚，肝气郁则脾受伤，脾伤则湿土之气下陷，是脾精不守，不能输为荣血而下为白滑之物。"治疗白带常用理气化湿之法，调肝以治脾。如以白术、茯苓、车前子、清半夏、陈皮等燥湿健脾，加当归、柴胡、香附、木香等舒肝解郁，每有较好疗效。脾与肾之间在生理病理上的关系也十分密切。如脾阳久虚影响及肾阳不足，故治脾尚需兼予温肾。如子宫脱垂多因脾虚下陷，清阳不升所致，其以补中益气加巴戟天、杜仲、续断等益气补肾，每获效果。又如脾不统血之崩漏症，其以举元煎加减治疗，药如参、芪、术等补气培元固冲；阿胶、熟地、枸杞、女贞等养血止血；并以杜仲、川断、菟丝、萸肉等大队益肾之品，从肾治脾，以期脾肾相生，效果甚好。

3. 补肾

肾主藏精而寓元阳，为水火之脏，主生殖而系胞脉，与妇女之月经、胎孕关系至为密切。补肾包括滋补肾阴（精），温补肾阳（气）两方面。

滋补肾阴常宜兼益肝、涩精。《张氏医通》说："气不耗，归精于肾而为精；精不泄，归精于肝而化清血。"说明精血之间具有相互资生、相互转化的关系。故有精血合一，肝肾同源之说。又肝为肾子，肾精既损，肝血当也不充，所谓"母虚及子"，故滋补肾阴每需兼予益肝。哈氏恒以二至丸为基础方，加杜仲、枸杞、首乌、当归等，俾血能化精，子令母实。又因肾主封藏，肾阴亏损，封藏失职，则精易走泄，故又常加五味、菟丝、寄生、萸肉之类补肾涩精，以固封藏。临床凡由肝肾阴虚所致之经闭、不孕、崩漏带下、滑胎等病症，每以上述方药为主，视具体病情加减，疗效不爽。若肾阴虚损，阳失制约，相火失潜而致之脾胃的升降纳运功能，必得肾阳、命火的温煦作用，才能得以不断进行，倘肾阳不足，火不生土，则可导月经先期、量多，崩漏等病，伴见颧红盗汗，五心烦热，午后潮热等证者，则宗王太仆"壮水之主，以制阳光"

之旨，常用二至丸加生地、丹皮、元参、麦冬、白芍、骨皮等滋阴凉营，并鳖甲、龟甲、牡蛎等介类潜降之品，而不主张用知、柏等苦寒损阴之药。

对于肾阳虚者，据“精能化气”之旨，宜温补肾阳兼用温润填精之品，诸如鹿角胶、紫河车、巴戟天、金狗脊、菟丝子、川续断等，若兼见四末不温，小腹冷痛等虚寒之症，则加仙茅、淫羊藿、故纸、艾叶、吴萸等温阳散寒之品，而对辛热劫津之干姜、附子、肉桂等，一般较少应用，即使确有下元虚冷、寒湿不化，见有面白肢厥、重衣不暖、肢面浮肿、脉象沉迟等症，而必须应用时，亦不可重用久用。又肾阳虚，火不生土，也每使脾阳不振，脾运失健，脾不能助肺益气，故肾阳虚又常见脾肺气虚之症，如气短乏力、自汗、便溏等，故在温阳填精的同时，尚须辅以参、术、芪等益气健脾之药，以从气中补阳。

(三)妇科诊法重腹诊

哈老认为腹诊既为切诊一个组成部分，其在妇科方面也应给予应有的重视。

腹诊在妇科临床更有其特殊意义。因为妇女在解剖上有胞宫，在生理上有经、孕、产、乳等不同于男子的特点。胞宫位在小腹正中，为行经和孕育胎儿的器官，其与冲任督带，特别与冲任二脉关系最为密切。冲为血海，为全身气血要冲，其脉起于胞中，循会阴而上于气街，并少阴之经挟脐上行，至胸中而散，与任脉会于咽喉，而络于唇口。在生理上，当女子发育成熟后，脏腑气血俱盛，血海盈满，下行则为排经和养育胎儿的物质基础，上行则化为乳水。在病理上则表现为胸膈滞塞，气逆不顺，腹部掣引拘急，以及月经不调，经闭，崩漏，乳少等病症。任脉主胞胎，为人体妊养之本，其脉亦起于胞中，出于会阴，经毛际，沿腹部正中线上行，通过胸、颈，循面而入目。在生理上总司一身之阴经，任脉气通，可促成孕育。在病理上多表现为元气虚弱的病症如疝气，带下，少腹肿块，月经不调，流产，不孕等。综上所述，可见腹诊在妇科临床对于查知冲任气血的盛衰，以及经、带、胎、产等方面的生理病理变化，是有其特殊意义的。

1. 胸胁部

胸部包括胸、膺胸、胁、季胁等部分。妇科则主要检查天突、乳、胁等部位。天突是任脉的俞穴，位于颈喉结下，胸骨切迹上缘之内方凹陷处。据民间经验，天突有脉动感的多为妇女妊娠的一种征象。此种脉动感，可为自觉现象，医者也可用手指触摸到。脉动明显的，肉眼也可以观察到。此法用于临床的确信而有征。乳房属胃经，乳头属肝经。在青春期以后，乳房发育不良，或萎瘪平塌者，多与先天不足，肾气虚弱，气血不充有关。乳房胀痛，按捏有抵抗感，多为肝气郁滞，其证属实，常见有月经不调，痛经或不孕等证；乳房柔软无胀痛感者，多属气血俱虚，常伴见月经量少，色淡等证。妇女停经，乳房膨胀，乳头色褐的，为怀孕的征象。一般说来胁部症状可有疼痛和胀满的表现，而胁痛的性质又有胀痛、刺痛、隐痛、灼痛之别，病因则有内伤，外感之别，发病又有虚实寒热之异。如胁肋胀痛多由气郁痰凝，脉络阻滞所致。肝气郁结者，医者以手指自肋弓下，沿前胸壁里面，向胸腔接压，可觉有抵抗感，轻轻按抚则嗳气频作而自觉舒畅，并兼有胸闷、纳减，胀痛常随情志变化而增减，多见于月经不调、痛经，带下等病症；痰入肝经者，按之有膨满感，同时有压痛，常兼头晕、肢麻等症，多见于月经量多、色淡，或带下黏浊等症；亦有因肝经虚寒致胁肋胀痛者，则内部按之空虚而无抵抗感，多兼见气急，视物模糊，脉象迟弱等症，可见于痛经，月经过少，不孕，带下等证。《济阴纲目》引大全云："产员两肋胀满气痛，由膀胱宿有停水，因产后恶露不尽，水与气相搏，积在膀胱，故令胁肋胀满，气与水相激，故令痛也。"说明产后膀胱停水也可令胁肋胀痛。胁肋刺痛多因血瘀停留所致。特点为疼痛如刺，按之痛剧，但轻加按摩则略觉减轻，疼痛固定，或胁下有瘕积，常见于痛经或月经过少，闭经等病证。《金匮要略・妇人杂病脉证并治篇》则以"胸胁满，如结胸状"为瘀热互结于肝经的指征。胁肋灼痛，多为肝郁化火，或湿热郁滞肝经所致，按之痛不减，常兼头晕、耳鸣、口苦等症，可见有月经先期，月经过多，崩漏，带下等症。胁肋隐痛者，抚之觉舒，按之柔软而无紧张感，多由肝肾阴亏，水不涵木所致，常兼头晕目眩，口干烦热等症，多见于月经先期量少，或崩漏等病证。此外，肝血虚也可表现为胁肋支撑胀满的特征。如《素问・腹中论》说："有病胸胁支满者，妨于食，病至则先闻腥臊臭，出清液，先唾血，四肢清，目眩，时时前后血，……病名曰血枯。此得之年少时，有所大脱血，若醉入房中，气竭肝伤，故月事衰少不来也。"说明血虚肝伤，肝血枯涸不荣，可见有胸胁支满的表现。

2. 腹部

腹部泛指胃脘以下，耻骨以上的部位。范围较广，所包括内脏亦较多，一般可划分为上腹（属太阴）、脐腹（属少阴）、少腹（属厥阴）、小腹（脐下属冲任奇经）等不同部位。在妇科疾患中，较常涉及脐腹、小腹、少腹等部位。检查腹部多取仰卧位，令患者下肢伸直，轻轻振腹以测其感，然后屈膝，或侧卧，使腹部肌肉松弛缓和，以便有系统地进行腹部的望、闻、问、切、按等方面的诊查。

首先是望腹，主要观察腹部形状的隆起或下陷，皮肤的滋润或枯燥等方面的情况。一般下陷者多虚，隆起者多实。如妊娠气血亏虚，不能养胎，可见腹部松弛下陷之象，多为胎萎不长，或胎死腹中。《金匮要略・妇人杂病脉证并治篇》中说："妇人少腹满如敦状，小便微难而不渴，此为水与血俱结在血室也。"又如妊娠腹部隆起，腹大异常，多为胎水肿满，羊水过多之征。如陈良甫说："妇人胎孕至五六个月，腹大异常，胸腹胀满，手足面目浮肿，气逆不安，此由胞中蓄水，名曰胎水。"《千金方》并通过望诊妊娠腹形以辨男女胎，谓"女腹如箕，男腹如釜。"此外，皮肤滋润者气血尚盛，枯燥者津血已伤，肌肤甲错者，多为瘀血内结，可见于闭经。以及望任脉之凹凸可辨别气之盛衰等等，皆属于望腹的内容。闻腹主要是用听觉来察知腹部的声响，如肠鸣、矢气、胎声等。如《妇人良方大全》说："妊娠四五月后，每常胸膈间满痛或肠鸣，以致呕逆减食，此由忿怒忧思过度，饮食失节所致。"《大全》《产宝》尚有"妊娠腹中钟鸣，妊娠腹内儿哭"的记载。张山雷认为"妊娠腹中啼声，确是时或遇之"，是胎动不安的一种表现。另如《金匮要略·妇人杂病脉证并治篇》所说："胃气下泄，阴吹而正喧，此谷气之实也，"也属于闻腹的范畴。

问腹主要询问患者腹部有否胀满，疼痛等方面的症状，其特点如何等。例如：腹痛有在气在血，属虚属实的区别，其疼痛的性质、特点各异，治法亦遇然有别。如《金匮要略·妇人产后病脉证治篇》对产后腹痛的记述，"产后腹中绞痛，当归生姜羊肉汤主之""产后腹痛，烦满不得卧，枳实芍药散，假令不愈者，此为腹中有干血著脐下，宜下瘀血汤主之，并主经水不利。"以上均为产后腹痛，但以腹中绵绵而痛，且喜温按者，为血虚血寒，治用当归生姜羊肉汤，养血散寒，温中止痛；腹中烦满不得卧者，为气滞血瘀作痛，治用枳实、芍药散行气和血止痛；少腹坚痛，或按之有硬块者，为恶露不尽，瘀血内停，治用下瘀血汤之类活血化瘀止痛。又《金匮要略·妇人杂病脉证并治篇》说："妇人六十二种风，及腹中血气刺痛，红兰花酒主之。"《妇人妊娠病脉证并治篇》说："妇人怀妊六七月，脉弦发热，其胎愈胀，腹痛恶寒者，少腹如扇，所以然者，子脏开故也，当以附子汤温其脏。"指出了痛经的特点，在于腹痛伴随月经周期而发作。《景岳全书·妇人规》进一步指出："经行腹痛证，有虚实。实者，或因寒凝，或因血虚，或因气虚"然实痛者，多痛于未行之前，血气相搏，其特点为腹中刺痛，故用红兰花酒活血止痛，以使血行风自灭；后者为阳虚寒甚，侵害胞胎所致，故腹痛恶寒少腹如扇，治用附子汤温经散寒，安胎止痛。以上是问腹痛性质，以区别证治，同时尚应询问腹痛与经、带、胎、产的关系。如《金匮要略》说："带下经水不利，少腹自减；虚痛者，于既行之后，血去而痛未止，或血去而痛益甚。大都可按可揉者为虚，拒按拒揉者为实。"则是根据腹痛之在经前经后，喜按拒按，以及对冷敷热敷的喜恶等特点，以分辨其证候的虚实寒热等类型，在诊断上具有一定的指导意义。它如妊娠小腹疼痛坠胀，腰酸不已者，需防堕胎；妊娠胸腹胀闷，呼吸迫促，是为胎气上逆；产后七八日，少腹坚痛，是为恶露不尽；带下清稀，小腹冷痛，多为下焦虚寒等，皆需通过问腹得知。

切腹是腹诊的主要内容。切腹即医者以手掌或手指密切接触腹壁，以检查腹壁的坚软温凉，有否压痛和癥块等。有关切腹手法的运用，《内经》有鼓、按、推、循等多种手法。可单用亦可合用。

切腹时，先对腹壁做一般检查，如腹壁的紧张度，弹力性，以及有无压痛，痞块等。一般说来，正常腹壁肌肉坚软适宜，皮肤滋润光滑，温度正常，小腹略隆于大腹，脐眼凹入，体肥者腹壁应丰满而柔软，体瘦者应较下陷而微硬。已婚经产妇女，应较未生育者松弛。之后应按脐部及其两侧，以候冲任之气的盛衰。一般凡按脐中及其周围，觉有动气应手，与寸口脉相应者，为脏气健旺；动而微弱，一息一二至者为冲任气虚；动而沉迟，为命门火衰；动数有力，为冲任伏热。切腹时，临床每需根据不同的目的，而有不同侧重点地检查。如闭经或痛经，应按其小腹有块无块，如有块则可通过循抚接触，了解其大小，形状、硬度，以及喜按拒按等，以辨识其性质。如按之坚硬，推之不移，按之痛甚为血瘀；按之有包块，推之可移，为气滞，同时还应注意包块与妊娠的鉴别。如后藤艮山说："妊娠与血块易混，然块者顽固沉着，无发扬之势。妊娠者，凝结温然，有润泽之气。"同时，还可以"讯之妇人，夜阴快寝后，小腹勃然突起者，娠也。"另以右手循鸠尾穴，轻按而下至脐，左手自耻骨微向上推，则脐下当子宫部位，有物起于指下，隐隐有力，即为妊娠。若痛经或闭经，按腹无块，则应查其有无压痛，喜按拒按，以辨别病证的虚实情况。如张石顽说："凡痛，按之痛剧者，血实也；按之痛止者，气虚血燥也；按之痛减，而中一点不快者，虚中挟实也。内痛外快，为内实外虚；外痛内快，为外实内虚。"

3. 腰部

腰为肾之外府，带脉之所循，冲、任、督三脉均受带脉之约束以维持其正常功能。因此，候腰部的情况，可以了解冲任及肾气的盛衰。如妊娠胎漏，每见有腹部坠痛，阴道出血，若不兼腰酸，则尚可保全，倘兼见腰酸坠痛，为肾气虚不能固摄胎元，每易导致流产。临床体会，按捺腰骶部，如有压痛点，则为冲任失调的反应，可见有月经不调，痛经，不孕等病证，敏感点多在八髎穴部位。

(四)妇科调经五要为先

哈氏认为：产生月经病的具体原因是多方面的，归纳起来不外乎内因、外因、不内外因三个方面。内因如情志不遂，忧思郁怒，外因如风，寒，湿，热等，不内外因如饮食劳倦，房劳，多产等。故肖慎斋说："经之所以不调者，成本于合非其时，或属于阴阳相胜，或感风冷外邪，或伤于忧思郁怒，皆足以致经候不调之故。"但这种种因素都只不过是引起月经病的外因，本质上还是由于肝、肾、脾三脏功能紊乱，气血，冲任二脉失调的结果。因此，治疗月经病，无论是采取祛邪还是扶正的方法，原则上都是为着调治肝、肾、脾三脏的气机，以使气血、冲任二脉的功能调和。所以在治疗月经病时，宜多从调治脏腑功能，调和气血入手，关于月经病的治疗，需要注意以下几个方面。

1. 养血莫如先于调气

月经的主要成分是血，但血与气息息相关。气为血之帅，气行则血行，气滞则血瘀，血为气之府，血到气亦到，血脱气亦脱。故月经失常虽表现在血病，实则与气机紊乱有密切关系。如气寒则血寒，气热则血热，气郁则血滞，气虚则血脱，气升则血上逆，气陷则崩漏下血等。即使病在血分，也有血热，血寒，血虚，血滞，出血等不同类型，治有清，温，补，通，固涩等不同方法，但因血是妇科常见病，多发病，临床表现不一，症状复杂，治法也多。又与气相关，故临床仍须配和调气之法。如血寒之温经理气，血热之凉血清气，血虚之补血益气，血瘀之破瘀行气及血脱之补气固脱等，都说明了“调经养血莫先于调气”的重要意义。自然，强调调气并非忽略调血，如气郁血滞者，宜行气开郁，佐以活血；气虚血脱者，宜益气升阳佐以补血；气逆血乱者，宜降气顺气佐以和血等，都有气血兼顾的意义，所以我们调经养血，必不可忽视调气。

2. 调经肝为先，疏肝经自调

肝藏血，主疏泄，性喜条达冲和，与女子月经及胎孕关系尤为密切，故有“肝为女子先天”的说法。肝气平和，气机条畅，则血脉流通，血海宁静，周身之血亦随之而安。如因忧思郁怒，损伤肝气，则常可致郁，木郁不达，化而为火，则肝阳上亢，肝阴益伤，凡此均能影响气机的正常运行，导致月经的失调，故有“百病不离乎郁，诸郁皆属于肝”的说法。妇女由于生理上的特点，肝经病变较多，尤以中年妇女为著。临床凡月经失调诸病，兼见精神抑郁，胸胁满闷，乳房及少腹胀痛者，多由肝气郁结所致，治则以疏达肝气为主，以用逍遥散为例而言，在经病治疗中，随症加减。如兼寒的见有小腹冷痛，喜温喜按，经色黯黑有块等症，可加吴萸、小茴、桂枝、橘核等；肝郁化热，见有心烦急躁，肌肤潮热，口干少津等症的，则用丹栀逍遥散。但肝为刚脏，体阴用阳，舒肝解郁不可一味仗持香燥劫阴之品，否则易促成肝郁化燥，气逆化火的转化条件。故王孟英强调：“理气不可徒以香燥也，盖郁怒为情志之火，频服香燥，则营阴愈耗矣。”因此在应用香燥辛散药物时，应适当佐以肝经血分之品，如当归、芍药、首乌、枸杞等。特别是由于肝血不足，或肝肾阴虚，水不涵木所致之月经涩少，闭经等疾患，也常常兼有少腹微胀，胁肋隐痛等肝郁症状，治疗则应以滋水涵木，养血柔肝为主，不可妄用香燥，徒耗真阴。此等证候可仿魏玉璜一贯煎的立意，于大队滋肝养血益肾药中，少佐香附，柴胡，川楝等舒肝之品，以遂其条达之性，助其升发之机。

3. 调经养血必先扶脾保胃

脾胃为后天之本，气血生化之源，而冲脉又隶属于阳明，妇女谷气盛则血海盈满，经候如常。如脾胃失调，化源不足，即可导致月经异常而为病，治疗则滋其化源，俾血自生，病自愈。至于健补脾胃的方法，仍须依据证情的寒热虚实，而采用补、泻、温、清的治疗原则。一般说来，脾病多虚多寒，胃病多实多热，故有“实则阳明，虚则太阴”的说法。但脾虚必兼湿盛，胃热常有阴伤，从而形成本虚标实的证候。故脾病用药以温阳，益气，升清，燥湿，化湿为主。温阳如炮姜、艾叶等；益气如参、术、芪等；升清如升麻、柴胡、葛根等；燥湿、化湿如苍术、厚朴、半夏、陈皮、薏苡仁、藿香、佩兰等。胃病用药多以和胃降逆，清热养阴为主，前者如清夏、竹茹、佛手、苏梗等；后者如沙参、麦冬、花粉、石斛等。调治脾胃尚须注意脾与肝、脾与肾的关系，从而采取从肝治脾，从肾治脾的原则。例如脾（胃）化生营血可以滋肝，脾虚则肝血不充，可导致肝郁；反之，肝主疏泄，有助于脾胃之升降。而肝郁可致脾虚，肝旺则横逆脾土。肝、脾之病往往互为影响。所以，肝病时即使病邪未伤脾胃，用药亦须予为照顾，不宜过用滋腻、克伐之药品，以免肝木乘脾之虚而肆虐。如月经不调，痛经，闭经等病，见有面色淡黄，心悸气短，精神疲倦，食少便溏，腹胀，甚则肢面浮肿，舌淡苔白等脾虚症状者，即可用四君子汤健脾益气，酌选柴胡、川芎、当归、香附等药以佐之，从肝治脾，培土疏木，以使土木相安。脾与肾在生理病理上关系也甚为密切，特别是脾胃的升降纳运功能，必得肾阳命火的温煦作用才得以不断进行，倘命火不足，火不生土，则致脾胃升降失司；反之，脾阳久虚也必影响及肾阳不足。因此，补肾时宜兼顾扶脾，温脾也当兼予益肾。如脾不统血之崩漏证，可用举元煎加减治疗，方用参、术、芪补气培元固中，阿胶、熟地、枸杞、女贞养血柔肝疏郁，再加杜仲、川断、菟丝子、鹿角霜等温阳益肾，从肾治脾，则更能收到良好效果。

4. 调经养血莫如滋水养火

肖慎斋说："调经莫如养血，而养血莫如滋水养火。"按肾为水火之脏，是产生月经的本源，"滋水养火"也即滋补肾阴肾阳，使阴阳调和，以达到养血调经的目的。一般说来，补肾阴应兼养肝血。因肝为肾之子，子虚能盗母气，子充能令母实。临床可用二至丸加杜仲、枸杞、桑椹、当归等滋肾养肝；且需少加养火之味如石楠叶、鹿角胶等，以从阳治阴，火中补水。又因肾为"封藏之本"，肾阴亏损则封藏失职，精易走泄，故又宜加用补肾固精之品，如川断、寄生、菟丝子、萸肉、五味子等，以固封藏。肾阴虚损，阳失所制则可以导致阴虚阳亢，血海不宁的病理变化，如月经先期，月经过多，崩漏下血等，治宜滋补肾水，兼予介类潜藏，如二至丸加丹皮、生地、元参、五味、鳖甲、龟甲、骨皮之类，切忌苦寒降火，重竭真阴。肾阳虚，临床以有虚寒现象者为肾阳虚，无寒象者为肾气虚。肾气虚可见腰酸膝软，倦怠无力，发育不良，性欲淡薄等症，据"精能化气"之旨，可选用鹿角胶、巴戟天、紫河车、金狗脊、菟丝子、广寄生、川续断等药。若兼见肢冷畏寒，小腹冷痛等肾气虚寒之症，则加仙茅、淫羊藿、补骨脂、艾叶等温补肾阳之品，而于桂、附、干姜等辛热劫阴之类，则宜少用或不用，如确有下元虚冷，寒湿不化，症见面白肢厥，重衣不暖，肢面浮肿，脉象沉迟等症，而必须应用时，也不可重用、久用。温补肾阳尚需兼补脾肺。因肾阳虚，命门火衰，火不生土，则脾阳失健，脾虚则不能助肺益气，故肾阳虚者又常见脾肺气虚之症，如气短无力，纳少便溏，自汗等，因此在温肾填精的同时，常需辅以参、芪、白术、山药之类益气健脾之药，以增强肾的功能。

5. 调经应因时、因地而宜

在月经周期内的不同阶段，其生理病理特点不同，因此在调治月经病时，尚须依据经前、经后、经时、平时的不同阶段，不同特点，而选用不同的方法。一般说来要掌握经前勿补、经后勿泻，经时治标，平时治本的原则。如经前多采用理气和血调经之法，目的在于因势利导，使血来通畅，而无滞涩之弊。若夹寒者兼予温经散寒，以助血运；血热者又兼凉血润燥，使热随血去，倘滥用滋补则有碍血运，致使经行不利，徒增腹胀腹痛等症之苦。但经前勿补，亦并非绝对，如月经先期，经来如崩之属于气虚不摄者，也应调补气血，或兼予固涩，以控制出血量，并调整周期。行经期间由于血运较之平时活跃，症状也常较明显，临床宜在辨别寒热虚实的前提下，针对具体症状治疗，以缓解病人的痛苦。如经量过多者兼予止血，过少者兼予养血通经，腹部胀痛者兼予理气止病等。经后由于血去脉虚，易为邪侵，故宜调理脾胃，滋补肝肾，以增强其修复功能，恢复气血。月经净后至下次经潮前这一阶段为平时，此段时间应本着“缓则治本”的精神，着重调节脏腑气机，特别是肝、肾、脾（胃）的功能，以使脏腑安和，气血协调，冲任调和，其中邪盛者以祛邪治病为主，正虚者以扶正调血为主。

（五）重视胎教而提倡优生

1. 重视胎教

中医的胎教，与近年来不断兴起的围产期医学的精神实质是颇为一致的。所谓围产期是指从妊娠 28 周到产后第七天的一段时期，这一阶段正是生命存活的关键时期，因此加强围产期的保健，对于防止早产、先天畸形、先天传染病和死胎的发生，以及减少围产儿的死亡等，有重要意义。而围产期医学主要是从孕期保健开始，因为胎儿畸形主要是胚胎疾病所引起的，特别容易发生在妊娠前期，即胚胎各器官形成时期。而中医的胎教说，对这个问题很早就有了比较深刻的认识。如《妇人大全良方》:“气质生成章第七”指出：孕妇的气血阴阳保持平衡协调，即“阴阳平均，气质完备”则胎儿发育就能正常，所谓“咸具自尔”。若母体气血失调，出现“血荣气卫，消息盈亏”的变化，或气质上出现“有衍有耗，刚柔异用，或强或羸”的差异，则可导致胎儿禀赋异常，出现“附赘垂疣，骈拇枝指，侏儒跛蹩……疮疡痈肿，聋盲喑哑，瘦瘠疲瘵”等先天“气形之病”。因此，他强调要在“胚胎造化之始，精遗气变之后，保卫辅翼，固有道矣。”这说明古人不仅认识到孕母身体虚弱，或患有急慢性疾病（有衍有耗），足以影响胎儿的健康，引起先天营养缺乏、先天传染病（瘦瘠疲瘵）和先天畸形等，同时，还认为这种情况是可以通过对孕妇的调养得以防止和纠正的，即所谓“保卫辅翼，固有道矣。”

2. 保卫辅翼

至于“保卫辅翼”之道，中医也有很多说法，如《便产须知》说：“勿乱服药，勿过饮酒，勿妄针灸，弗向非地便，勿举重、登高、涉险，心有大惊，犯之难产，子必癫痫。切勿多睡卧，时时行步，勿劳力过伤，使肾气不足，生子解颅、脑破不合。衣毋太温，食毋太饱，若脾胃不和，荣卫虚怯，子必羸瘦多病。”《女科集略》也说：“受好之后，宜令镇静，则血气安和，须内远七情，外薄五味，大冷大热之物，皆在所禁。使雾露风邪不得投间而人，亦不得交合阴阳，触动欲火，务谨节饮食。……”以及徐之才“逐月养胎法”所说的“无食辛燥，居必静处，男子勿劳”“毋悲哀思虑惊动”“当静形体，和心志，节饮食”“毋大饥，毋甚饱，毋食干燥，毋自炙热，毋大劳倦”“沐浴浣衣，深居

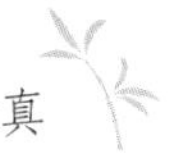

其处，厚其衣服，朝吸天光，以避寒殃”“身欲微劳，无得静处”“劳身摇肢，无使定止，动作屈伸，以运血气，居处必燥，饮食避寒”等。凡此种种，包括了妊娠期间服用药物，饮食劳作，精神情绪，房帷生活，体育锻炼等各方面的注意事项，都足以辅翼孕母，直接关系着胎儿的生长发育，是千百年来行之有效的。

3. 重视情志

值得提出的是，古人在“胎教”方面特别强调精神和心理状态的调摄。如《巢氏病源》说：“妊娠三月名胎始，当此之时，血不流行，形象始化，未有定仪，因感而变。欲子端正庄严，常口谈正言，身行正事……欲子美好，宜佩白玉；欲子贤能，宜看诗书，是谓外象而内感者也。”《颅囟经》指出：“巢氏论妊娠，至三月始胎之时，欲谈正言，行正事……佩白玉、读诗书之类，岂非胎数之理乎。”这种通过谈正言，行正事，佩白玉，读诗书等方法，加强孕母的品德修养，培养其高尚情操，保持良好的精神状态，可使胎儿未来的智力发达、性格端庄的说法，是有一定的科学道理的。著名的教育家巴甫洛夫说过，婴儿出生 3 天后再进行教育，就已经迟了 3 天，这也说明了胎教的重要性。近年来关于细胞染色体的研究说明，遗传对智力的形成有很大影响，但环境的作用对于人的智力和行为的差异，则是决定因素。因此，早期教育对婴儿的智力发展有很大好处，即使在婴儿尚未降生以前，孕妇的营养及精神状况，对胎儿以后的智力发育，也有很大的影响。而古人所说的“外象内感”的胎教方法，就是对胎儿的一种早期教育手段。而在妊娠期间，由于胎儿在胞宫内仰赖母体精气（气血）的滋养而生长发育，与母体的气血精神息息相关。因此，孕母的精神和心理状态的异常或失调，势必影响到精气的变化。胎儿受此异常精气的影响，神经系统的发育就必然受到阻碍。如《素问·奇病论》说：“人生而有病癫疾者……此得之在母腹中时，其母有所大惊，气上而不下，精气并居，故令子发为癫疾也。”说明儿童先天性癫疾的发生，与孕母遭受大惊骤恐，精神紊乱，精气运行失常有密切关系。病理上的影响如此，而在生理上，孕母的精神，心理状态，也必然对胎儿有所影响。特别是在妊娠前期，胎儿各器官及神经系统正值形成过程中，所谓“形象始化，未有定仪”，因此，应特别注意孕母的精神调摄。如《叶氏竹林女科》说：“宁静即是胎教……盖气调则胎安，气逆则胎病，恼怒则气塞不顺，肝气上冲则呕吐衄血，脾肺受伤；肝气下注，则血崩带下，滑胎小产。欲生好子者，必须先养其气，气得其养，则生子性情和顺，无乖戾之习，所谓和气致祥，……无不由胎教得之。”可以设想，妊娠期间如能多接触美好的事物，诸如听轻松的音乐，欣赏优美的风景，观看花卉和美术作品，读有益身心的文艺著作等，从而陶冶性情，开阔胸襟，旷怡心神，以使气血和顺，“阴阳平均”，则对胎儿未来智力，性格的发育，当然会有好的影响。

三、临床经验

(一)活血化瘀法论治子痫

一般子痫的治疗大法首应着重养血息风、滋阴潜阳,同时依据其兼夹因素的不同,参以辛散风邪、豁痰开窍、清热解毒、渗湿利尿的治法,并宜酌加活血化瘀通络之品,以调畅血行,舒缓筋脉。临床常选用《大全良方》钩藤汤加减为基础方,药如钩藤、菊花、白蒺藜、当归、寄生、生地、寸冬、沙参、竹茹、生牡蛎、丹参、琥珀等。全方养血育阴、潜阳镇逆,用于妊娠末期常感头晕头痛、胸闷呕恶、心悸气短、肢面浮肿、猝然颠仆、抽搐项强、口吐白沫,舌红、脉弦数等症。

按子痫病的发病机制,主要为阴血不足,肝阳上亢,化火生风。《生气通天论》说:“阳气者,精则养神,柔则养筋。”今肝阳化风,奔逆于上,则阳气不能柔养筋脉,而致筋脉拘挛绌急,气血运行也必因而涩滞不畅;又因阴血既亏,则血液运行无力,也会导致血脉涩滞,络中血瘀。故在子痫病的发病过程中,瘀血的因素是存在的。同时由于肝气上逆,挟气血上奔于头,以致气血逆乱,冲任失调,胞宫供血不足,胎儿也将不得充分滋养。此时若单纯息风潜阳,而不予疏利血脉、导血下流,则逆上之气血即不能速反。《内经》说:“气反则生,不反则死”,因此!“非惟胎好骤下,将见气血涣散,母命亦难保全。”故对于子痫病的治疗,在辨证施治的基础上,针对病情,选用适当的活血化瘀药物,有利于舒缓筋脉,调畅血行,导血下流,调养冲任,不仅能达到“治风先治血,血行风自灭”,从而缓解症状之目的,且能佐助镇肝息风之品,而有补阴益血、滋养胎儿之功。

子痫病人应用活血化瘀药物,目的只在于通经活络,畅运血行,不可峻利攻破,以损胎元。而且从中医辨证论治的原则看,通常尚需掌握以下指征:如体质较健,素性多郁,发病后见有唇青舌紫,或舌有瘀斑、瘀点,浮肿见有赤缕红丝,以及腹痛,肢体疼痛,心悸烦热,口渴不欲饮,如产后子痫则伴有恶露不畅或不下等。常用药物如丹参、琥珀、赤芍、寄奴、乳香、没药、川茜草、苏木等,一般多选一二味配伍应用(产后子痫则牛膝、菖蒲、灵脂之类亦可酌加),并配以麻仁、郁李仁、黑芝麻、桑椹等滋阴润便之类药物,则效果尤佳。如上述血瘀指征不甚明显,则可酌用当归、泽兰之类养血和血,一般不会出现不良反应。

(二)痛经四治以通为顺

中医认为诱发痛经的原因是多方面的。举凡劳伤风冷,寒客胞中,瘀血内阻,气滞血瘀,肝肾虚损,气血不足等,均可导致该病的发生。

哈氏临床体会,痛经的主症为下腹疼痛,其发病的主要机制不外乎冲任二脉气血运行不畅，经血滞于胞中所致，因此，在治疗上，依据“通则不痛，痛则不通”的理论，应强调着眼于“不通”这一主要矛盾，并结合证候的虚实寒热，或温而通之，或清而通之，或补而通之，或行而通之。正如高士宗所说：“通之之法各有不同，调气以和血，调血以和气，通也……虚者助之使通，寒者温之使通，无非通之之法。”

1. 温而通之

痛经之因于寒者，多由经期(或产后)误食生冷瓜果，或践冰涉水，或淋雨受寒，致使血因寒凝，不得畅行，瘀血阻于冲任，不通则痛。如《素问·举痛论》说：“经脉流行不止，环周不休，寒气入经而稽迟，泣而不行，客于脉外则血少，客于脉中则气不通，故卒然而痛。”此种类型的痛经临床较为常见，并且疼痛一般也多较剧烈。表现为经前或经期小腹绞痛、冷痛、拧痛等特点，且痛处不移，不喜按揉，得热则舒，遇寒加剧，经期多延长，经色苍暗，淋漓不爽，经量多少不一，且伴有肢冷面白，口不渴饮，或兼小腹冷痛，或伴吐泻清稀，舌苔薄白，脉象沉弦或沉细等症。寒性痛经也有因脾胃阳虚，寒从内生，以致经脉绌急，牵引小络，影响气血流通而形成者，疼痛特点为拘急挛缩，抽引作痛，喜温喜按，经量少，色淡，舌淡苔滑，脉象沉迟，或伴见腰膝冷痛，酸软无力，食欲不振，呕恶便溏等症状。治疗大法，总以温通为原则，但前者属实，常用少腹逐瘀汤或温经汤为主，温化瘀血；后者属虚，恒用理中汤、小温经汤为主，温阳通经。

2. 清而通之

痛经之属于热型者，主要因肝气郁久化热，血热气实，肝络不通所致，如朱丹溪说：“经将来腹中阵痛，乍作乍止者，血热气实也”，腹痛一般都较剧烈，表现为经前或经期腰腹胀痛，或坠痛，或牵及胁肋胀痛，月经周期缩短，量多色紫有块，小腹紧张，手不可按，或有发热心烦，口渴思冷，精神烦躁，舌红苔黄，脉象弦数等症。若兼有湿热下注，则可并见小便赤涩，带下黄浊等症。治以清热凉血通经为法，多用丹栀逍遥散或陆九芝清热调经汤加减，兼夹湿热者，则伍用苦寒燥湿之品。临床尚有因湿热内阻，气血运行不畅而致病经者。治疗则需以清热燥湿为主，配合滋阴凉血化瘀之味，多用龙胆泻肝汤或八正散加减。

热性痛经也有因肝肾阴虚，水不涵木，相火不藏，肝络不能条达而形成者，临床表现为腹痛不剧，腰酸膝软，头晕耳鸣，神疲无力，多梦易恐等肝肾亏损的症状。治疗原则虽然也以清通为法，但不用苦寒辛燥的药物，以免枯涸其阴。宜用滋阴涵阳，壮水制火，佐以活血通经之品，多用六味地黄丸或麦味地黄丸类加减。

3. 行而通之

痛经之因于气滞血瘀者，其证属实，治当行而通之，“行”包括行气滞，活血消瘀两个方面。气与血如影随形，气滞血亦滞，血瘀气亦郁，气滞血瘀是痛经发生的主要机制，临床多表现为经前或经期剧烈腹痛，或胀痛累及胸肋，小腹拒按，经后或血块排出后即趋缓解，经色紫黑夹块，涩滞不畅，伴情绪激动或抑郁不舒。舌质正常或暗，脉沉弦细涩。一般胀甚于痛，抚之得嗳噫矢气则舒，兼见乳胁作胀者多偏于气滞；痛甚于胀，小腹拒按，血块量多者，偏于血瘀，如《医宗金鉴》说："凡经来腹痛，若因气滞血者，则多胀满，因血滞气者，则多疼痛。"偏于气滞者宜调气定痛，多用柴胡疏肝散合金铃子散加减；偏于血滞者，需行瘀定痛，多用膈下逐瘀汤或琥珀散加减。

4. 补而通之

痛经之因于虚者，多由禀赋素弱，肝肾亏损，或大病、久病之后气血不复，或因房室不节，产育过多等因素，导致气血亏虚，运行迟滞所引起。虚性痛经的发病机制，必因虚而夹滞，方能产生痛的症状，若单纯的气虚或血虚，一般不大表现为痛，而多表现以麻木不仁为主的症状。清·江之兰《医津筏》说："痛虽有虚实寒热之分，然皆主于气郁滞，气不滞则痛无由生。气虚则气行迟，迟则郁滞而痛；血虚则气行疾，疾则前气未行而后气又至，亦令郁滞而痛。"正是对虚痛机制的解释。个人还认为，古人主张经前腹痛多实，经后腹痛多虚，固然可以作为辨证的一个方面，但也不可印定眼目，虚痛未必都在经后，实痛也未必尽在经前，临床尚应综合各方面的症状进行辨证。一般虚性痛经，多表现为经期或经行将尽或经后少腹绵绵隐痛，或痛如牵引、抽掣，经行稍多腹痛加剧，按揉则减，经期或先或后，色淡量少，稍夹血块，腰酸背楚，头晕心悸，便溏或燥，舌淡苔薄，脉沉细弱等症状。治疗原则宜补而通之，特别在经期往往还侧重于通。虚性痛经尚有气虚及血、血虚及气的不同情况，前者多有气短无力，心悸少寐，纳呆便溏之类症状，治从心脾，兼予行气化瘀。

(三)不孕症六型分治

治疗不孕症，应重视肝、脾、肾三脏的调治，临床可根据三脏病变的重点不同，分为肝肾亏损、脾肾两虚、肾虚肝热、气滞血瘀、湿热瘀阻、寒湿凝滞六种类型辨证施治。一般说来，肝肾两虚者，以滋补肝肾，养血和肝为主；脾肾两虚者，以补肾健脾，利湿通阳为主；肾虚肝热者，以滋养肾阴，清热柔肝为主；气滞血瘀者，以疏肝理气，活血化瘀为主；寒湿凝滞者，以温经散寒，理气活血为主；湿热血瘀者，以利湿解毒，破瘀通经为主。临床在辨证正确，治病求本的同时，用药也应照顾标症，以解决现有症状或原发疾病，这对调理月经有很大意义。因此，在治疗过程中，既要注意辨证，也要注意病理检查，使辨证与辨病相结合，也即注意一般治疗规律的同时，也要注意个别病人的病理特点，才能提高治疗效果，妇女行经前及排卵期乳房胀痛不可触按者，多见有不孕症。

补肾药多用女贞子、旱莲草、石楠叶、川续断、广寄生、菟丝子、炒杜仲等，其中阴虚有热者，加元参、生地、寸冬、五味、青蒿、鳖甲、地骨皮等；肾阳不足，性欲衰退者，加仙茅、仙灵脾、金狗脊、鹿角霜等。肝血虚者，常用当归、杭芍、枸杞、萸肉、首乌、阿胶等；肝郁气滞者，常用柴胡、香附、木香、川朴等，其中乳房胀痛加青皮、王不留行、穿山甲；经期腹痛用川楝、元胡、乳香、没药等。常用活血化瘀药，如三棱、莪术、赤芍、泽兰、桃仁、红花、寄奴、苏木、益母草等；至于输卵管不通者，当审因施药，慎投峻剂，常配以健脾益气，如党参、黄芪、山药、白术、扁豆、薏苡仁等；湿盛浮肿者，加用茯苓皮、五加皮、冬瓜皮、车前子等；体胖痰多者，加半夏、茯苓、橘皮、白术、枳壳等，湿热下注，带下量多者常用红藤、虎杖、败酱、山慈菇、墓头回、鸡冠花、蒲公英；下元寒湿者，常用吴萸、炮姜、小茴、橘核、荔枝核、鹿角霜等。此外，常配合丸剂治疗，如肝肾虚者用二至丸、杞菊地黄丸等；肾气虚者用斑龙丸等；心脾虚者用人参归脾丸等；肝气郁滞者用七制香附丸、逍遥丸等，月经不调用八宝坤顺丹、得生丹、妇科调经丸等；带下如脓，臭秽难闻者用小金丹、一粒珠等。

(四)崩漏以四法止之

哈氏认为崩漏为病，虽可有虚、实、寒、热四种证型，但本质上还是虚证，或虚中夹实证，发病总因冲任损伤，不能制约经血所致。但冲任二脉需赖脏腑气血的滋养，始能发挥其固摄经血的作用，其中特别是先天肝肾及后天脾胃，更有其重要性。如叶天士说："夫奇经，肝肾主司为多，而冲任隶属于阳明，阳明久虚，脉不固摄，有开无阖矣。"故有冲任隶属肝肾，又隶属阳明之说。因此，肝肾脾胃功能失调，冲任失调，经血失固，乃是崩漏发生的主要机制。崩漏治疗的大法，首当控制出血，之后则须调整周期，古人概括为塞流、澄源、复旧三个步骤。

塞流虽然是"急则治标"的措施，但它是治疗崩漏的第一关，特别是在大出血的情况下，如不迅速止血，就有发生虚脱，危及生命之虞，故叶天士说："留得一分自家之血，即减少一分上升之火。"但止血并非一味固涩，必须根据证情的寒热虚实，或温而止之，或清而止之，或补而止之，或泻而止之，并宜注意虚实之兼夹，寒热之错杂，而权衡常变。

1. 清而止之

用于崩漏的热证，崩漏的热证常与肝肾阴虚，相火亢盛，扰动血海有关，故《内经》指出："阴虚阳搏谓之崩"。张山雷更强调："崩中一证，因火者多，因寒者少，然即属热，亦是虚火，非实热可属热者，宜用清滋之品，如丹皮、生地、白薇、地榆、炒黄芩、茅根之类。至于苦寒泻降之连、柏、栀子等，则宜慎用，以免苦寒伤阴之弊。并且在清热凉血的同时，往往还需参之以滋水涵木法，以使肝木得养，藏血守职。"

2. 温而止之

用于崩漏之属于虚寒者。崩漏寒证临床较为少见，沈尧封说："崩证热多寒少"。但若素体脾肾阳虚，冲任不固，也可导致崩漏的发生。另如患崩过服凉药，冰伏阳气，或血去过多，气随血耗，真阳无权等，均可表现为虚寒的证候，见有四肢不温，面白神疲，纳少便溏，血色淡薄，或小腹冷痛，喜温喜按等症。崩漏之属于虚寒者，用药不宜辛滑燥热之品，如温阳不宜桂、附，养血不赖归、芎，而拟用鹿角胶、巴戟天、狗脊、菟丝子，以及参、芪等药温阳益气，水中补火为当，此即张介宾所谓“善补阳者，于阴中求阳”之旨。

3. **补而止之**

用于崩漏患者肝肾脾胃三阴三阳气血失调，功能衰弱，冲任亏损的证候，一般以肝肾两虚，或脾肾两虚为多见。肝肾两虚多表现为精血亏损、虚火妄动、冲任不固的症状，但腰膝酸软，头晕目眩，倦怠乏力，或见潮热颧红，出血量多、颜色鲜红或淡红，脉弦细或细数等。治以滋补肝肾，调和阴阳为主，药如女贞子、旱莲草、川断、寄生、杜仲、萸肉等，它如龙、牡潜纳之品，亦可酌用。若虚热明显者，则兼予清热凉血，兼夹瘀滞者，则佐以活血化瘀等，均可依据病情参合应用。

4. **泻而止之**

用于崩漏之因于气滞血瘀者。崩漏一证虽然本质属虚，但在发病过程中，往往有气滞血瘀的病理，其形成原因，或因气虚运行迟滞，血脉离经；或因寒性收敛，气血缩而不行；或因热的血液成块；或因气郁血滞；或因离经之血，阻于胞脉等，其共同表现为下血有块，少腹胀痛，不欲按揉，舌有瘀斑，脉沉细或弦细、细涩等。治宜活血化瘀，“通因通用”。常用药如刘寄奴、赤芍、茜草、泽兰、坤草、元胡、乳没、三棱、莪术等。临床须依据致瘀的不同原因，及主症、兼症的不同关系，或以化瘀为主，或以为辅。

四、用药心法

(一)气分药临床运用新见

哈氏认为所谓气分药，广义来说，乃泛指一切治疗气分病的药物，如益气、行气、降气、升气等。此处则专指以理气解郁为目的的理气类药物，理气药多用于脏腑怫郁，气不周流，郁积不通，气血失调的病理。若肝失疏泄，脏气怫郁，气血不调，则不仅贻害脏腑，而为诸病之发端，且使妇女经、带、胎、产失于恒常，而诸病蜂起，故有“万病不离乎郁，诸郁皆属于肝”，以及“肝为女子之先天”的说法。由此可见，肝实为诸脏之枢纽。肝气郁则诸脏之气也郁，而妇科诸病之发生，也多以肝失疏泄为肇始。因此，气分药的应用，重点在疏肝，调肝，理气解郁，从而斡旋脏腑气机，调畅气血运行，以达到愈病的目的。它如补益气血，破瘀化滞等治法中，亦每多应用，以起到补而不滞，行而不涩的作用。

哈氏认为在临床对于凡属脏腑气郁，升降失司，而病情较轻者，常选用苏梗、橘叶、天仙藤、蔻仁、砂仁、香橼、陈皮、佛手、代代花、厚朴花、合欢花、玫瑰花等类，舒理气机。

体壮邪实，胁肋支撑，胸腹胀满，病情较重者，则多选用甘松、青皮、木香、沉香、香附、柴胡、乌药之类，重予理气，以杀病势；气滞初入血分，或气滞兼夹血瘀者，可选用川芎、柴胡、郁金、川楝、元胡之类，以理气为主，通络为辅；血瘀兼挟气滞者，可选用泽兰、乳香、没药、三棱、莪术、郁金之类，重予通络化瘀，兼能行气。如夹寒可选小茴、丁香、荜茇等；兼热可选川楝、竹茹等；夹痰选覆复花、苏子等；兼湿选川朴、藿香、佩兰、石菖蒲等。

以下为哈氏妇人气分要药二十五味新解。

(1)香橼　辛苦酸，性温。具理气止痛，和胃化痰之功。本品性较中和，常用于妊娠期脘痞不舒，食欲不振，以及乳胀胁痛等症。

(2)苏梗　辛温。功能理气宽胸，解郁安胎。常用于妊娠呕吐，腹胀，胎动不安之因于脾胃气滞者。

(3)橘叶　苦平，入肝经。本品舒肝，解郁，消肿散结。多用于妇女痛经，乳房胀疼，及乳痈等证。

(4)天仙藤　苦温，入肝脾两经。功专行气利水，活血通络。常用于妊娠水肿，产后腹痛等症。

(5)砂仁　辛温，专入脾胃，兼入肾及大、小肠。具有理气宽中，健脾化湿之功。用治妊娠恶阻，胎动不安之因于气滞夹寒者为宜。

(6)陈皮　辛温，专入脾肺，兼入大肠。其气芳香，其性升浮。哈氏临床对妇科诸病而兼见消化系统症状者，每多伍用。

(7)佛手　辛苦酸温。舒肝解郁，理气和中。对妇女经前乳房胀痛，产后乳汁不下，乳胀胁痛，以及更年期妇女之胸膺闷痛，刺痛等。兼见食纳不香者，每常伍用佛手花，以其偏于行气止痛，兼能开胃醒脾。

(8)玫瑰花　甘苦性温，气味芳香，归经肝脾。具有疏肝理气，和血调经之功。对于妇女月经不调、脘胁胀痛、咯血、吐血之属于肝气郁滞者，用之适当，效用甚佳。

(9)青皮　苦辛性温，能引诸药入肝经。舒肝破气，散结止痛，用治肝气郁滞之胁痛腹胀甚有效果。妇女气滞痛经，经行不畅者，每多伍用行气止痛，甚有捷效。

(10)木香　辛苦性温，入肝脾两经。功能疏肝醒脾，长于理胃肠滞气。用治妊娠胎动不安。

(11)沉香　辛苦性温，归经脾胃。本品温而不燥，行而不泻，用治胸腹气滞，胸闷作痛，肠鸣腹泻之属于寒证者为宜。哈氏对妊娠浮肿，小便不利，腰膝冷痛诸症于温阳健脾渗湿药中用为佐使颇佳。

(12)香附　味辛微苦，气平。为理气解郁要药，本品理气兼能和血，为“血中之气药”。对于妇女月经不调，经行不畅，闭经，痛经等属于肝郁气滞者，用之颇佳。

(13)柴胡　苦平微寒，归经肝胆。以其升中有散，和解退热，近代多列入解表药中，殊不知其实为舒肝解郁之佳品。柴胡功在舒肝和解，故在妇科疾病中，凡属肝郁不舒者皆可应用。酒制升清止泻，醋制止血止痛，鳖血拌炒退热，皆足资参考。

(14)乌药　辛温,入肝脾肾经。乌药长于温行气滞寒郁之候,尤其下焦之寒性气痛,对于妇女肝气郁滞或肾间冷气波及肝经的痛经病,常用为主药。乌药亦血中气药,与香附配合用治痛经,效果尤佳。

(15)川芎　辛温香窜,专入肝经。其香气雄厚,最善疏通,凡妇女肝郁不舒,血中气滞,血行不畅之月经不调、痛经、闭经、难产、胞衣不下,以及产后恶露不净之腹痛拒按等症,皆可随证应用。

(16)郁金　辛苦气寒,入心肝胃三经。功能行气解郁,活血凉血。本品为气中血药,理气之中兼能破瘀,宜于肝郁化热,气血郁结之痛经、闭经等症。

(17)川楝　微酸性寒。实则本品入肝经,为疏肝理气之良品。临床对于妇女肝气横恣,肝经郁热之经前乳胀胁痛,气急易怒,或经行脘腹灼痛、胀痛等症,每与元胡合用增强止痛效果。

(18)元胡　辛苦温,入肝经兼入心经。能行血中气滞,气中血滞,为止痛要药。其止痛作用部位广泛而持久,凡气血郁滞,一身上下内外诸痛,非此莫属。临床常用于妇女月经痛,产后胞衣不下,及儿枕作痛等证,每有效果。

(19)三棱　辛苦平,入肝经,能破肝经血分之气。故宜用于血瘀气滞之月经不调、痛经、闭经、产后瘀血作痛、癥瘕证。本品同气药用则偏于行气,同血药用则重在破血,要在临床之配伍适当。

(20)莪术　辛苦性温,入肝经。行气中之血,其理气之功优于三棱,破血之力则不逮于三棱。若二者配伍,用于血瘀气滞之闭经,痛经,产后瘀血作痛,及癥瘕等证,更可加强行气破血,磨积消坚之功。

(21)乳香　辛苦微温。香窜理气,活血通经,为止痛要药。对妇女气滞血瘀之痛经,及产后瘀血不下腹痛等,均有良好止痛效果。对妇女热入血室,血蓄下焦之心烦躁扰,神志乖常,以及经行手足抽搐等症,每多伍用,以祛风伸筋。

(22)没药　苦平微辛,入肝经。功能与乳香同,但破血散瘀之力胜于乳香。临床对经闭,癥瘕,痛经,产后腹痛,按之益剧的病证,二药并投,每能增强止痛效果。

(23)小茴香　辛温。功能理气开胃,散寒止痛。妇女寒滞肝脉之经行腹痛,月经后期,量少色暗有块者,可配伍理气止痛,活血通络之品应用。妇人阴痒,尿频,尿痛等证,用之煎汤熏洗,常获效果。

(24)荜茇　辛温。功能温中散寒,行气止痛。妇女月经不调,经行腹痛等属于寒凝经脉,以及宫冷不孕者,也可伍用。

(25)吴茱萸　辛苦燥热,专入肝经气分,并入脾胃。具有舒肝利气,温散肝经寒邪,降逆止呕之效。临床对于妇女宫寒不孕,少腹冷痛,经期错后,血少色黑,以及痛经等证,常与理气止痛,和血通络之品配合应用。

此外如大腹皮之下气宽中、利气消肿,用于子肿;大刀豆、丁香之和胃降逆、止呃止呕,用于妊娠恶阻;白檀香香窜理气止痛,对于痛经兼有胃寒脘痛等,也可

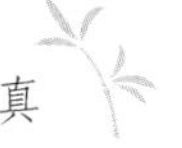

应用。

(二)二至丸为主治疗更年期综合征

哈氏认为:女子在生理上有经、带、胎、产之特点,精血易耗,加之更年期天癸已竭,冲任已衰,因此,更年综合病的病理究属虚多实少,用药不宜过于辛燥,甚至诛伐无过。如清热不宜过于苦寒,祛寒不宜过于辛热,活血不宜过于峻逐,理气不宜过于攻破。临床常用方药,肝肾虚以二至丸(女贞子、旱莲草)为基础,偏于阴虚阳亢,症见头晕目眩,肢麻震颤,潮热面红,腰背酸楚等,加桑寄生、枸杞、桑椹、寸冬、白芍、磁朱丸、生牡蛎、钩藤、蒺藜、菊花等,滋阴潜阳、镇肝息风;兼心火不足,心火妄动,见有寐少梦多。悲伤欲哭,夜卧汗出等症者,加浮小麦、糯稻根、五味子、粉丹皮、东白薇、炒枣仁、远志、夜交藤、合欢花等养心安神,凉营泻热;兼肝火旺盛见有口苦咽干、耳鸣耳聋、烦躁易怒、胸胁胀痛、便干溲赤者,加栀子、胆草、柴胡、白芍、生地、元参、竹叶、莲子心等,滋阴柔肝、泻心肝之火。偏于阳虚内寒,症见肢冷便溏,腰膝冷痛,性欲衰退等,加炒杜仲、菟丝子、川续断、仙灵脾、仙茅、鹿角霜等温养督脉,益火之源。脾肾虚者选用归脾汤加减,药如党参、白术、茯苓、远志、川断、寄生、炒杜仲、女贞子等。偏于脾肾阳虚,气不行水,症见腰部酸痛,肢冷便溏,小便清长,周身浮肿等,则加淮山药、金狗脊、鹿角霜、威灵仙、冬葵子、冬瓜皮、仙灵脾等温阳利水;若统藏失职,月经量多,淋漓不止者,加棕榈炭、炒地榆、海螵蛸、川茜草、艾叶炭、炮姜炭等温经止血。偏于脾胃气虚,升降失常,见有大便溏薄、脘痞纳呆、泛恶欲呕等症者,加佩兰、清夏、竹茹、陈皮、厚朴等健脾和中,快气醒脾。若兼心脾不足、行血无力,见有心悸气短、心胸闷痛等症,则加橘叶、香附、姜黄、菖蒲、丹参、鸡血藤、分心木等通络活血、理气止痛。它如养血调经、蠲痹通络、利湿通淋等方法,也常依据病情间或穿插应用。

(三)小柴胡加减治疗热入血室

哈氏认为,所谓"血室"可以顾名思义,不外指血液储留之处,其与子宫关系固然密切,而与肝脏、冲任二脉也有连带关系,热入血室的临床表现也往往涉及以上3个方面。而子宫、肝脏、冲任二脉三者之间又紧密相连,互有影响,统属于厥阴范围,所以用小柴胡汤和刺期门法而能获效。

1. 热入血室的症状

(1)月经不调　外感期间月经适来,或经行未止,外邪乘陷;或产后恶露未净,骤感风邪,以致热邪乘虚陷入,临床可表现为月经猝止,热与血搏,瘀阻胞宫的情况,即所谓"其血必结",也可表现为热入血分,迫血妄行,而致经水过多,淋漓不止的症状。

(2)发热　热入血室总属外感范畴,故发热为临床所必见,至于其发热类型,则因热陷部位之深浅不同而不同。浅者留于少阳，则表现为往来寒热如疟；深者结于厥阴，则现热深厥深。也可因热蕴血分，而表现为日晡或夜间潮热。

(3)神志异常　心主血，肝藏血；心舍神，肝藏魂。热入血室上扰心神，或邪入肝经，均可见有谵语如狂，或昼明夜作，或烦躁不安，夜寐呓语，或神识忽清忽昧等神志异常的表现。如仲景论热入血室有4条，其中3条均有谵语症状。总之，神志异常的症状，也为热入血室所必见，惟有轻重之别，轻者仅为心烦神昧，重者则神昏谵语。

(4)胁腹胀满　肝脉布两胁，热入血室，邪滞肝经者，可见有胸胁胀满如结胸之症；热与血结，瘀阻胞宫，则有小腹胀痛拒按之症。如仲景说："……胸胁下满，如结胸状，此为热入血室"，《温病条辨》叶子雨眉批说："热入血室，……如经水适来，为热邪陷入，搏结而不行，胸胁少腹，必有牵引作痛拒按者"，何廉臣引丰瑞山云："热入血室，少腹痛硬，大便闭，或通而色黑……"均指出热入血室常可出现胁腹症状。

2. 热入血室的治疗

热入血室的治疗，仲景依据邪入深浅及病势轻重之不同，分立两法。邪入较浅，病势较轻，症见寒热如疟者，用小柴胡汤从少阳胆治。如"妇人中风，七八日，续得寒热，发作有时，经水适断者，此为热入血室……小柴胡汤主之。"

哈氏个人体会，对于热入血室证的治疗无须强分伤寒、温病，总须依据热势之轻重，邪陷之浅深，病机之虚实以辨证施治。其治疗精神，总以透邪彻热，使不与血结为原则。

热入血室的临床表现复杂不一，而以邪陷肝胆两经的症状为多，应用小柴胡汤加减，确有一定效果。一般说来，正气较虚，经水适断，热陷较深，寒热如疟者，可用小柴胡汤解半表半里之邪，稍加行血之品，如刘寄奴、紫丹参等；若热多寒少、蒸热口渴者，则小柴胡去参、枣，加生石膏、麦冬、生地、元参等以清热养阴；若便秘腹胀，则为少阳阳明合病者，可用小柴胡与调胃承气汤化裁，或以大柴胡汤加减；若热重陷深，热与血结，胁下苦满，小腹胀痛不欲按，谵语如狂者，可用小柴胡与桃仁承气汤，或合用《金鉴》清热行血汤化裁；若热邪伤阴，热迫血行，午后潮热，心烦神昧，则以小柴胡加青蒿、骨皮、杭芍、元参等；月经过多或淋漓不止，则加丹皮、生地等清热凉血，并酌加炭类药；产后气血大伤，恶露未尽之热入血室证，则宜考虑产后多瘀多虚的特点，可用小柴胡合芩连四物汤类。

五、病案选评

(一)闭经

马××，女，24岁，未婚，1977年12月2日初诊。

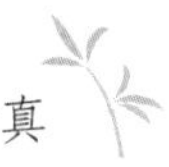

主诉：素性急躁，1年前与其爱人言语相争，争执动怒，致月经行而骤止，从此月事衍期、色深有块，经量逐月递减，终致经闭不行。于兹5月，腹痛如刺，不欲按揉，触似有块，小腹胀硬如墩，烦躁易怒，胁痛胫肿，大便干结，小便时黄，舌质黯红，苔薄腻根部腻黄，脉沉细弦。此瘀血内阻，气机失常，病在血分，堪虑成癥，法宜气血两疏，重在化瘀。

处方：赤芍药9克，三棱9克，莪术9克，净苏木9克，桃红泥12克，刘寄奴12克，怀牛膝12克，全当归12克，云茯苓9克，紫厚朴9克，香附米9克，川芎片6克，女贞子12克，3剂，水煎服。

二诊（12月5日）　上方服后：矢气频转，腑行不畅，小腹胀痛略松，胫肿依然，舌脉如前，血仍未至。此系瘀滞日久，上方虽药证不悖，但力有不逮，再依前法，加重攻破之。

处方：全当归12克，刘寄奴12克，怀牛膝12克，赤芍药12克，紫丹参15克，五灵脂12克，生蒲黄9克，泽兰叶9克，草红花9克，川茜草9克，三棱9克，莪术9克，川大黄9克（另包，后下，便泄后去此味或减半服），香附米9克，瓦楞子24克，3剂，水煎服。

三诊（12月20日）　药后大便畅行，胁腹胀痛续有缓解，月经来潮，惟量少色晦，夹有血块，脉沉弦关上小滞，舌质渐润，苔薄腻。此胞脉通而未畅，瘀血行而未消，拟养血调经法。

处方：全当归12克，女贞子12克，鸡血藤12克，旱莲草9克，泽兰叶9克，紫丹参15克，生蒲黄9克，刘寄奴9克，净坤草9克，赤芍药9克，醋柴胡6克，香附米9克，川大黄6克（另包，后下，便泻后去此味），5剂，水煎服。

四诊（12月27日）　经血畅行，6天而止，腹痛已除，足肿尽消，二便趋常。嘱每日下午服七制香附丸半副，上午服通经甘露丸1副，连服20天。因其特意来津诊治，拟将返里，嘱其下月经前1周，服三诊方4剂。3月后再来复诊，经行如常矣。

按：本例因经期郁怒，经行骤止，结而成瘀，胞脉被阻，渐致经闭不行。血脉瘀阻，不通则痛，故小腹胀硬刺痛，拒按有块；气因血滞，不得宣达，故烦躁易怒，两胁胀痛；气不行水，故足胫浮肿。初诊以三棱、莪术、赤芍、桃仁等活血行瘀，厚朴、香附、川芎等理气行滞，当归、女贞养血调经，茯苓利水，唐容川认为："气为水化，水行则气行而血亦行矣。"但因血瘀既久，药力不逮，故二诊制重其剂并加瓦楞子、大黄之开破以广其效。《女科经纶》引叶以潜曰："故滞者不宜过于宣通，通后又须养血益阻，以使津液流通。"故三诊于经转后，即以女贞子、旱莲草、当归、鸡血藤等滋补肝肾，养血益阴，俾去瘀而不伤血，殆即此意。

（二）经间出血

杨××，女，27岁，未婚，1973年4月初诊。

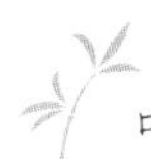

主诉:2 年来每于月经过后 10 天左右,阴道即见有少量出血,色褐,持续 4～5 天始止。经期前错,色红,量多,间有小血块,经前小腹胀痛,月经前后,带多质稠,腰酸乏力,眠食俱差,舌红,苔黄薄腻,脉弦滑无力。证属肝热血虚,湿热下注。刻诊经期方过,头晕腰酸,带下量多,拟予清热利湿,养血平肝。

处方:秦当归 9 克,杭白芍 9 克,女贞子 9 克,旱莲草 9 克,桑寄生 15 克,白蒺藜 9 克,杭菊花(后下)9 克,车前子(包煎)12 克,椿根白皮 15 克,瞿麦 15 克,黄芩 9 克,粉甘草 6 克,3 剂,水煎服。

另用蛇床子 9 克,川黄柏 6 克,淡吴萸 3 克,布包,泡水,坐浴,日 2 次。

二诊(5 月 6 日)　上方续服 8 剂,带下止,经间亦未见出血,腰膝乏力诸皆轻减。今晨月事来潮,量较多,并见腰酸腹坠,脉弦滑略数。再予养阴清热,凉血固经法。

处方:秦当归 15 克,杭白芍 9 克,大生地 15 克,川芎片 4.5 克,粉丹皮 9 克,炒地榆 15 克,川茜草 6 克,刘寄奴 9 克,制香附 6 克,生侧柏 9 克,乌贼骨 15 克,条黄芩 6 克,陈阿胶(烊化冲服)9 克,3 剂,水煎服。

三诊(5 月 20 日)　上方服 5 剂,月经已止,此次经量较上次为少,用纸不足两包。舌红苔薄白,脉弦缓。嘱每日上午服加味逍遥丸 1 副,下午服二至丸 20 粒,7 天后仍服一诊方 5 剂,并于下次经潮时服二诊方 3～5 剂。恪守此法调理 4 个月,经期、经量近常,经间未再出血。

按:本例经期提前,量多,伴见头晕腰酸,证属肝经郁热,肝肾不足;经期前后带多质浓,舌苔黄腻,乃因湿热下注;月经中期,由于湿热蕴积,渍入血络,动血伤血,溢出脉外,故见经间出血。初诊月经方过,精血亏虚,肝木失养,故见头晕腰酸诸症,湿热下注,因而带下稠秽,治用归、芍、女贞、旱莲、寄生等补益肝肾,黄芩、菊花、蒺藜等清热平肝,使肝肾得以滋填,郁热得以清泻,则冲任调和血循经行。又兼车前、瞿麦、椿根皮等清利湿热,使脉道疏通,气血通畅,即无动经伤血之虞。

(三)经行癫狂

韩××,女,23 岁,未婚,1974 年 2 月 13 日初诊。

主诉:素性抑郁寡欢,每因小事而执拗不解。于 2 年前逐渐发现神情呆滞,语多怪诞,或怒目瞠视,或自怒自责,或多言兴奋,或向隅独泣,诸般表现多在经前数天开始发作,经后始渐趋平静,一如常时。曾在某医院住院治疗,诊为周期性精神病,经用中西药物治疗,效果不彰而自行出院。询之素日抑郁寡欢,痰多口黏,不食不寐,惕然易惊,胸闷呕恶。月经周期尚准,经量或多或少,色鲜无块,每次带经约 4～15 天。视苔白腻,舌边尖红,切脉沉弦略滑。此系肝郁失志,心营暗耗,痰气互结,蒙蔽心窍所致。治拟导痰开窍,养心安神为法。

处方:清半夏 9 克,云茯苓 9 克,炒枳壳 9 克,淡竹茹 6 克,广陈皮 6 克,节菖蒲

9克,广郁金9克,浮小麦30克,炙甘草9克,生龙牡各15克,羌活9克,夜交藤15克,朱砂粉(冲)1.5克,琥珀粉(冲)1.5克,6剂,水煎服。

二诊(2月20日) 服药期间已停用镇静药,夜寐可得3～4小时,泛恶口黏有减,惊悸渐平,纳食呆少,腑行不畅。上方减元肉、生龙牡,加焦三仙各9克,大枣5枚,酒川军(后下)6克以健脾和胃。予3～6剂,水煎服。

三诊(3月1日) 食欲有加,腑行已畅。近因经期将届,小腹胀坠,夜寐多梦,多言兴奋,但其他精神异常现象未再发作。拟导痰安神兼以调经为治。

处方:清夏9克,茯神9克,枳壳9克,郁金9克,香附9克,竹茹6克,菖蒲6克,橘红6克,丹参15克,桃仁9克,夜交藤30克,合欢花15克,全龙齿(打)15克,6剂,水煎服。

四诊(3月8日) 服药期间,于3月2日经事来潮。第一天血少,小腹略感胀痛,二三天后经量增多,色红,下血块少许,腹痛已止,带经5天而净。再予养心安神,导痰和胃之剂。

处方:清夏9克,茯苓9克,陈皮9克,枳壳9克,竹茹9克,焦三仙9克,菖蒲6克,郁金6克,浮小麦30克,麦冬12克,首乌藤24克,炒枣仁9克,生龙、牡各15克,炙甘草6克,朱砂粉(冲)1.5克,琥珀粉(冲)1.5克,4剂,水煎服。

五诊(3月25日) 近日纳馨寐和,精神亦佳,偶有泛漾脘痞,舌苔薄黄略腻。此痰浊未净,惟恐隐患不除,症状再起,继用原方加香附米6克,予4剂,隔日1剂,并加服白金丸1副,以荡涤余邪。嘱下次月经潮前1周仍服3月1日方5剂,日服1剂;经净后再服3月8日方5～10剂,恪守上法调治两月后,月事正常,症无反复,遂停药观察。

按:本例经前如癫似狂,状类脏躁,而发作有周期性,多在经前发作,经后则渐如常人,西医诊断为周期性精神病。是症乃由郁怒不解,心营暗损,郁久生热,痰涎沃心所致。因经前冲任脉盛,气充而流急,易导致冲气上逆,激动痰浊,蒙蔽心窍,故而诸症多在经前诱发。方用导痰汤合甘麦大枣汤化裁,一则导痰开窍,二则养心安神。盖"痰为有形之火",祛痰即所以泻火,火降则肝能遂条达之性;心为肝之子,养心即所以柔肝,肝柔则冲气不复上逆为患,始终守定此法,遂得以获愈。

(四)滑胎

赵××,女,28岁,已婚,1975年7月30日初诊。

主诉:婚后两年,3孕3殒,末次小产75年1月份。兹后月事不调,经期落后,量少色浅,行经腹痛,曾予养血和血,调理匝月,末次月经在6月23日,现已超期8天未行。妇科检查,宫颈轻糜,宫体无明显增大,伴有头晕腰酸,纳谷不馨,神疲乏力,小腹微胀,脉象细弦,舌淡苔薄。此乃肝肾不足,气血虚损。拟两补肝肾,益气养血。虑其怀孕,嘱经停月半后,再做妇检。

处方：秦当归 12 克，杭白芍 12 克，女贞子 9 克，旱莲草 9 克，枸杞子 9 克，炒杜仲 9 克，太子参 9 克，炒白术 9 克，香附米 6 克，台乌药 6 克，紫丹参 12 克，粉甘草 4.5 克，4 剂，水煎服。服药后如无不良反应，可续服 4 剂，停药观察。

二诊（10 月 2 日） 复诊已妊娠 3 月余，腰膂酸楚，肢软乏力，小腹坠感，胸脘痞闷，口微干苦，偶有泛漾，脉滑略数，舌润苔薄。证属脾肾两虚，气滞失和，虑其结而不实，重蹈覆辙，亟以固肾安胎，益气畅中。

处方：炒杜仲 9 克，菟丝子 9 克，金狗脊（去毛）9 克，桑寄生 9 克，太子参 9 克，炒白术 9 克，云茯苓 9 克，山药 15 克，广陈皮 6 克，香佩兰 6 克，原寸冬 8 克，肥知母 8 克，4 剂，水煎服。

三诊（10 月 15 日） 前方共服 8 剂，腰酸背楚较前减轻，腹坠肢软亦轻。日前偶犯寒凉，身楚不适，头晕耳鸣，漾漾欲呕，腿或抽筋，苔薄脉滑。治宜气阴两顾，和胃安胎。

处方：太子参 10 克，绵黄芪 8 克，白扁豆 12 克，云茯苓 10 克，霍石斛 9 克，原寸冬 9 克，女贞子 9 克，炒杜仲 9 克，桑寄生 9 克，菟丝子 9 克，淡竹茹 6 克，紫苏 4 克，4 剂，水煎服。

四诊（12 月 16 日） 孕将 6 月，腰酸大减，腹坠已除，惟纳谷不馨，食后腹胀，矢气频转，腑行不畅，苔薄腻，根部较厚，脉滑缓。胎气虽安，但营阴未复，纳运不健，再步原法出入。

处方：太子参 10 克，云茯苓 9 克，炒白术 9 克，广陈皮 9 克，炒神曲 9 克，香佩兰 6 克，桑寄生 9 克，炒杜仲 9 克，菟丝子 9 克，原寸冬 9 克，霍石斛 9 克，4 剂，水煎服。

五诊（1976 年 2 月 21 日） 孕将 8 月，行动略感乏力，余无特殊不适，脉滑匀，舌质淡红，苔薄。嘱勿服药，慎寒温，适劳逸，禁生冷，调摄可也。嗣后足月而产，母女康健。

按：《女科经纶》引《女科集略》云："女子肾脏系于胎，是母之真气，子所赖也。"又《女科证治约旨》谓："妇女有病全赖血以养之，气以护之。"由此可见，肾虚不能载胎，脾虚气血乏源，均能使胎大摄养而致滑堕。本例屡孕屡堕，其脾肾不足，气血亏损已可想见，况兼以嗣续为念，情怀悒郁，气分不舒，而致经事乖常。初诊先予调经，未雨绸缪，俟再孕后，即以保胎为要务。至于保胎之法，丹溪倡"大补气血"；节斋谓："在养脾胃"。哈老则以补肾健脾，补气养血为主。方用菟丝子、杜仲、狗脊、寄生等壮腰膝，补肾固胎，参、术、苓、山药、女贞等健脾益气，养血安胎，并用知母、寸冬、陈皮、佩兰和中醒脾，俾气机条畅，升降有度，胎气自安。

（五）产后脱发

姜××，女，26 岁，已婚，1972 年 11 月 2 日初诊。

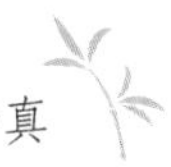

主诉：产后3月余，头发开始小片脱落，逐渐有发展，现仍脱落不止，脱发处皮肤光滑，无皮屑，自用生姜及920药水外擦，并曾服用中药滋肾养血之剂10天，效果不显。自觉头皮瘙痒，头晕，心烦，失眠多梦，口干口苦，时发鼻衄，小便短赤，小腹胀痛，舌边尖红，苔薄黄，脉弦数。此为血虚受风，风盛血燥，肝经郁热，脉络受阻，以致发失滋养。拟清热凉血，养阴通络，稍佐疏风为法。

处方：粉丹皮15克，赤芍药15克，紫丹参15克，细生地30克，白茅根60克，东白薇24克，紫草24克，条黄芩9克，龙胆草6克，小青皮6克，炒芥穗4.5克，赤茯苓15克，先服3剂。如无不良反应再续服3剂。

二诊(11月9日)　药后未再继续脱发，头晕心烦渐平，鼻衄仅发1次，原方去赤苓、青皮、紫草，茅根减半，加女贞子、旱莲草各15克，香白芷3克，3～6剂，服法同前。

三诊(11月16日)　前方服后，脱发完全停止，头皮光滑处已有新生之毳毛，色呈淡黄。烦热已平，夜寐得安，饮食亦调，鼻衄未作，惟偶有心悸，腰酸，脉弦细略数。此络通热清。转予滋胃养血为主，为书丸方缓图。

处方：楮实子30克，生熟地各60克，黄精80克，当归45克，首乌60克，菟丝子24克，百合30克，五味子30克，黑芝麻30克，黑桑堪30克，柏子仁30克，紫丹参30克，生侧柏24克，芡实米24克，益智仁15克，茅苍术15克，盐黄柏15克，上药共研细末，蜜丸9克重，早中、晚各1副，白水送服。另用大盐、老白菜帮煎水洗头，日一二次。

上药一料服讫，头发已完全生长，乌黑油亮，一如常时。

按：发为血之余，其根在肾，故《内经》说："肾者……其华在发。"若精血亏损，发失滋养，则每致枯脆脱落，况在新产之后，百脉空虚，血不能滋养发肤，故治以滋肾养肝，理属不差。然证有常变，法宜圆活，辨证本以症状为依据，立法应以证候为准绳，苟以臆测推理，并据以立法遗方，虽言之凿凿，终不免隔靴搔痒，不着当处。本例前医予滋肾养血而不效者，原因或恐在此。如本例头晕心烦，失眠多梦，口苦鼻衄，舌红苔黄，脉象弦数，诸系肝旺血热之征。血热则气热，气热则伤津，故口干欲饮，小便短赤；热则气滞，络脉不通，故小腹胀痛。总括其病机，在于产后血虚受风，风盛血燥，热蕴血分，络脉瘀阻，发失滋养所致。故以丹皮、生地、茅根、紫草、白薇、胆草、黄芩等，清热泻火，凉血养阴，赤芍、丹参、青皮、芥穗等通络活血，兼以疏风，因药证相洽，遂获效果。末诊新发渐生，血热已平，乃转予顾本，药用生熟地、首乌、黄精、菟丝、楮实、当归、五味、百合、芝麻、桑椹等补肾养肝，以助生发之根，芡实、益智仁、柏子仁、苍术等健脾养心，而启生发之源，少佐黄柏以坚阴清热，用为监制。全方意在使肝肾阴充，精血旺盛，俾毛发得滋，对于血虚血燥的脱发者有效。此症用以说明临床辨证论治之重要性。

(六)血枯经闭(席汉综合征)

王××,女,32岁,已婚,1973年9月13日初诊。

主诉:去岁因产后大出血而休克,经抢救脱险。此后乳汁不下,倦怠乏力,气短自汗,继而毛发渐脱,乳房缩瘪,性欲减退,腰酸膝软,畏寒肢厥,白带清稀,淋漓而下,至今年月事未潮。妇检:外阴经产型,阴毛脱稀,宫体缩小,阴道黏膜轻度萎缩,伴有炎症,化验尿中17羟、17酮低于正常值,激素水平轻度低落,诊为席汉氏综合征。阅其舌淡苔薄,按脉沉细无力。证属精血亏损,命火虚衰,冲任不盛之候。治以温肾填精,培补气血,而调冲任。

处方:淫羊藿12克,菟丝子12克,楮实子12克,女贞子12克,甘枸杞12克,石楠叶9克,山萸肉9克,炒白术9克,淮山药15克,云茯苓12克,吴茱萸4.5克,制附子4.5克,8剂,水煎服。

二诊(10月11日) 上方自服24剂,体力有加,食纳好转,带下减少,腰酸亦轻,惟觉腹胀,下肢酸痛。前方加广木香3克,络石藤9克,嫩桂枝6克,再予7剂。

三诊(10月18日) 腰酸力乏续有轻减,惟仍无性感,小腹冷痛,时觉口干。此乃肾阳不复,气不化津,寒热兼夹。拟温补肾阳,佐以生津。

处方:楮实子12克,仙灵脾12克,女贞子12克,山萸肉12克,桑寄生15克,鹿角霜15克,胡芦巴9克,阳起石6克,小茴香6克,上肉桂4.5克,北细辛3克,天冬12克,干石斛12克,6剂,水煎服。

四诊(11月25日) 上方连进20剂,月事来潮,量少,色淡红,带经3天。毛发未再脱落,性感偶或萌动,带下已止,食眠均可。四末欠温,面目虚浮,腰酸溲频,舌淡红,苔薄白,脉沉细较前有力。治疗已获效机,再步前法。

处方:鹿角霜12克,仙灵脾12克,楮实子12克,女贞子12克,川续断12克,阳起石9克,胡芦巴6克,上肉桂4.5克,淡茱萸3克,云苓皮15克,野党参15克,北细辛3克,6剂,水煎服。

五诊(12月7日) 精神体力渐趋恢复,四末转温,面肿已消,大便得实,小溲如常,性欲增加,舌红苔薄白,脉沉细。病情虽入坦途,久损难期速复,拟予丸剂缓调,以资巩固。

处方:全鹿丸、六味地黄丸、七宝美髯丹各1副,每日早、中、晚依次分服。

12月15日,月经再潮,量中色可,带经4天而净。于1974年2月18日经妇科复查:子宫略有后倾,宫体大小正常,阴道黏膜滑润,有少量分泌物。嘱仍服丸剂如前,连服20天。

按:本例西医诊为席汉综合征,因以闭经为主证。类属中医血枯经闭范畴。因其产后血去过多,精血亏损,以致冲任虚衰,无血以下,经闭不行,又因精不化气,命火不足,下元虚冷,髓海不充,故有性欲衰退,子宫萎缩,带下清稀,四肢厥冷,腰酸神疲，倦软乏力等症。发为血之余，其根在肾；卫源水谷，而出下焦。今肾气不足，化源匮乏，以致发失所养而脱落，卫失固护而自汗。总之本病症结所在为肾阳虚衰，精血亏损，故治疗恪守温肾填精，调补冲任之法，始终不移。如初诊以淫羊藿、菟丝子、附子等补肾阳、助命火；楮实、女贞、枸杞、萸肉、石楠叶等滋肾阴，养肝血；又以白术、山药、茯苓等补脾胃，滋化源，以充养先天，并少佐吴萸温通经脉。全方虽曰温肾阳，而实为复阴血，俟阴血渐复，始专重温阳。故三诊以阳起石、仙灵脾、胡芦巴、鹿角霜、上肉桂、野党参等大队温阳益气之品，以助生化之机，并加细辛入肾散寒，小茴香、吴萸暖肝通经，遂使月经得以复潮，性感得以增加。继以丸剂缓调善后，而竟全功。方中楮实子甘寒滋肾，功能起阳痿，助腰膝，益气力，退水肿，与山药、白术、云苓等药相伍，用于脾肾阳虚见有水肿、带下、阳痿或性欲减退等病症，常能提高疗效。且楮实子与上述诸药伍用，还能防止其滑肠的副作用。石楠叶辛苦气平，入肝肾两经，具有强筋骨，助腰膝，兴阳的功效，前人尚有“久服令妇人思男”之说，《本草纲目》谓其“能令肾强”。本品尚能兼散风湿，对于肾虚腿软膝腰酸痛之症，有较好效果。

（七）阴挺（子宫脱垂）

刘××，女，28岁，已婚，1971年10月27日初诊。

主诉：于2年前2胎产后，因不善调养，满月甫过即强力持重，过事操劳，遂渐觉有物下坠于阴道之中，稍卧辄自行缩入，时好时犯，也未及时就医。近半年来日渐加重，痛苦不堪。并伴见气短乏力，腰酸腹坠，小便频急，带下如注，间有阴道出血。经妇科检查，谓子宫Ⅱ度脱垂，并宫颈中糜，因畏惧手术，改就中医治疗。刻见面白不华，舌淡苔白，脉来虚缓。诊为脾气下陷，无力系胞，冲任不固，带脉失于约束所致。宗《内经》“虚者补之，陷者举之”之旨，治拟升阳举陷，益肾固脱之剂。

处方：野党参18克，炙黄芪18克，金狗脊（去毛）15克，桑寄生15克，淮山药15克，炒薏苡仁15克，川续断12克，海螵蛸12克，绿升麻6克，北柴胡6克，炒枳壳9克，祁艾炭9克，贯众炭9克，6剂，水煎服。

另用蛇床子9克，黄柏9克，石榴皮9克，蒲公英24克，金樱子12克，炒枳壳12克，小茴香6克，乌梅6克，五倍子6克，6剂，布包，煎水坐浴熏洗，每日2～3次。并嘱卧床休息，资助治疗。

二诊（11月3日）　前用升提补摄之剂，体力精神均有恢复，阴挺亦略见内收，白带减少，下血已止。舌脉如前再拟原法更进。

处方：野党参18克，炙黄芪12克，金狗脊（去毛）15克，桑寄生15克，金樱子12克，女贞子12克，补骨脂12克，海螵蛸12克，益智仁9克，炒枳壳9克，绿升麻6克，北柴胡6克，五味子6克，6剂，水煎服。外用药同前。

三诊（11月16日）　上方出入，治疗半月，病情已有起色，宫体仅在下午有轻度脱下，小腹重坠消失，带下尿频仍有。谁料昨日月经来潮，诸症又复举发，惟程度已较既往为轻。正值经期，拟益气养血，补肾固冲。

处方：炙黄芪 15 克，野党参 15 克，全当归 12 克，炒杜仲 12 克，广寄生 12 克，金樱子 12 克，女贞子 12 克，鹿角胶（烊化冲服）12 克，五倍子 9 克，炒枳壳 9 克，刘寄奴 9 克，绿升麻 6 克，西红花 3 克，广木香 3 克，4 剂，水煎服。外用药暂停。

四诊（11 月 23 日）　现月经已净，阴挺已内收，面色转润，脉来沉缓，惟腰酸乏力，带下尿频，诸症尚在。仍守升阳益气，脾肾两固之法为治。

处方：野党参 15 克，炙黄芪 15 克，炒白术 9 克，绿升麻 6 克，北柴胡 6 克，炒枳壳 15 克，川续断 12 克，桑寄生 12 克，炒杜仲 12 克，女贞子 12 克，桑螵蛸 12 克，5 剂，水煎服。

外用蛇床子 12 克，石榴皮 12 克，枳壳 12 克，苏木 9 克，小茴香 6 克，吴茱萸 6 克，金樱子 9 克，五倍子 9 克，5 剂，布包煎水坐浴熏洗。

五诊（1972 年 2 月 2 日）　迭进益气升阳，养血固肾之剂，子宫已收归原位，已恢复工作半月余，未再脱出，月事亦基本正常。精神食欲均感良好，嘱服归脾丸半月，每日早晚各 1 付，白水送下，以资巩固。熏洗之药依四诊方继续服用 1 个月。

按：本病的发生与分娩用力，气虚下陷，房室不节，湿热下注等因素有关。临床所见本病的发生以脾虚气弱，肾气不充为主要病因，如劳力过度，便秘强下。产中用力，湿热下注等，皆属诱因。因此倘无脾肾气虚之素质，则虽有上述种种因素，也不致引起发病。故张山雷说："此症虚弱者时有之，正是下元无力者所致。"因此对本病的治疗，每予脾肾兼顾之法。因脾主升提，又主肌肉，脾气虚则升举无权，统摄失司，肌肉失养，无力系胞；肾为冲任之本，肾虚则冲任不盛，带脉失约，下元无力，不能维系胞宫，遇有其他因素，即可导致子宫脱垂。此与现代医学认为盆底肌肉松弛，子宫韧带支持作用减弱，易致子宫脱垂之理，或相符合。临床脾虚为主者，治宜益气升陷，兼予固肾，多用补中益气汤加味；肾虚为主者，则宜温阳补肾，兼益气血，多用大补元煎化裁；倘由湿热下注所致者，也每于健脾益肾中，兼予清利湿热。总之，此病须着眼于虚，着手于补，以增强体质，加强盆底组织的支持作用为原则。如本例，子宫Ⅱ度脱垂，腹坠腰酸，带多尿频，乃脾虚气陷，带脉失约。初用补中益气汤加狗脊、桑寄生、川断、淮山药等，健中益气，固肾涩脱；又加薏苡仁、海螵蛸利湿止带，艾叶炭、贯众炭兼予止血。三诊又加鹿角胶温润助阳，佐升麻升提下陷之气，深符"虚者补之，陷者举之"之旨，因得速效。四诊正值经期，故兼予养血调经，经止则仍本初意，迭进补虚升陷之剂，遂获痊愈。其间病情虽有反复，但治法始终不移，锲而不舍，关键即在于掌握病机。

（八）女阴白斑

郭××，女，67 岁，1977 年 5 月 7 日初诊。

主诉：外阴瘙痒，夜间尤甚，难以入寐迄将半年余。伴头晕目眩，干咳少痰，胶黏难咯，口苦咽干，腹胀纳少，食顷即泻，足胫浮肿，查见两下肢胫侧，各有一苔藓状皮炎，约 10 厘米×7 厘米及 8 厘米×6 厘米大小，询之已 10 余年，不时作痒，搔抓脱屑，无分泌物。妇检：大小阴唇皮肤均呈白色粗糙样改变，皮肤角化，色白，有溃疡面，肛周也有同样皮损，无分泌物，印象为“外阴白斑”。阅苔白腻，舌质淡红，脉沉弦滑。此为肝肾阴亏，肝火有余，肝脾不调，湿热下注。治拟滋阴泻火，健脾利湿，清热解毒之法。

处方：细生地 15 克，北元参 15 克，北沙参 12 克，麦冬 12 克，全当归 9 克，茅苍术 9 克，云茯苓 9 克，生薏苡仁 15 克，地肤子 15 克，白鲜皮 15 克，蒲公英 15 克，龙胆草 6 克，苦参 6 克，3 剂，水煎服。

外用蛇床子 12 克，紫荆皮 12 克，苦参 12 克，百部 10 克，黄柏 6 克。布包泡水，坐浴熏洗。另以木鳖子适量，研成极细粉，以醋调成稀糊状，涂搽腿部皮炎。

二诊（5 月 14 日） 上方自服 6 剂，口苦咽干已解，阴痒较前轻，大便转实，脉仍弦滑，舌苔薄黄，边有瘀紫。乃湿热久蕴，血滞络中。原方去麦冬，加赤芍、丹参各 9 克。3 剂，外用药同前。

三诊（5 月 20 日） 阴痒续减，纳食亦增，略感腹胀，小溲色黄，再步前法化裁。

生地 15 克，元参 15 克，沙参 12 克，当归 9 克，白鲜皮 15 克，地肤子 15 克，蒲公英 15 克，龙胆草 6 克，川黄柏 6 克，生薏苡仁 15 克，藿香梗 6 克，粉甘草 6 克，大枣 5 枚，3 剂，水煎服。外用药同前。

之后即以上方出入，共服 20 余剂，阴痒消除，诸恙亦解。遂以六味地黄丸、二仙汤、三妙丸合方化裁，配制丸剂缓调，并配合外用洗方同前，治疗间月。1977 年 10 月家属来告，阴痒一直未发，妇科检查：外阴白斑基本消失。腿部皮炎也恢复健康皮色。

按：本例老年阴痒，外阴白斑，系因肝肾阴虚，肝火有余，脾不健运，湿热下注所致。盖肝络阴器，肾主二阴，肝肾阴虚，二阴失养，故见皮肤粗糙，角化，色白；阴虚则阳亢，故头晕、目眩、口苦；木火刑金，灼伤肺津，故干咳无痰，咽干欲饮；肝郁侮脾，脾失健运，故纳少便溏，食已即泻；脾湿蕴热，注于下焦，故阴痒不止，下肢浮肿。初用元参、生地、沙参、麦冬、当归等滋补肝肾，顾其根本，白术、茯苓、薏苡仁等健脾渗湿，助其运化，俾精血充足，生化有源，则营卫调和，肌腠得养，外邪无所依附。再济之以胆草、苦参、蒲公英、地肤子、白鲜皮等泻火解毒，胜湿止痒，似更臻妥当。二诊加丹参、赤芍活血化瘀，除旧生新，活泼血循，遂使症状得以迅速缓解。末诊以复方制丸，滋阴助阳，水火互济，兼祛湿热，缓调善后，不仅控制了症状，而且使白斑得以消除。

（九）癥瘕腹痛（卵巢囊肿）

许××，女，32 岁，已婚，1977 年 6 月 2 日初诊。

主诉：半年来少腹胀痛，触有硬块，两乳作胀，腰骶酸楚，经期超前，色紫有块。月经前后带下量多，绵绵不已，色如茶汁，气味腥秽，伴见头晕目眩，口苦咽干，小溲赤热，偶或阴痒。婚后4载，嗣续维艰。妇科检查，子宫后倾，大小正常，左右两侧各有5厘米×4厘米×6厘米及4厘米×3厘米×3厘米之肿块，活动受限，诊为左侧卵巢囊肿，右侧输卵管积水，因拒绝手术，遂就诊于中医。苔色略黄；厚腻少津，舌质暗紫，脉沉弦略数。证系肝经湿热下注，痰瘀阻滞胞脉。治拟先泻厥阴湿热，兼以燥湿化痰。

处方：胆草泻肝片、二陈丸各1副，上下午分服，连服7天。

另用蛇床子12克，石榴皮9克，桑螵蛸9克，黄柏6克，吴茱萸3克，枯矾3克，布包泡水，坐浴熏洗，一日2次，7剂。

二诊(6月10日)　带下略减，色转淡黄，头晕，目眩，口苦均较前为轻，惟小腹胀痛，坚块仍在。思之先以丸剂缓图以测之，再拟汤剂软坚散结，清热利湿，破瘀通经。

处方：山慈菇9克，昆布12克，海藻12克，冬葵子12克，车前子(布包)12克，夏枯草15克，牡蛎粉(布包)24克，王不留行9克，炒青皮4.5克，醋柴胡4.5克，穿山甲4.5克，粉丹皮4.5克，蒲公英12克，瞿麦15克，天仙藤15克，6剂，水煎服。

另用蛇床子12克，石榴皮9克，黄柏9克，桑螵蛸9克，吴萸3克，布包泡水，坐浴熏洗。日3次，6剂。

三诊(6月17日)　药后带减七八，胁痛已除，少腹胀痛已较前轻减，惟触之坚块仍在，又加头晕泛恶。再予清肝胆，软坚结。

处方：夏枯草24克，海藻9克，昆布9克，山慈菇9克，牡蛎粉12克，车前子(布包)12克，淡竹茹6克，淡黄芩6克，盐黄柏6克，决明子9克，香附米9克，川茜草9克，3剂，水煎服。外用药同前。

四诊(6月20日)　带下已止，头晕泛恶亦除。惟仍少腹胀痛，坚块不移，腰背酸楚。再拟理气活血，化瘀软坚之剂。

处方：醋柴胡6克，炒青皮4.5克，香附米9克，赤芍药9克，当归尾9克，桃仁泥9克，海藻6克，昆布9克，山慈菇12克，牡蛎粉(布包)21克，广寄生9克，7剂，水煎服。

嘱药后每日上午服化坚丸1副，下午服消核丸1副，均白水送下，连服10天。此后即以上法，或服汤剂，或服丸剂，行经期间则养血调经。治疗间月，诸症悉已，月事如常，惟经期小腹尚感胀痛。妇科检查：左侧卵巢囊肿已缩小，右侧输卵管呈索状增粗。再以三诊方加茯苓、海金沙各9克，与上述丸剂交替服用，约40天停药。于1977年12月6日妇科复查：子宫略有后倾，两侧附件(一)，小腹偶或微痛，余无不适。

按：由于寒湿客于肠外，积久化热，湿热下注而为带，郁滞脉络，气血受阻，则痰湿瘀血(所谓“恶气”搏结成块)。初诊以胆草泻肝、二陈丸清热燥湿,使肝气条达,气机通利,则湿热无所依存。药力虽则平平,意在为荡涤之汤剂奠定基础,故再诊遂以海藻、昆布、牡蛎等软坚散结,辅以山甲、王不留行破瘀通络,山慈菇、蒲公英、丹皮等清热凉血解毒,柴胡、香附、青皮等疏肝理气行血,黄芩、黄柏苦寒清热燥湿,再加车前子、冬葵子、瞿麦、天仙藤等,清热利水,引邪下行,诸药针对病机共奏清热利湿、疏肝理气、溃坚破积之功。四诊带下已止,湿热已清,而仍少腹胀痛不移,乃病在血分,瘀结未化。《医学汇海》谓:“血证者,妇人行经,及产后,或伤风冷,或伤饮食,以致瘀血搏结,凝滞不散,久则成块作痛。”故投以破瘀散结,理气行滞之剂,汤丸互进,缓缓图治,终获痊愈。

(十)腹痛(宫外孕)

张××,女,32岁,已婚,1971年4月8日出诊。

主诉:停经2月余,尿检妊娠试验阳性。于1周前突见阴道少量出血,伴右下腹疼痛增剧,肛坠欲便。妇科检查:宫体正常大小,稍软,后位,宫颈举痛,右侧附件压痛明显,扪及包块约4厘米×3厘米×2厘米,诊为“输卵管妊娠破裂”。刻诊右下腹疼痛拒按,经血淋漓,色黯,夹有血块,便秘,纳少。舌质紫暗,苔薄黄而腻,脉弦数。证属瘀血内积,阻滞胞脉,冲任失调,不通则痛。治拟化瘀以止血,理气以止痛。

处方:当归12克,赤芍药9克,刘寄奴9克,生蒲黄9克,五灵脂9克,制乳香6克,制没药6克,益母草15克,川茜草6克,川芎片6克,香附米6克,火麻仁9克,番泻叶(后下,便后停服)3克,3剂,水煎服。

二诊(4月12日) 药后腹痛轻减,腑气得行,出血渐减,脉弦略数,舌质略紫,苔腻已退。原方去泻叶、麻仁,加三棱、莪术、车前子(布包)、鸡内金各9克。3剂,水煎服。

三诊(4月26日)上方出入,续服10余剂,出血已止,诸症悉除,再予五味异功散加减,以为善后之计。

处方:太子参15克,炒白术9克,云茯苓9克,广陈皮6克,稻麦芽各12克,鸡内金6克,香附米6克,佩兰叶9克,泽兰叶9克,郁李仁9克,炒枳壳6克,粉甘草4.5克,5剂,水煎服。

于5月5日妇科检查:右侧包块消失,附件增厚,轻度压痛。嘱服八珍益母丸,每日早、晚各服1丸,连服半个月。

按:本例输卵管妊娠破裂后,血液外溢,瘀积少腹,气血凝滞不通,故腹痛拒按,触有包块;瘀血阻脉,血不归经,故阴道出血,淋漓不断;血瘀气滞,腑气不行,加之失血后,肠道失润,故见纳少,便秘。上述诸症,关键在血瘀内结,故用当归、赤芍、刘寄奴、蒲黄、乳香、没药、香附等破瘀活血,行气止痛;益母草、茜草、川芎等,行血止血，相反相成；再加番泻叶、麻仁润肠通便，以利气机。诸药功专力伟，寓止于行，因而收效较速。二诊出血势缓，原方加三棱、莪术、鸡内金等，以防瘀血留滞，遗有后患。末诊助脾胃以滋化源，行气血调冲任，标本兼顾，以善其后。

(十一)不孕

于××，女，29 岁，已婚，1972 年 4 月 10 日初诊。

主诉：婚后 4 年未孕，月经后期，量少色淡，间或有块。经前两乳作胀，腰酸小腹冷痛，素日食少便稀，小溲清长，四末不温，下体畏寒，体倦乏力，白带量多，质稀，小腹阵痛，关节疼痛。妇科检查：宫颈轻糜，宫体前位，子宫发育略小，输卵管通畅。曾连续 2 个月测基础体温，均为单相型，经前诊刮为增殖期子宫内膜，诊为“无排卵性月经”“原发不孕”。证属脾肾阳虚，寒湿阻胞，肝郁血滞。治拟温补脾肾，散寒通络为法。

处方：金狗脊(去毛)15 克，桑寄生 15 克，炙黄芪 15 克，广仙茅 15 克，巴戟天 15 克，云茯苓 12 克，仙灵脾 12 克，炒白术 9 克，海桐皮 12 克，威灵仙 9 克，川茜草 9 克，香附米 9 克，油肉桂 4.5 克，5 剂，水煎服。另配服加减暖宫丸，每日 1 副。

二诊(4 月 18 日)　药后腰痛，关节痛均减，白带已少，食纳略增。惟仍少腹胀痛，大便不实，脘痛，偶或泛恶。仍守前法，兼予和胃，养血通经。

处方：仙灵脾 12 克，巴戟天 12 克，覆盆子 12 克，石楠叶 12 克，秦当归 15 克，大熟地 12 克，太子参 15 克，炒白术 9 克，清半夏 9 克，广仙茅 9 克，香附米 9 克，广陈皮 6 克，刘寄奴 12 克，净苏木 6 克，5 剂，水煎服。另配服加减暖宫丸，每日 1 副。

三诊(4 月 26 日)　今晨月事如期而至，量少色淡红，腰酸腹痛，大便稀薄，日一二行。此经血下趋，肝木失滋，乘侮脾土，再拟温补脾肾，养血调经为治。

处方：巴戟天 15 克，补骨脂 15 克，覆盆子 15 克，淫羊藿 15 克，菟丝子 12 克，淮山药 12 克，炒白术 9 克，桑寄生 12 克，金狗脊(去毛)12 克，广仙茅 9 克，香附米 9 克，泽兰叶 9 克，粉甘草 6 克，4 剂，水煎服。

四诊(5 月 2 日)　带经 6 天而止，此次量中色可，仍有血块。现腰酸腹痛诸症，均较既往为轻。按嗣续之事，非指日可待者，拟用丸剂缓调，俾月事正常，则孕育可望。予金匮肾气丸、得生丹各 20 副，每日各 1 副，上下午分服，白水送下。

五诊(5 月 20 日)　近日腰酸腹坠，少腹隐痛，两乳微胀，此经汛欲潮之征，脉弦滑，舌淡红，苔薄白。拟补肾养血，理气调经，稍佐益气，因势利导。

处方：桑寄生 15 克，金狗脊(去毛)15 克，川续断 12 克，巴戟天 12 克，秦当归 9 克，杭白芍 9 克，野党参 12 克，香附米 9 克，川芎片 6 克，醋青皮 4.5 克，三棱 9 克，莪术 9 克，穿山甲 4.5 克，制乳没各 4.5 克，6 剂，水煎服。

上方服四剂，月事来潮，此次周期为 28 天，色量均可，嘱经后仍服丸剂同前。此后经期即服五诊方 3～5 剂，经后仍服丸剂同前。调理数月，基础体温呈双相型，

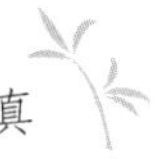

于1973年2月13日复诊时，月经已五旬未至，口淡无味，喜酸厌油，此乃孕育佳兆，嘱做妊娠试验，果为阳性。遂予益肾保胎，理气和胃之剂，调理月余停药。1973年10月娩一婴儿，母子均安。

按：本例西医诊为无排卵型月经，原发性不孕，证属脾肾阳虚，化源不足，寒凝胞宫，经脉不畅，故见月经后期，量少色淡，腰酸腹痛，肢冷畏寒，白带质稀，便溏溲清等症。治以温补脾肾，理气通经之剂。方用狗脊、仙茅、仙灵脾、巴戟天、覆盆子、肉桂等，温肾散寒，补肾填精，归、芍、寄生、熟地、石楠叶等滋补肝肾，养血调经；参、芪、术、苓、山药等健脾益气，以滋化源，使肾阳得温，精血得养，则系胞有力，冲任旺盛；脾运健旺，则气血自充，血海得盈。兼以柴胡、香附、刘寄奴、茜草、泽兰等理气活血，疏利经脉，使气血畅行，则月经自调。此后经期服汤剂，补脾肾，和气血，补而兼疏；平时服丸剂，温肾阳，调经血，生中有化。使冲任通盛，月事循常，则必能孕育。

（十二）子痫

王××之妻，24岁。1952年仲秋初诊。

主诉：妊娠近7月，肢面浮肿，头痛目眩，泛恶欲呕，因家道不丰，仍日夜操劳不辍。一日突发肢搐神迷，目吊口噤，全身痉挛，乍作乍止。举家惶惶，不知所措，急遣人邀哈老往诊。

诊查：至时正值发作，视其状，四肢抽搐有力，面青唇紫，少顷抽定，诊脉弦滑，舌质暗红，边有瘀斑。询之烦热心悸，头目疼痛。

辨证：此子痫也，乃因素体血虚，怀孕期间血聚养胎，致阴血更亏。阴虚火旺，火旺则化风，肝风内动，筋脉失养，遂有此证。前者头痛目眩，泛恶欲呕，已是内风欲动之兆，乃不知静养，以至于此。倘反复发作，对于母体、胎儿恐有危害。其夫坚请：但求保全大人，胎儿虽殒无须顾忌。

先予熊胆（研末）0.6克，冲入竹沥水15克，即服，以清热解痉兼涤痰涎（倘无熊胆，可以蛇胆或鸡胆代之），后服下方药。

处方：秦当归12克，杭白芍26克，刘寄奴12克，桃仁泥9克，南红花9克，麦冬9克，黑芝麻12克，嫩钩藤12克，紫贝齿15克，白僵蚕9克，苏地龙9克，条黄芩9克，磁雅连9克。水煎，嘱服1剂，服后抽搐渐平，随服二煎头痛亦减。病虽稍定，恐有复萌，原方药再服1剂，冀得无虞。

药后再诊，病妇脉缓神清，抽搐未作，惟口干纳差，肿势依然。再予育阴清热，养血活血，兼舒筋化湿之剂。

处方：秦当归12克，赤白芍各9克，天仙藤12克，南红花12克，茯苓皮15克，宣木瓜9克，香附米6克，麦冬9克，肥玉竹9克，女贞子12克，桑寄生12克，黄芩6克，黄连6克，白僵蚕9克，神曲12克，2剂，水煎服。

诸症悉退，搐未再发，并足月顺产一子，即此儿也。

按：子痫的发病机制，主要为阴血不足，肝阳上亢，化火生风。《素问·生气通天论》说："阳气者，精则养神，柔则养筋。"今肝阳化风，奔逆于上，则阳气不能柔养筋脉，而致筋脉拘挛绌急，气血运行也必因而涩带不畅；又因阴血既亏，则血液运行无力，也会导致血脉涩滞，络中血瘀，故子痫发病过程中，瘀血的因素是存在的。同时由于肝气上旋，挟气血上夺于头，以致气血逆乱，冲任失调，胞宫供血不足，胎儿也将不得充分滋养。此时若单纯息风潜阳，而不予疏利血脉，导血下流，则逆上之气血即不能速反，《内经》说："气反则生，不反则死。"因此，"非惟胎妊骤下，将见气血随胎涣散，母命亦难保全。"故对子痫的治疗，在辨证施治的基础上，针对病情，选用适当的活血化瘀之品，有利于舒缓筋脉，调畅血行，导血下流，调养冲任，不仅能达到"治风先治血，血行风自灭"，从而缓解症状之目的，而且能佐助镇肝息风之品，有补阴益血，滋养胎儿之功。虽有"用行血消血之剂，胎必坠而祸不旋踵"之戒，对子痫未敢骤用活血化瘀之药，后应病人家属"但保大人，勿虑胎儿"的请求而试用之，竟得母子俱安，由此益感《内经》"有故无殒，亦无殒也"之论，确是信而有证。

六、哈氏秘验方

1. 熏洗法

方 1　蛇床子 9 克，黄柏 6 克，淡吴萸 3 克。

功用：散寒燥湿，消炎止痒。

适应证：寒湿或湿热下注，见有带下阴痒，或阴部肿痛，或尿道感染，尿痛尿频等症。

用法：上药布包，温水浸泡 15 分钟后，煎数沸，倾入盆中，乘热熏洗坐浴，晨、晚各 1 次，每次 5～10 分钟，洗后可拭干外阴部，内阴部位待其自然吸收，经期须停用。

煎煮药液有困难，亦可将药用布包置于大口杯中，再用开水冲沏后浸泡备用。一般多以晨泡晚用，晚泡晨用。应用时将药液倾入盆中，再加以适量沸水，熏洗坐浴，1 包药可浸泡 2 次。在药效作用的发挥上，前法较后法为佳。

药物加减：带下量多，清稀，淋漓不止，可选加石榴皮、桑螵蛸、诃子、小茴香等；带下色黄，黏稠气秽，可选加苍术、蒲公英、草河车等；瘙痒剧烈可选加枯矾、苦参、小茴香等；阴部肿痛可选加香白芷、净苏木、刺猬皮、蒲公英、连翘、小茴香等；糜烂溃疡局部有脓性分泌物，可选加白鲜皮、虎杖、银花、公英、桑螵蛸等。

方 2　蛇床子 15 克，花椒 9 克，土槿皮 15 克，紫荆皮 15 克。

功用：清热燥湿，消炎止痒。

主治：阴痒难忍，带下臭秽。

用法:同前。

哈老体会,此方用于霉菌性阴道炎效佳。

方3 麻黄6克,炒枳壳12克,透骨草9克,五倍子9克,小茴香6克。

功用:祛湿消肿,通络固脱。

主治:子宫脱垂。

用法:布包,温水浸泡15分钟后,煎数沸,乘热先熏后洗,然后将子宫脱出部分,轻轻还纳,卧床休息。

药物加减:子宫脱垂较重者,加桑寄生、升麻、金樱子;因摩擦破溃有分泌物者,加桑螵蛸、银花、连翘、公英等;兼见白带,阴痒者,加蛇床子、马鞭草、枯矾、清半夏、刺猬皮之类药。另可用五倍子、石榴皮、生枳壳、露蜂房各等份配以坐药纳入阴中。

轻度子宫脱垂,常以本方外洗或配合丸剂内服即可获效。

2. **纳法**

方1 黄柏、枯矾、青黛各等份适量。

功用:解毒消炎,燥湿止痒。

主治:宫颈糜烂。

用法:上药等份为末,以消毒棉球蘸饱药粉,用线系住,纳于阴道宫颈糜烂面。晚上用药,次晨取出。如能用喷撒器喷撒患处尤佳。

本方用以治宫颈糜烂效果良好,重糜亦可配合内服药治疗。方中枯矾性味酸涩微寒,功能燥湿解毒,杀虫止痒。外用适于痈肿疮疡,痔漏,脱肛,女阴瘙痒,外阴阴道炎,宫颈糜烂等症,与黄柏、青黛配合应用则消炎解毒之力尤著。又单以黄柏15克,青黛5克制成片剂,纳入阴道内,用于化脓性阴道炎,及宫颈癌患者上环后之阴道炎性反应,以防止粘连,效果较好。

方2 白矾57克,乳没各9克,蛇床子4.2克,钟乳石13.5克,雄黄13.5克,硼砂1.2克,硇砂0.9克,儿茶10.5克,血竭7.5克,樟丹16.5克,梅片10.5克,黄柏9克,麝香1.2克。

功用:燥湿解毒,敛疮生肌。

主治:宫颈炎,盆腔炎。

用法:以水2碗,煮白矾至沸,候略呈稠糊状,再入过80目细粉的乳香、没药、蛇床子、钟乳石、雄黄、硼砂、儿茶、黄柏等药,并加水3～5匙,煮沸入樟丹、血竭细粉,复加水2匙,煮沸入麝香、冰片,搅拌制成直径1.5厘米,厚2厘米之药锭,备用。治疗时,宫颈炎患者,可纳入阴道,贴在宫颈上,再以消毒的带线棉球固定之;盆腔炎患者则纳入左右穹隆部。每2日更换1次。如制成粉剂,用喷撒器将药直接喷撒宫颈及穹隆部效果尤佳。用药前先以温水坐浴。

方3 花椒、大盐(热)。

功用:温阳散寒,止痛。

主治:妇女感寒阴缩。

用法:上药适量,布包并捣碎,棉裹如弹丸大小,纳入阴道。

3. 贴敷法

方1 黄连膏加六神丸。

功用:清热解毒,消肿止痛。

主治:外阴溃疡,肿痛难支,各种外阴炎,亦可适用外阴白斑。

用法:黄连膏1小盒,六神丸(研细粉)3粒,搅匀摊在绸布上敷于患处,敷药前用温水洗净外阴部。

方2 紫荆皮黄柏各等份,为末备用。

功用:消肿解毒,活血止痛痒。

主治:外阴炎(湿疹)瘙痒溃疡流水。

用法:上药用香油调成糊状,摊在布上,敷于患处。

紫荆皮苦平无毒,具有消肿解毒,活血止痛之功,古人用治"癣疮"有效。本品与黄柏配合,用于外阴炎搔破流水,也可为末撒敷。另用本方为煎剂,熏洗坐浴,而后以珠黄散(成药)香油调如糊状,摊在布上敷于患处,效果也佳。

方3 蜣螂4～5只,泥封焙干。去泥后研末。

功用:破瘀通经。

主治:血瘀经闭或有瘕块。

用法:将上药酒调至可搓成丸,为饼状敷于脐下关元穴处,夜敷昼取,日1次。

本法用于瘀血内结,经闭不通者,血枯经闭不宜用。方中蜣螂咸寒有毒,功能破瘀定惊,通便攻毒。《金匮要略》鳖甲煎丸用之,取其破瘀开结之力,治病疟日久,结为疟母者。方书中尚有外用堕胎的记载。用于闭经尚宜配合内服药,经行后即停用。

4. 加减暖宫丸方

药物:生硫黄,赤石脂,海螵蛸,附子,禹余粮。

功能:温肾暖宫。

主治:冲任虚损,下焦久冷,月事不调,不易孕育,崩漏下血,赤白带下。

5. 生发乌发丸

功用:滋肾乌发。

主治:肾虚之脱发、早白。

药物:楮实子30克,生熟地各60克,制黄精80克,全当归45克,何首乌60克,菟丝子24克,南百合,五味子30克,黑芝麻30克,黑桑椹30克,柏子仁30克,紫丹参30克,生侧柏24克,芡实米24克,益智仁15克,茅苍术15克,盐黄柏15克,上药共研细末,蜜丸9克重,早、中、晚各1副,白水送服。

服法:每服30丸(梧桐子大小),温酒或醋汤调下。另用大盐老白菜帮煎水洗头，日一两次。

6. 乳腺炎方

方1 蒲公英15克，紫花地丁15克，野菊花9克，生大黄9克。

功用：清热解毒。

主治：急性乳腺炎。

用法：乳房红肿热痛尚未破溃时，可煎汤乘热溻渍患处。

方2 黄柏10克，白芷6克，荆芥6克。

功用：解毒消炎，散结止痛。

主治：急性乳腺炎初期有硬结者。

用法：上药共为细末，醋水各半，调成糊状，敷患处。

方3 一粒珠(成药)。

功用：消肿解毒。

主治：乳痈乳岩，红肿疼痛，初起未溃者可消，有脓者易溃易敛。

用法：捣碎，醋调成稀糊状，敷患处。

方4 山慈姑15克，白芷9克，鹿角9克，山甲9克，血竭9克，麝香0.6克。

功用：通络下乳，散结止痛。

主治：乳癖(乳腺增生)。

用法：上药共为细末，醋调成糊状，敷于患部。

方5 结乳膏(主要成分为麻油、樟丹、韭菜汁、铜绿、血竭、乳香、没药、信石、麝香等)。

功用：活血化瘀，消肿止痛。

主治：乳痈、乳岩，初起红肿，乳房有坚核，疼痛难忍。亦用于瘰疬结核。

用法：贴敷患处。

罗元恺经验传真

一、名医简介

罗元恺(1914—1995),男,广东省南海人。其父以儒通医,他力承庭训,立志以忠义为业。1930年考入广东中医药专门学校就读,1935年以优异的成绩毕业并考取中医执照,即在广东中医医院从事中医临床工作。其后曾悬壶于广州、香港及韶关等地,并任广东中医药专门学校《金匮要略》课教师,广东中医院院长。1950年兼任母校(广东中医药专门学校)校长,1953年任广东省中医进修学校副校长。1956年参与筹建广州中医学院,历任进修部主任,妇、儿科教研室主任,1962年及1978年被授予"广东省名老中医"称号,1977年被评为首届中医教授,1985年获广东省政府授予从事中医工作五十年荣誉证书。并任中华全国医学会副理事长,中华全国中医妇科委员会副主任委员,卫生部高等中医药院校教材编审委员会副主任委员;国务院学位委员会第一届评议组成员;首批中医妇科博士研究生导师。曾任广东省人民代表大会代表和第五、六、七届全国人大代表,中国民主同盟委员会常委。曾先后赴泰国、马来西亚、新加坡、中国香港等地作学术交流,已被英国剑桥大学世界名人传记中心收录于第21版《世界名人录》中。罗元恺毕生从事中医医疗、教育、科研工作,擅长内科、儿科、妇科,尤以妇科为精。对历代医著多所钻研,推崇张景岳,治病重视肾脾精血,对许多常见病及疑难病的诊治有独到的经验。

主要著作有《罗元恺医著选》《罗元恺论医集》《点注妇人规》。兼任《新中医》杂志"妇科述要"和"食用药物和药膳"专栏作者。主编有《中医儿科讲义》第一、二版教材,《中医妇科学》第五版教材,《妇产科学》第三版教材,《医学百科全书·中医内科》分册等。并在《新中医》《上海中医药杂志》《中国医药学报》等杂志上发表学术论百余篇。

主要科研成果有:研制出"滋肾育胎丸"防治胎动不安,荣获卫生部科研成果奖;"田七痛经胶囊"获广州市科研成果三等奖。此外还有"罗氏内异方""助孕Ⅰ号""助孕Ⅱ号""助孕Ⅲ号"等疗效较高的方药。指导研究生撰写的《月经周期的调节》一文,获卫生部科研论文二等奖。

二、学术特色

(一)妇科疾患肾虚为本

1. 肾气冲任天癸论

妇女的生长发育和衰老,可用下列简式加以概括:肾气盛→天癸至→任通→冲盛→月经→妊娠。肾气衰→任虚→冲少→天癸竭→闭经或绝经→不育。肾气→天癸→冲任→子宫构成一个轴,成为妇女性周期调节的核心。西医学则认为下丘脑→垂体→卵巢→子宫是女性性周期的一个轴,构成性周期的核心。中西医的理论,虽然名词不同,也不宜简单地画等号,但可以互相渗透来理解。

妇女主要的生理特点为月经与妊娠,二者均为胞宫所主,亦与冲任二脉有直接的联系。徐灵胎在《医学源流论》指出:“冲任二脉皆起于胞中,为经络之海,此皆血之所从生,而胎之所由系,明于冲任之故,则本源洞悉,而后所生之病,千条万绪,可以知其所起”又说:“经带之病,全属冲任。”(见叶天士《临证指南》评注)冲任、胞宫是妇科病之靶子,不论脏腑血气的异常或病变,其结果必然导致冲任失调,或直接损伤冲任,才会出现经、带、胎、产诸疾,妇科病机的主要特点。冲任又可以通过其本身所联系的这个轴,反过来影响天癸、肾气及肾所主之骨髓、脑海而形成反馈作用。故曰:冲任之本在肾。总之,妇女生理、病理的特点,都是这个轴各个环节互相影响的结果。

2. 补肾即调冲任论

冲任不固,可出现崩漏、带下滑脱、胎漏、胎动不安、滑胎、半产、阴挺等。冲任亏损,可出现月经不调、月经过少、闭经、痛经、不孕等。冲气上逆可出现恶阻,经行吐衄、经行乳房胀痛、乳衄、子晕、子悬、子嗽等。清代名医叶天士对妇科病特别重视奇经。叶氏认为“八脉隶乎肝肾”,因“肝肾内损,延及冲任奇脉”,立法主张“温养肝肾”“或以血肉充养,取其通补奇经”。徐灵胎认为“治冲任之法,全在养血,故古人立方无不以血药为主。”古人有认为四物汤是通补冲任之剂;龟鹿二仙膏(鹿角、龟甲、枸杞、人参)为补养任督之方;如左归丸(熟地、山萸肉、鹿角胶、龟甲胶、菟丝子、牛膝、枸杞子、淮山药)、斑龙丸(鹿角胶、鹿角霜、菟丝子、熟地、柏子仁)都属滋肾而补益冲任之剂。总之,固补冲任奇经,均从补益肝肾和养血来体现,此即叶氏所以谓八脉隶属肝肾之意。

根据药理研究提示,补肾药能调整垂体和肾上腺的功能,并能使紊乱之神经、体液调节功能趋于正常。从临床疗效来看,滋养肝肾每能起到补益冲任从而调整内分泌以达到调经、助孕、安胎等广泛之目的,这是中医异病同治之法。由此可证,肾气、天癸、冲任是密切联系并彼此协调的一个轴,肾气是这个轴的核心。在辨证施治时,如能掌握调补肾阴肾阳之法,并结合具体病情灵活运用,是可以解决很多妇科疾病的。

3. 肾虚之妇科常见病

(1)肾阴虚　妇科特征:月经量少,月经推后,闭经(但阴虚而致阳亢者,亦可先期或崩漏,经色鲜红而质薄),更年期综合征,胎萎不长,流产,先兆子痫或子痫等。

全身症状:面颊时烘热或潮红,五心烦热,盗汗,消瘦,眩晕耳鸣,睡眠欠佳或失眠,腰酸,便燥。舌偏红少苔,脉细弱或细涩。

(2)肾阳虚　妇科特征:经色淡黯,经质稀薄,多、少、先、后不定,或崩漏,更年期综合征。带下清稀如水,量多。滑胎、流产、不孕等。

全身症状:面色苍白晦黯,眼眶黑,或面额有黯斑,精神萎靡,怕冷,四肢不温,虚眩耳鸣,腰膝酸冷无力,性欲降低,尿清长,夜尿多,或频数难忍,大便溏。舌淡嫩无华,苔薄白润,脉迟弱或微细。

(二)脾胃学说与妇科的关系

1. 脾胃生理与妇科气血

祖国医学特别重视整体的协调作用。五脏六腑、四肢百骸需要互相支持、协调活动,以维持其生理常态。但脏腑各有其分工和表里相配,相辅相成,构成各自的体系,以完成其所负担的主要任务。人体水谷的供应和代谢,主要由肺、脾(胃)、肾(膀胱),脾胃在肺、肾之间,居于中州,为上下之枢纽,胃是饮食首先进入之所在,为腐熟水谷之器官,脾则将消化后饮食之精微输送于各有关脏腑,并将糟粕传导于大肠、膀胱。脾主升而胃主降。升清降浊的作用十分重要,人的气血,依赖水谷之精微以资生,脾胃为水谷之海,气血生化之源,为后天之本。人自出生以后,必赖水谷以滋养,而水谷之精微,又靠脾胃来供应,故曰:“有胃则生,无胃则死。”

脾胃不仅能生化气血,脾又能统血。与妇科关系密切,经、孕、产、乳,都是以血为用。若脾土虚衰,不能生血统血,则经、孕、产、乳诸疾,均可发生。古人的妇科专著,都很重视脾胃。《景岳全书·妇人规·经脉之本》说;“故月经之本,所重在冲脉,所重在胃气,所重在心脾生化之源耳。”脾有统摄血脉之作用,使其能循经运行,“常营无已,终而复始,”维持营血不会溢出于脉道之外。若脾虚失统,往往发生血证。《校注妇人良方·暴崩下血不止方论》云:“暴崩下血不止,……大法当调补脾胃为主。”无论从生理、病理或治法上,脾胃学说的理论,与妇科都有密切的关系。

2. 脾胃病理与妇科疾患

盖脾胃为血气生化之源,为统血之脏,具运化之功。妇女以血为主,并以血为用,因经、孕、产、乳,都是以血为用。月经的主要成分是血,血海满溢,则月经按期来潮;血海空虚,无血可下,则月经稀少或闭止。妊娠以后,赖血下聚以养胎。分娩时又需赖津血以助其娩出,故产时耗损一定之阴血,产后又必有一段时间的恶露排出。哺乳期的乳汁由血所生化。若脾胃虚弱，气血生化之源不足，或统血提摄无权，或运化失职，则月经病之月经过少、过多、先期、后期、闭经、崩漏、经前泄泻等；带下病之带下不止；妊娠病之恶阻、胎漏，胎动不安、胎萎不长、妊娠水肿甚或堕胎小产等；产后病之恶露不绝、产后发热、缺乳、乳汁自出等，杂病之子宫脱垂、不孕症等，均可发生脾胃之功能失调，需赖其他脏腑之支持与协调。如脾之所以能健运，要得到肾阳之温养，若肾阳不足、命门火衰，足以使脾阳不振。脾胃为灌注之本，得后天之气也；命门为生化之源，得先天之气也，命门之阳气在下，正为脾胃之母。说明脾（胃）在妇科病机上也具有重要的密切的关系。脾胃为气血生化之源，阳明为多气多血之府，心又主血脉，故心、脾、胃的病变，往往影响及气血，而气血之盛衰，与妇科关系密切。《校注妇人良方·产宝方论序》云："妇人以血为基本，若能谨于调护，则气血宜（宣）行，其神自清，月水如期，血凝成孕。"如上所述，心脾与气血有密切的关系，故心脾为病，势必影响妇科疾患。

肝藏血而脾统血。但肝脾有相克的关系，肝木每易克脾土。《金匮要略》云："夫治未病者，见肝之病，知肝传脾，当先实脾。"肝为将军之官，喜条达而恶抑郁，肝郁则气横逆而易克土，肝强脾弱，必致饮食少思，影响气血之生化。在妇科病中，往往出现肝脾不和或肝胃不和之病机。

3. 调补脾胃八法论治妇科病

（1）补脾摄血法　《景岳全书·妇人规·崩淋经漏不止》引先贤之言日："凡下血证，须用四君子辈以收功。故凡见血脱等证，必当用甘药，先补脾胃以益生化之气，盖甘能生血，甘能养营，但使脾胃气强，则阳生阴长，而血自归经矣，故曰脾统血。"大凡妇科下血证，在出血期间，大法以补脾摄血为主。兼热、兼瘀者，当配以清热化瘀之品，以求标本并治。《沈氏女科辑要笺正·血崩》云："阳虚元气下陷，不能摄血者，则宜大补脾气，重用参、芪，而佐以升清之法。"综上所述，可见妇科下血证宜重视运用健脾补气以摄血之法。常用方如四君子汤、独参汤、举元煎（《景岳全书·新方八阵》方：人参、黄芪、白术、炙甘草、升麻）等。在出血期间，不宜用当归、川芎。《沈氏女科辑要笺正·血崩》指出："当归一药，其气最雄，走而不守，苟其阴不涵阳而为失血，则辛温助劫，实为大禁。"川芎也是辛温走窜活血之品，故均不宜用，否则往往反致出血增多。盖辛温之药，能行血动血也，故以不用为宜。若拟于健脾补气剂中，加入养血之品，则以阿胶、何首乌、桑寄生、熟地、黄精、黑豆衣、岗稔果、桑椹子等为佳。

（2）升举脾阳法　脾气主升，脾阳升才能健运，方可使水谷之精微敷布而周流于全身。若脾气不升或反下陷，则津血、胞宫亦可随而泄陷，如久崩久漏、久滞、阴挺下脱等证便可发生，治法须补气以升阳，方剂如大剂补中益气汤，或调中汤（《脾胃论》方：人参、黄芪、苍术、甘草、橘皮、木香、升麻）等，以升举脾阳，健运中气，使元阳得温补而气陷可举矣。

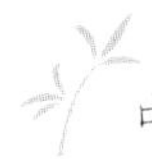

（3）健脾燥湿法　脾喜燥而恶湿，脾得温燥，则气机健运，湿性重浊濡滞，阻遏阳气，障碍运化功能。若水湿之邪留聚于中，则脘闷腹胀，食呆纳差，肢体倦怠。流注于下，则大便溏泄，带下增多，或经行泄水、经行泄泻、经前浮肿，或妊娠水肿、胎水肿满等。治疗原则应以健脾燥湿为主，或佐以渗利。常用方如参苓白术散、完带汤、全生白术散、升阳除湿汤（《脾胃论》方：苍术、白术、茯苓、防风、白芍）、正脾散（《产宝百问》方：苍术、香附、陈皮、小茴香、甘草）等加减化裁，以健脾燥湿。

（4）理脾和胃法　脾胃分主升降出入，以完成其饮食消化、吸收、营养等一系列新陈代谢的功能。水谷之清者（精微）上输于心肺而生化血气；水谷之浊者（渣滓）下降于大肠、膀胱成为粪溺。若胃气不降而上逆，则呕吐、呃逆频作，脾气不升而下陷，则飧泄、血脱之症出现。脾胃不和则脘腹胀满或嗳气吞酸，如妊娠呕吐、经前泄泻、子悬等症均可发生。关于脾失健运及脾阳下陷之病机及治法，已见前述，至于胃气不和，则应和胃降逆止呕，可选用《金匮》之干姜人参半夏丸、小半夏加茯苓汤、橘皮竹茹汤、平胃散或《名医方论》之橘皮竹茹汤（党参、白术、茯苓、甘草、半夏、陈皮、木香、砂仁、生姜、大枣）等，以调和脾胃，宽胸降逆止呕。

（5）温补脾肾法　脾阳需得下焦命门之火以温煦，命门属肾，《类经附翼·求正录》指出："命门原属于肾，非别为一腑也。"《景岳全书·传忠录·命门余义》说："脾胃以中州之土，非火不能生，然必春气始于下，则三阳从地起，而后万物得以生化，岂非命门之阳气在下，正为脾胃之母乎。……命门有火候，即元阳之谓也，即生物之火也。"脾阳不足，往往由于命门火衰、肾阳不足，故妇科临床上脾肾阳虚者颇为常见。如月经不调、闭经、崩漏、不孕、流产、带下不止等。常用方如茯苓菟丝丸（《景岳全书·新方八阵》方：茯苓、菟丝子、白术、莲子、山药、炙甘草、杜仲、五味子）；保元汤（《博爱心鉴》方：人参、黄芪、甘草、肉桂、生姜）等加减化裁，以温补脾肾。

（6）补益心脾法　心主神明，神明失守则伤心，忧思过度则伤脾。心脾受损，可影响胞脉的运行而出现月经失调、闭经、崩漏等疾患。同时可伴有怔忡、惊悸、健忘、失眠、盗汗，纳呆等证候。常用方如归脾汤、人参养荣汤等，以补益心脾。

（7）疏肝实脾法　肝郁气盛，易克脾土。临床上往往出现月经失调，调治之法，应疏肝而实脾。《金匮》指出肝病当先实脾，以免肝病传脾，这既是治疗的方法，也是一种预防传变的措施，常用方如逍遥散是此法典型的组方。方中柴胡、白芍、当归、薄荷以舒肝和血；白术、茯苓、甘草、煨生姜以健脾。此方广泛应用于妇科，特别是月经先后无定期，经前乳胀，经行情绪异常，胸胁胀满，头痛目眩等。若肝郁化火者，可加入丹皮、栀子，名丹栀逍遥散；若肝郁血虚者，加入地黄，名黑逍遥散。（见《医略六书·女科指要》）此外，还有张景岳的柴胡疏肝散（柴胡、炙甘草、白芍、香附、川芎、枳壳），也属调和肝脾之剂，可适当加减化裁。

（8）清利湿热法　湿邪为害，主要责之于脾之运化失常，故曰脾主湿。湿属阴邪而性重浊濡滞，但湿郁日久，可以化热，则成湿热。湿热蕴郁于下，可致湿热带下，治法宜清利湿热。常用方如樗树根丸(《摄生众妙方》方：樗树根皮、黄柏、芍药、良姜)、止带方(《世补斋医书·不谢方》方：茵陈、黄柏、丹皮、栀子、车前子、猪苓、泽泻，茯苓、牛膝)、二妙散等加减运用，以清热利湿止带。

(三)妇人多瘀常需活血论

1. 瘀血与妇科病

妇女的机体，血占很重要的位置。因为妇女的经、孕、产、乳等生理特点，无不与血的盛衰或畅滞有密切关系。任脉通，太冲脉盛，血海充盈，由满而溢，则月事以时下；若任脉虚，太冲脉衰少，血海空虚，来源不足，则月经闭止。瘀血内留，则痛经、闭经、崩漏、月经不调、癥瘕包块等病，均可发生。又妇人血旺才能摄精成孕；妊娠以后需要血以养胎直至正常分娩；产时血气旺盛，则胎儿容易娩出，也不致耗血过多，产后恶露亦正常排出而自止；哺乳期血气旺盛则乳汁充沛而分泌正常。如孕产期内有瘀阻，则可致胎漏，或产时大量出血，或产后腹痛、恶露不绝等；哺乳期血气壅阻，可成乳痈。

妇产科疾病主要是与妇女生殖系统有关的病变。生殖系统功能的正常与否，同人体的血液循环系统、神经体液系统及内分泌等有密切联系。它们之间又是互相影响的，故血的瘀滞可以从各方面影响到生殖系统的病理变化。而妇女由于月经与产褥的关系，形成血瘀的病理变化机会较多，故血瘀成为妇产科常见的病因之一。由于血液流动缓慢甚或停滞，或血液离经而成瘀积，使血液由动态而变为静态，在病机上可表现为血液循环障碍和受累组织的损害、组织细胞的炎症、水肿、糜烂、坏死、硬化、增生等继发性改变。从妇产科的范围来说，即可发生上述经、孕、产、乳诸疾。

2. 瘀血之类型

(1)气滞血瘀　血为有形体液之一，赖心之搏动(心主血脉)和血管中之功能的“气”以推动其运行，故曰“气为血帅。”《寿世保元》说：“盖气者，血之帅也，气行则血行，气止则血止，气有一息之不运，则血有一息之不行。”这一理论，早为祖国医学所公认。《沈氏尊生书》讲得更清楚：“气运乎血，血本随气以周流，气凝则血亦凝矣。夫气滞血凝，则作痛作肿，诸变百出。”气滞血瘀的证型，属于实。

(2)气虚血瘀　气虚则机体的功能缓弱(包括心脏和血管的功能)，血行缓慢，脉络不充，血流不畅，日久则成瘀滞。《医林改错》指出：“元气既虚，必不能达于血管，血管无气，必停留而瘀，以致气虚血瘀之证。”这属于虚中有实的类型。

(3)寒凝血瘀　血得温则行，得寒则凝。寒为阴邪，性主收引、凝滞，脉管遇寒则容易收缩，血液遇寒则易凝涩，这是一般的现象。《灵枢·经脉》说：“寒邪客于经脉之中，则血泣而不通。”《素问·调经论》指出：“气血者，喜温而恶寒，寒则泣而不流，温则消而去之。”这说明了血液运行和凝滞的机制。寒凝致瘀，这属于寒实证的类型。

(4)热灼血瘀　热为阳邪，能煎熬津液，耗液伤阴。邪热过甚，血受灼烁，可使其浓浊黏稠，流通不畅而致瘀。《医林改错》说，“血受热则煎熬成块。”《伤寒杂病论》有瘀热在里之证，也是这一机制。此属于实证、热证的类型。

(5)出血成瘀　《内经》说：“阳络伤则血外溢；阴络伤则血内溢。”体外、体内出血的原因甚多，可由于外伤，亦可由于内伤。皮外之出血，虽可耗去一定的血量，出血量过多者甚或引起休克，但因此而积瘀成疾者却少；而皮肌内或胸腹腔内之出血和脏腑中的出血，是体内离经之血，这种内出血往往成为瘀血的重要成因。《内经》说：“人有所堕坠，恶血内留。”这种体内溢血的血瘀证，在内、外、妇、儿科等均可发生。

(6)情志失调致瘀　五志七情等精神因素刺激过强、过久或失调，使中枢神经处于过度抑制状态，气机不畅，血行滞碍，亦可成瘀。《灵枢·百病始生》说：“若内伤于忧怒，则气上逆，气上逆则六输不通，温气不行，凝血蕴里而不散，津液涩渗，著而不去，而积皆成矣。”这是由于七情郁结，气病及血之故。基本属于实证的类型。

(7)久病致瘀　祖国医学认为久病入络可以致瘀，各种怪异之病亦多起于瘀，用通络活血之法治疗，每能收效。

3. 瘀血的典型症状

瘀血在妇产科的主要见证，可有下列几种。

(1)疼痛　祖国医学认为“通则不痛，痛则不通。”血瘀可使血流滞碍、组织发炎肿胀等，其病机是脉道不够通畅，甚或闭塞不通，因而出现疼痛。其特征多为部位固定，痛处拒按，或按之有块，痛较顽固、剧烈或胀痛等。最常见的病如痛经、癥瘕疼痛或产后腹痛等。

(2)癥瘕肿块　瘀血壅聚于经络脏腑，日久可成癥瘕肿块。清代医家唐容川的《血证论》说：“瘀血在经络脏腑之间，则结为癥瘕。”又说：“气为血滞，则聚而成形。”妇科的癥瘕肿块是比较多见的，如子宫肌瘤、卵巢囊肿、子宫内膜异位症、盆腔内炎症包块、阴道闭锁的月经潴留、内生殖器的畸胎瘤或某些妇科癌症等，都属于这一范畴。

(3)妇科出血　“瘀血不去，新血不得归经”这是中医认为妇科出血机制之一。又经行不畅，可致血不循经而妄行，成为离经之血。故妇产科的各种出血症，可由血瘀所引起。如胞宫积瘀，可致崩中漏下，产后胞衣不下或胞衣不净，可致产后大量出血或长期淋漓出血，血气郁逆，血不循经而妄行，可致经行吐衄；输卵管妊娠(亦由于气血滞碍不通所致)，可使脉道损伤而内部出血。这些出血因素，都是由于血瘀造成。

(4)发热　机体内有瘀阻，一方面可由积瘀化热；另一方面又可降低体内的抗御能力而容易引起感染发热。产后发热中的一个类型即由于瘀血壅阻。例如产褥感染,祖国医学认为这是内有瘀积继感热毒之邪所致。

(5)神经精神症状　血瘀症可引起精神抑郁,哭笑无常,有些出现顽固性头痛等神经系统症状。如热入血室、经前紧张征等,血瘀是构成这些疾病因素之一。①面色紫黯或黧黑。②唇紫舌青或有瘀斑(一般多见于久病或瘀积明显的患者)。③皮肤干燥无泽,甚则肌肤甲错。④脉象沉弦或沉涩。

4. 瘀血的治则有五

(1)行气活血　通用于气滞血瘀之证。如肝气郁结的痛经、经前紧张征、慢性盆腔炎等,常用方药如膈下逐瘀汤(《医林改错》方:乌药、延胡、枳壳、香附、当归、川芎、赤芍、桃仁、红花、丹皮、灵脂、甘草),香棱丸(《济生方》方:丁香、木香、小茴香、三棱、莪术、青皮、枳壳、川楝子、茴香)、丹栀逍遥散(《古今医统》方:丹皮、栀子、柴胡、当归、芍药、茯苓、甘草、薄荷、煨姜)等。

(2)活血止痛　瘀血内阻的特征往往出现疼痛,在妇产科中更为常见。常用方药如失笑散(《太平惠民和剂局方》方:蒲黄、五灵脂)、金铃子散(《太平圣惠方》方:川楝子、延胡索、活络效灵丹(《医学衷中参西录》方:丹参、当归、没药、乳香)等。

(3)祛瘀散寒　寒凝则血瘀,根据《内经》"温则消而去之"之理,治宜温经散寒以祛瘀,或通阳逐瘀,常用方药如少腹逐瘀汤(《医林改错》方:干姜、桂枝、小茴香、没药、川芎、当归、芍药、五灵脂、延胡、蒲黄)、金匮温经汤(《金匮要略》方:吴茱萸、桂枝、生姜、川芎、当归、人参、半夏、阿胶、丹皮、麦冬、芍药、炙甘草)、生化汤(《傅青主女科》方:川芎、当归、煨姜、桃仁、炙甘草)、桂枝茯苓丸(《金匮要略方》:桂枝、茯苓、桃仁、丹皮、赤芍)等。

(4)攻逐瘀血　血瘀明显而形成瘀积,同时体质尚壮盛者,可采用攻逐瘀血之法。常用方药如桃红四物汤(《医宗金鉴》方:桃仁、红花、当归、川芎、芍药、地黄)、桃仁承气汤(《伤寒论》方:桃仁、大黄、桂枝、芒硝、甘草)、下瘀血汤(《金匮要略》方:土鳖虫、桃仁、大黄)、抵当汤丸(《伤寒论》方:水蛭、虻虫、桃仁、大黄)等。

(5)清热化瘀　血内蕴热,煎熬津液,使血液浓、稠、黏、聚,成为瘀热在里的病机,治宜清热化瘀。常用方药如解毒活血汤(《医林改错》方:连翘、葛根、柴胡、生地、赤芍、当归、桃仁、红花、枳壳、甘草)、消乳汤(《医学衷中参西录》方:丹参、乳香、没药、穿山甲、金银花、连翘、知母、瓜蒌)、血府逐瘀汤(《医林改错》方:生地、赤芍、归尾、川芎、桃仁、红花、柴胡、牛膝、甘草、桔梗、枳壳)等。

三、临床经验

(一)不孕症五型论治

妇女不孕,首重调经,经调然后子嗣。因为月经不正常,往往是排卵不正常或无排卵的一种反映。若长期有带下病，往往是有滴虫性阴道炎或真菌性阴道炎，均须先行加以调治。若经、带均属正常而不孕者，则需根据体质情况而加以调摄，并配合精神心理治疗，方易奏效。

1. 肾虚型不孕

肾藏生殖之精，肾虚则天癸不至，冲任不盛，生殖功能自必低下，而不能摄精成孕。肾虚可由先天体质因素，肾气不充，发育不全；或后天多病体弱，或不节房事，以致肾气亏损。证型可分为肾阳虚、肾阴虚或阴阳两虚。

肾阳虚型：证见月经不调，或后期，或稀发，经质清稀淡薄，腰膝酸痛，腹冷阴寒，四肢不温，精神不振，怕冷畏寒，疲乏无力，面色晦黯，脸、颊、额、唇周等部有黯黑斑，眼眶黯黑，性欲淡漠，小便清长，夜尿多，或大便溏。舌淡嫩，苔白润，脉沉迟或沉细无力，尺脉尤弱。治宜温肾壮阳暖宫，可用右归丸（附子、熟地、菟丝子、枸杞、杜仲、鹿角胶、当归、肉桂、山萸肉、淮山药）加仙灵脾、艾叶。

肾阴虚型：证见月经量少或月经后期，经色鲜红，五心烦热，睡眠不熟，甚或失眠，口干或盗汗，形体消瘦，腰酸膝软，或大便干结。舌嫩红，少苔或无苔或光剥苔，脉细弱略数。治宜滋肾养阴益血，可用左归饮（地黄、山萸肉、枸杞、山药、茯苓、炙甘草）加女贞子、金樱子、桑寄生、地骨皮之类。

肾阴阳两虚：治应阴阳双补，可参照上列方药斟酌运用。但求补阴不亡阳，补阳不亡阴，以达到阴阳相长之目的。

2. 气血虚弱型不孕

妇女以血为主，经、孕、产、乳都以血为用。气血虚弱，则冲任失养，以致月经失调，不能摄精成孕。其原因可由素体不足，或慢性疾病耗损气血所致。证见经候不调，偏血虚者则经量偏少；偏气虚者由于气不摄血，则经量偏多。但均色淡质薄。或经后下腹隐痛，头晕目眩，心悸怔忡，体倦肢麻，面色晦黄或萎黄，舌淡苔薄白，脉细弱。治宜大补气血，佐以温肾，可用《景岳全书》之毓麟珠（八珍汤加菟丝子、杜仲、鹿角霜、川椒）去川椒，加仙灵脾、何首乌。偏血虚者再加红枣、枸杞；偏气虚者加黄芪。炼蜜为丸服。

3. 气滞血瘀型不孕

气滞则血亦滞，血滞亦可成瘀。气滞血瘀，则冲任不通畅，以致月经失调或行而不爽，或经病疼痛。《济阴纲目·论经病疼痛》条云："经水来而腹痛者，经水不来而腹亦痛者，皆气血不调故也。"它与痛经主要不同点为经不来时而腹部亦病，颇与今天所称之盆腔炎相似。

本证型还包括输卵管阻塞之不孕，此症之成因，可由于小产、人工流产、经期游泳、经期盆浴等不注意经产期卫生所引起。气滞血瘀型之不孕，证见月经失调、痛经、盆腔疼痛，经色紫黯，血块较多，舌黯红，或舌尖边有瘀斑点，或唇色紫黯瘀斑，脉象沉弦。治宜行气活血化瘀以调经。证型偏热者可用丹栀逍遥散合金铃子散去白术，加青皮、五灵脂、穿破石；证型偏寒者，可用《医林改错》之少腹逐瘀汤（干姜、桂枝、没药、小茴香、川芎、当归、芍药、延胡索、五灵脂、蒲黄）加皂角刺、穿山甲、青皮等。王清任在《医林改错·少腹逐瘀汤说》中云："种子如神，每经初之日吃起，一连5付，不过4月必成胎，"以逐瘀法而求嗣，可能是由于慢性盆腔炎或输卵管闭塞所引致的不孕，故用活血化瘀温通之法施治，使盆腔炎痊愈、输卵管复通，便有受孕之机会。王氏所谓"种子如神"，应有所辨证，不能一概而论也。罗氏治此类之不孕亦用此法治疗，经3～6个月的调治，每可奏效。

4. 肝气郁结型不孕

人是一个整体，精神因素可以影响生殖功能。如心情紧张，思虑过度，或大惊卒恐，或情绪忧郁，肝气不舒，均足以使血气运行不畅、月经失调。这些精神因素，都可障碍摄精成孕。现今一些学者证明情绪变异，可影响内分泌的情况。心情酣畅，是促进受孕的一个条件。故不孕患者除药物调治外，兼辅之以心理上的开导及设法获得舒适的环境，是非常重要的。

肝气郁结型的患者每见月经先后无定期，或行而不畅，经色黯红，夹有小血块，少腹胀痛，或经前便有乳房胀痛，烦躁易怒，或抑郁寡欢，精神不宁，甚或悲伤欲哭等。舌色黯红，苔薄白，脉弦细。治宜舒肝解郁，行气养血，可用《傅青主女科》的开郁种玉汤（当归、香附、白术、茯苓、丹皮、花粉）去花粉，加郁金、合欢花、白芍、女贞子等。

5. 痰湿内阻型不孕

本证型多为形体肥胖，但面色比较苍白。其机制主要由于气虚不运，水湿内停，液聚成痰，痰湿壅滞下焦，阻遏经隧，以致胞宫胞络受阻，冲任失调。证见经行不畅，或月经稀发、闭经等。此外，或见带下增多，疲倦多汗，不耐寒凉，胸闷呕恶，纳呆便溏。上述经、带等证，均可令难于受孕。本证舌色多淡嫩而体胖，苔白腻，脉沉缓滑，治宜燥湿化痰，佐以补血，可用叶天士的苍附导痰丸（苍术、香附、茯苓、胆南星、橘红、甘草、枳壳、神曲、姜汁）合四物汤去地黄加白术、艾叶。

（二）痛经证五型论治

1. 气滞血瘀证

临床表现：多于经前有小腹或乳房胀痛，情绪抑郁，胸胁苦满。每于行经之初则下腹胀痛明显而拒按，或连及肛门亦胀坠而痛；经量不多或行而不畅，经色紫黯而夹有血块，血块排出后则疼痛暂行缓解，舌质黯滞或舌边有瘀斑，脉沉弦。

治法与方药：治宜行气活血，化瘀止痛。可选用膈下逐瘀汤加减、田七痛经胶囊、失笑散等。

（1）膈下逐瘀汤（《医林改错》方）　延胡索、乌药、枳壳、香附、当归、川芎、赤芍、桃仁、五灵脂、红花、丹皮、甘草。

加减法：经量过多者可加益母草、山楂炭；经量过少者，可加牛膝、丹参。

(2)田七痛经胶囊(自制方，已投产)　田七末、醋炒五灵脂、蒲黄、延胡索、川芎、小茴香、广木香、冰片。

用法：每日3次，每次3～6粒。

(3)失笑散(《太平惠民和剂局方》方)　五灵脂(酒研)、蒲黄(炒香)等份为末。每服6克，先用醋调成膏，再用水煎，食前热服。

2. 寒凝血瘀证

临床表现：多见于继发性痛经。除体属阳虚者外，如过食寒凉冰冷之品，或长期生活于空调纳凉之处，可为本证诱发因素。证见小腹冷痛或疼痛，得热则舒，畏寒，四肢不温，严重者可见面色苍白，恶心呕吐，冷汗淋漓，四肢逆冷，甚或昏厥。经量偏少，经色淡黯而有血块，或如黑豆汁。舌苔白润，舌质淡黯，脉沉弦而迟或沉紧。

治法与方药：治宜温经散寒，活血化瘀止痛。可选用少腹逐瘀汤加减或良方温经汤化裁。

(1)少腹逐瘀汤(《医林改错》方)　干姜、肉桂、小茴香、五灵脂、蒲黄、没药、延胡索、川芎、当归、赤芍。

加减法：恶心呕吐者，去没药加半夏、吴茱萸；昏厥者先针刺人中，灸足三里、三阴交。

(2)良方温经汤(《妇人大全良方》方)　肉桂、牛膝、莪术、当归、川芎、芍药、丹皮、人参、甘草。

加减法：疼痛明显者，可加入延胡索，并用田七末冲服；恶心呕吐者，可加入生姜、半夏；包块明显者，加入三棱。

3. 血热壅阻证

临床表现：经前小腹疼痛拒按而有灼热感，或平时亦有小腹疼痛，经来则痛甚。经色深红，经质稠或夹有小血块，行而不畅，或伴有发热，大便干结，溺黄赤。舌红苔黄，脉弦数有力。治法与方药：治宜清热凉血，通经止痛。可选用血府逐瘀汤加减，或清化饮加减。

(1)血府逐瘀汤(《医林改错》方)　生地、柴胡、牛膝、当归尾、川芎、赤芍、红花、桃仁、枳壳、桔梗、甘草。

加减法：月经过多者，可去川芎加入益母草、地榆；月经过少者，加入丹参、丹皮。

(2)清化饮(《景岳全书》方)　生地、芍药、黄芩、丹皮、麦冬、石斛。

加减法：为了增强其止痛作用，可加入香附行气以止痛，或冲服田七末。

4. 精血亏损证

临床表现：虚证之痛经，一般不如实证之疼痛严重，而且多痛于行经之后，往往

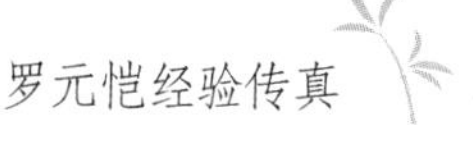

经量愈多而痛愈甚，以去血之后，冲任及胞宫失于濡养，故痛。经色多淡红而质稀。除腹痛外，每伴有腰酸倦怠、神疲头晕等症。舌淡胖，脉细数。

治法与方药：治宜补益气血，滋养肝肾，可用归肾丸合四君子汤加减，或用调肝汤化裁。

(1)归肾丸(《景岳全书》方)　当归、熟地、枸杞、山萸肉、淮山药、杜仲、菟丝子、茯苓。

(2)四君子汤(《太平惠民和剂局方》方)　人参、白术、茯苓、炙甘草。

加减法：为了避免熟地之滋腻及加强止痛作用，可加入砂仁、木香以行气醒脾止痛。

(3)调肝汤(《傅青主女科》方)　当归、白芍、山药、山萸肉、巴戟天、阿胶、甘草。

5. 阴虚夹瘀证

临床表现：每于经前10多天即两次月经之间便开始腹痛，两三天后缓解，至月经来潮时又痛，呈波浪式。经色鲜红夹有小血块，平时烦躁易怒。本证因肝肾阴不足，由于排卵期间胞脉之阴阳消长，从阴转阳，阴分受阳气之冲激，故而腹痛。行经期间阴血外泄，血少不足以濡养胞宫，故亦作痛，加以夹有瘀滞，故疼痛明显。舌色淡黯，脉弦细。

治法与方药：治宜滋养肝肾为主，佐以活血化瘀。可用六味地黄汤合二至丸、失笑散加减。

(1)六味地黄汤(《小儿药证直诀》方)　地黄、山萸肉、淮山药、茯苓、丹皮、泽泻。

(2)二至丸(《医方集解》方)　女贞子、旱莲草。

(3)失笑散(见前)

本方以六味地黄汤滋养肾阴，二至丸养育肝阴，失笑散化瘀止痛，三方配合，具有标本并治之妙。

(三)盆腔炎急慢分治

本病的发生，常有以下两方面的因素，一为正气之虚，如经期血室正开，为一月之虚；堕胎、小产或正常分娩后，气血耗损，子门未闭。二为外邪入侵，客于子宫、胞脉、胞络，如经期、产后生活不慎，月经或恶露未净而行房事，或盆浴，或游泳、涉水等，或流产(包括人工流产)。分娩、妇科手术消毒不严，致感受邪毒。

邪毒蕴蓄于下焦，壅遏气机，以致气滞血瘀，阻滞胞脉、胞络，不通则痛，故本病多有腹痛。若感受湿邪，或寒邪凝滞经脉，使湿浊内生，则可致水湿流注于阴窍。带下增多。邪毒炽盛，壅结于胞络，可酿成痈肿，似致憎寒壮热，下腹剧痛，甚至神昏谵语而成危候。若邪毒弥漫、累及大小肠者，可致壮热腹满，大便秘结，形成腑实之证。如急性期未能彻底治愈，可转入慢性期。但亦有些患者无明显的急性经过，就诊时已为慢性期者。由于邪气留恋，血瘀日久，以致邪瘀内结，形成痞块，则为癥瘕痃癖。因邪气，瘀阻滞于胞脉、胞络，故可导致月经不调，难于孕育。

本病在临床上以慢性者为多见，往往迁延日久，反复发作。其治疗大法，总以活血化瘀行气为主，按辨证以施治。急性或亚急性发作者，多以清热解毒而祛邪为先；慢性者则以行气活血或温经通络为治。

急性盆腔炎多表现为下焦热毒证，其证候为壮热，恶寒，头痛，口干苦，烦渴，下腹剧痛拒按，或自觉小腹灼热，肛门坠胀不适，小便黄赤、频数、涩痛，大便秘结，带下增多，色黄质稠而臭秽，舌红，苔黄厚腻，脉弦数或滑数。

治疗原则当以清热解毒为主，佐以行气化瘀。可用蒿蒲解毒汤（自拟方）：青蒿（后下）12 克，蒲公英 30 克，白薇 20 克，丹参 20 克，丹皮 12 克，赤芍 15 克，黄柏 12 克，桃仁 15 克，连翘 20 克，青皮 10 克，川楝子 10 克。每日 1～2 剂，复渣再煎，多次分服。

如大便秘结不通者，加大黄（后下）12 克，恶心呕吐不欲食者，加鲜竹茹 15 克，藿香 10 克，小便刺痛者，加六一散 20 克，少腹痈结已成者，加败酱草 30 克，紫花地丁 15 克，如神昏谵语，四肢厥逆者，当急予紫雪丹或安宫牛黄丸救治，或采用中西医结合的方法进行抢救。

亚急性发作者常有慢性盆腔炎病史，证候表现与急性者相仿但程度较轻，多有湿热胶结的表现，如发热不甚高但缠绵难退，胸闷欲呕，大便不爽等。可在上方基础上加强去湿之药，以冬瓜仁 30 克，生薏苡仁 30 克，车前子 15 克等加减出入其间。将邪热清退后，可继续按慢性盆腔炎巩固治疗之。

慢性盆腔炎主要表现为气滞血瘀，经常下腹坠胀疼痛，或痛连腰骶，于月经前后加重，或劳累后痛甚。多伴有带下增多，月经不调，或痛经、不孕。妇检发现少腹包块，或组织增厚，压痛，有些还可发现输卵管阻塞或积液。舌色黯红，脉弦。

治疗原则以活血化瘀，行气止痛为主。可用丹芍活血行气汤（自拟方）：丹参 20 克，赤芍 15 克，丹皮 10 克，乌药 15 克，川楝子 10 克，延胡索 12 克，香附 9 克，桃仁 15 克，败酱草 30 克，当归 9 克。每日 1 剂，复渣再煎，分两次服。

如瘀滞明显者，腹痛较剧，可加五灵脂 12 克；偏于寒者，加小茴香 10 克，桂枝 12 克；体虚者，去桃仁，加首乌 15 克，鸡血藤 20 克，大便干结者，加生地 25 克；小便短涩者，加车前草 30 克，生薏苡仁 30 克；输卵管阻塞者，加青皮 10 克，路路通 15 克，穿破石 15 克或王不留行 15 克，腹部包块明显者，加莪术、三棱各 10 克。

慢性期患者除内服汤药外，尚可配合外治以提高疗效。其一是外敷下腹部，可用双柏散（大黄、黄柏、侧柏叶、泽兰叶各等份，共研细末）约 60 克，以开水和蜂蜜调匀，加热，敷贴于小腹或少腹部，每日换药 1 次，10 天为一疗程。其二是药液保留灌肠，可用大黄 30 克，虎杖 30 克，丹参 20 克，蒲公英 30 克，枳壳 12 克，以水 600 毫升煎煮至 200 毫升，俟药液温度与体温接近时做保留灌肠，每天 1 次，10 天为一疗程。也可用毛冬青灌肠液(单味,以干品 60 克为 1 次量)代之。

(四)补脾补肾治流产

胎孕的形成,主要在于先天之肾气,而长养胎儿,则在于母体后天脾胃所生化之气血。因此,对于先兆流产的治疗,除应以滋肾补肾为主外,同时必须辅之以健脾而调理气血。使肾与脾,先天与后天相互支持,相互促进,以巩固胎元。立法以补肾健脾固气为主,参照其体质的寒热,适当加减用药,对于不属于难免流产的先兆流产,多能取效。基本处方是寿胎丸合四君子汤加减:菟丝子 25～30 克,川断 15 克,桑寄生 15 克,阿胶 12 克,党参 25～30 克,白术 15～25 克,荆芥炭 6～12 克,首乌 30 克。

加减法:气虚甚者加黄芪 15～25 克;体寒者加陈艾叶 10～15 克;血虚者加熟地 20～25 克;气滞有恶心呕吐者加春砂仁(后下)3～4.5 克,或陈皮 5 克;有热者加黄芩 6～9 克,或女贞子 15 克,旱莲草 15 克;腰痛甚者加金狗脊 15～25 克或川杜仲 15 克;腹痛明显者加白芍 15 克,甘草 6 克。至于习惯性流产,因连续自然流产 3 次以上,身体必然受到耗损而虚弱,肾、脾、气、血均受到影响,要认真调补,即在下次受孕前,便要调理,在调理期间,必须避孕。治疗原则亦以补肾、健脾、补气、养血为主,基本处方,以补肾固冲丸为主。

补肾固冲丸:菟丝子 240 克,川断 120 克,阿胶 120 克,熟地 180 克,鹿角胶 90 克,白术 120 克,党参 150 克,川杜仲 90 克,枸杞 120 克,巴戟天 120 克,当归头 90 克,砂仁 20 克,大枣肉 50 枚,吉林红参 30 克。制法和服法:研细末,炼蜜为丸,每次 6 克,每日 2 次,连服 3 个月为 1 疗程,月经期停服。

如属不可避免流产,除及早排出消毒干净外,方药可用四物汤加味。

处方:当归 15 克,川芎 9 克,赤芍 12 克,生地 25 克,牛膝 20 克,益母草 30 克,枳壳 12 克。

如属死胎,可用脱花煎加芒硝以助其速下。

处方:当归 25 克,肉桂 3 克,川芎 9 克,川牛膝 15 克,芒硝(后下)15 克,车前子 9 克,红花 3 克。

加减法:气虚者加黄芪 25～30 克,阴虚者加熟地 15～20 克。

流产的预防:必须注意妊娠期卫生,祖国医学对此提出了不少合理意见,如①孕后禁止房事,以免扰动子宫,影响冲任。②勿过度用力劳动。③勿坐盆洗浴。④避免七情过度,特别不可暴怒。⑤不宜过食寒凉、辛热、泻下等品,犯胎之物,尤应避免。⑥避免跌仆闪挫。

(五)子宫肌瘤两期分治

子宫肌瘤属于中医癥瘕或月经过多的范畴,患者多因月经过多或伴有痛经而来就诊，经检查往往为黏膜下子宫肌瘤或多发性子宫肌瘤，按中医对本病的辨证，认为是实中有虚之证。从病的本质来说，由于子宫体内长有肿瘤，是癥瘕之一种，乃属实证，治应消散。但因每次月经出血过多、阴血耗损，往往形成贫血，则属虚象。从标本来说，癥瘕为病之本，出血过多是病之标。治宜分月经期与平时两个阶段处理，攻补交替进行。平时着重于攻以散癥瘕，月经期着重于补涩以控制过多之经血，乃拟具两个处方。

一方为平时服者，药物组成为：莪术 10 克，生牡蛎（先煎）30 克，生鳖甲（先煎）30 克，荔枝核（打）30 克，橘核 15 克，五灵脂 10 克，海藻 15 克，何首乌 30 克，小茴香 10 克，乌药 15 克，菟丝子 30 克。

二方为月经期服者，药物组成为：党参 30 克，制首乌 30 克，岗稔根 30 克，川断 15 克，荔枝核（打）20 克，生牡蛎（先煎）30 克，橘核 15 克，炒蒲黄 9 克，白术 15 克，益母草 30 克，贯众 20 克，血余炭 10 克。

子宫肌瘤需要服药的时间较长，如用汤药，天天煎煮很不方便，影响工作与学习，有些患者难于坚持，因而影响疗效，乃考虑将其制成丸剂。一方除对子宫肌瘤有一定效果外，对乳腺增主也有疗效。一方、二方交替运用能改善子宫肌瘤患者的症状。

四、用药心得

（一）逍遥五方用法不同

1. 逍遥五方演变源流

逍遥散创立以后，不断有所发展。薛己在《校注妇人良方》卷二十四于逍遥散原方加入丹皮、炒栀子各 1.5 克，柴胡亦为 1.5 克，其余各药均用 3 克，名加味逍遥散（一般称为丹栀逍遥散），用治肝脾血虚有热，遍身瘙痒，或口燥咽干，发热盗汗，食少嗜卧，小便涩滞。又治瘰疬流注虚热等症。《审视瑶函・卷四》丹栀逍遥散称为八味逍遥散。丹、栀各 2 克，余药均用 3 克，为粗末，水煎服。用治怒气伤肝，脾虚血少，致目暗不明，头目涩痛。肝郁容易化火，凡肝郁有热者，则丹栀逍遥散较为适用。《傅青主女科》在丹栀逍遥散基础上化裁出宣郁通经汤，即原方去苓、术，加入香附、黄芩、郁金各 3 克，白芥子 6 克，归、芍、丹皮各五钱，炒栀子 9 克，柴胡 3 克。用治肝火炽盛，瘀热内郁而成血块，以致经水未来而腹先痛者。《医略六书・女科指要》则在逍遥散加入生地黄 15 克，当归 9 克，柴胡、甘草各 1.5 克，苓、术、芍药各 5 克。为粗末，每服 6 克，加生姜一块，薄荷少许，水煎服，名黑逍遥散，用治肝郁脾虚，妇女崩漏，脉弦虚数者，《傅青主女科・经水先后无定期》中，在黑逍遥散基础上以山药易白术，以炒荆芥易煨姜、薄荷，再加入菟丝子，名曰定经汤。以上是逍遥散演变的概略。

2. 逍遥五方临床应用

从逍遥散发展为丹栀逍遥散、宣郁通经汤、黑逍遥散、定经汤等，是有其脉络相承的。

逍遥散着重疏解肝经之郁气。肝性条达，故宜用散剂以散之，量轻以扬之。轻可去实，故全方仅用粗末 6 克，水一盏煎取 2 克，不宜久煎，皆取其轻清上浮而易于透达之意。

定经汤是于舒肝、健脾、养血、滋肾之中，比较着重于滋肾养血。方中重用菟丝子、熟地以滋肾补肾，菟丝子、当归、白芍俱用至 30 克，熟地、淮山药各 15 克，药量均较重，茯苓 9 克，炒荆芥 6 克，柴胡 1.5 克。从各药分量的轻重，可见其着重于滋肾养血。

关于诸逍遥散、宣郁通经汤、定经汤在临床上的运用，分别如下。

肝气郁而不舒，以致经行不畅，先后多少不定，或经前乳房、少腹胀痛，胸胁苦满，头痛目眩，舌色黯滞、苔薄白，脉弦者，宜用逍遥散；若肝郁化火，烦躁易怒，口苦咽干，五心烦热，小便涩赤，发热面红，舌边稍红，苔黄，脉弦略数者，宜丹栀逍遥散；若旺火炽盛，煎熬津血，以致经血紫黑成块，经前腹痛，舌红苔黄，脉弦数者，宜宣郁通经汤以降肝火、利肝气、解肝郁而兼养肝血；若肾水不足，水不涵木，木盛乘土，以致月经后期量少，面色晦黯，脉弦细者，宜黑逍遥散；倘肾水亏损，肝失所养，肝血不足，以致气郁不舒，因而月经延后，稀发，甚或闭止不行，眼眶黯黑，面额部有黯黑斑，舌黯不荣，脉弦细尺弱者，则宜用定经汤。

正如傅氏所说："此方舒肝肾之气，非通经之药也；补肝肾之精，非利水之品也。肝肾之气舒而精通，肝肾之精旺而水利，不治之治，正妙于治也。"他所说之水，是指经水，非小水之谓。从其谓"非通经之药"一言，可知定经汤所治，着重于后期、稀发、闭经之不调，方药并非攻伐去瘀通经之剂，但通过滋肾养血以达到通经之目的，故曰"不治之治，正妙于治也"。从临证实践来说，很多月经稀发、闭经之患者，以肾水亏损者居多，故须用补而通之，或先补后攻之法，因势利导，使水到渠成，便可奏效。定经汤重用菟丝子，大熟地以滋水补肾，增益月经生化之源，并重用当归、白芍以养血柔肝，山药、茯苓以健脾，少佐柴胡、荆芥以疏发肝气。水足血旺，肝气得舒，经水自可来潮。

(二)当归一药妇科有宜忌

妇科病以血证较多，如月经过多、崩漏、经行吐衄、经间期出血、胎漏、胎动不安、妊娠卒下血等，均以出血为主证，这些妇科血证，在其出血未止时，多不宜用当归，否则往往反而增加其出血，这是罗老从临床实践中得出的深刻体会，上述这些妇科血证，是生理上不应该有的现象，乃属病理性的出血，应及时加以止血，欲其止血,需使血脉宁静,才能达到目的。《景岳全书·本草正》云:"当归其气辛而动,故欲其静者当避之。凡阴中火盛者,当归能动血、亦非所宜。……其要在动、滑二字,若妇人经期血滞,临产催生及产后儿枕作痛,俱当以此为君。"这里已基本说出运用当归之宜忌矣。若妇女月经过少、月经先后无定期、月经稀发、闭经、痛经、恶露不行等血行滞碍之证,自宜运用当归以助其遄(音 chuan)行。

阳盛火旺而出血过多者,均不宜用。《本草正义》在当归条中说:"若吐血衄血之气火升浮者,助以温升,岂不为虎傅翼?是止血二字之所当因证而施,固不可拘守其止之一字而误谓其无所不可也。且凡失血之症,气火冲激,扰动血络,而循行不守故道者,实居多数。当归之气味俱厚,行则有余,守则不足,亦不可过信'当其所归'一语,而有循名失实之咎。"说明古人对当归早有正确的认识,无奈世人误以为当归是妇科之圣药,补血之通剂,不求辨证,概行施用,这不仅不能愈病,有时反而增病,良可慨也!近世名医张山雷对此有深刻的体验,他在《沈氏女科辑要笺正·血崩》中指出:"当归一药,富有脂液,气味俱厚,向来视为补血要剂,固亦未可厚非,在阳气不足之体,血行不及,得此温和流动之品,助其遄行,未尝非活血益血之良药。惟其气最雄,走而不守。苟其阴不涵阳而为失血,则辛温助动,实为大禁。"

当归对子宫有两种不同作用的成分,一为抑制,二为兴奋,后者易溶于水,故煎服当归,能使子宫兴奋,在子宫出血期间,煎服当归,会令子宫兴奋,这是促使出血增多之原因。一般月经过多及崩漏之患者,为了想补血,往往自诉曾服当归而未愈。嘱其回忆服用前后的情况,多谓服后反而增加血量者,不知何故云云。随给予解释,才恍然大悟。其实当归不仅出血期间不宜用,凡妇科病中有阴虚火旺者均非所宜。故对常用中药使用的宜忌,有加以详细阐明并广为宣传的必要,以免贻误也。

(三)柴胡一药功效有三长

《本草纲目》称柴胡能平肝、胆、三焦、包络相火,及治头痛眩晕,目昏赤痛障翳,耳聋耳鸣,疗诸疟及肥气寒热,妇人热入血室,经水不调。《本草备要》概括其作用为宣散、发表、和里、退热、升阳。

1. 用于疏解外邪以退热

柴胡味苦微寒,能升散解表,为清解少阳、肝胆、三焦经邪热之要药,主治往来寒热、胸胁满痛、口苦头痛等证。据现代药理研究,柴胡具有抗菌、抗病毒、退热等作用,并能镇静、镇痛。在体外试验,它对流感病毒和结核杆菌的生长及疟原虫的发育均有抑制作用,同时还有利肝及抗肝脂,促进肠蠕动等功能。这与历代本草所记述之功效相符。从中医药的理论来说,由于它能宣升表散,所以对于伤寒早、中期的发热,也就是邪热留恋于太阳、少阳经时之发热或往来寒热者,可用它作为退热之主药。但必须舌质不红绛，舌苔白或微黄而不干燥，亦即邪在卫分、气分而未入营伤阴者，才可使用。作为宣散退热之用，则剂量宜稍重，可用至15～18克，同时应配伍黄芩、芍药、栀子、茵陈之类，以助其退热之功。

2. 用于疏肝、解郁、调经

柴胡能平肝胆、三焦相火及解胸胁中结气，治头痛眩晕，月经不调，这是柴胡宣散气机的作用所取得的效果。方剂中以逍遥散、丹栀逍遥散、四逆散等为代表。逍遥散功能疏肝解郁，健脾养血。治肝郁血虚而致两胁作痛，头痛目眩，口燥咽干，神疲食少，或见寒热往来，月经不调，乳房胀痛。近代也用于慢性肝炎之属于肝郁脾虚者。逍遥散从舒肝健脾着眼，仲景谓见肝之病，当先实脾，以防木病克土。若兼肝经郁热者，则加丹皮、栀子，以清肝胆之郁热。四逆散功能透解郁热，疏肝理气，其人或咳，或悸，或小便不利，或腹中痛，或泄利下重者。近代也用于急、慢性肝炎，肋间神经痛，胃及十二指肠溃疡等属于肝气郁滞者。本类方剂，宜配伍芍药、当归、枳实、甘草等。柴胡用量宜适中，与配伍药分量大体相同，一般可用6～9克。

3. 用于升举阳气

柴胡具有升举阳气之功，但必须与补气健脾药相伍，以发挥其辅佐的作用。凡气虚下陷，清浊不分，以致洞泄寒中，脱肛、㿗疝、崩漏、带下、月经不调等，须于补气健脾药中，配以少量之柴胡，以助其升阳之效。此法如李东垣之补中益气汤、傅青主之完带汤、定经汤等均属之。补中益气汤是于参、芪、术、草等补气健脾药中，加入1克之柴胡；完带汤则于白术、苍术、人参、淮山药、陈皮、甘草等健脾燥湿药中，配以2克柴胡；定经汤则于茯苓、淮山药、菟丝子、当归等健脾补肾药中，佐以1.5克柴胡。其分量均不到3克，故柴胡之用于升阳者，用量以3克左右为宜。从中药升降浮沉之理论来说，量轻则有利于升浮也。

（四）菟丝子乃补肾安胎之圣药

补肾安胎的药物，以菟丝子为首选，故应作为主药而加以重用。《本草正义》说："菟丝子多脂微辛，阴中有阳，守而能走，与其他滋阴诸药之偏于腻者绝异。"《食鉴本草》谓其能"益体添精，悦颜色，黑须发。"它对于安胎和去面部黯斑，效果是比较理想的。补气健脾药中，党参是首选之品，《本草正义》谓其"健脾而不燥，养血而不滋腻，能鼓舞清阳，振动中气而无刚燥之弊。"故菟丝子、党参二味，应列为首选药物加以重用。

妊娠妇女如身体有所不适，应随证随人，按其虚实寒热加以调治，而避免使用犯胎药。如早期妊娠而有少量阴道流血、腰酸腹痛、下坠感等先兆流产证候，则必须进行安胎，按固肾补气、止血养血为主的原则治理。临床常用的方药可选用《医学衷中参西录》的寿胎丸（菟丝子、阿胶、续断、桑寄生）合四君子汤加减化裁。寿胎丸以菟丝子为主，《中国药学大辞典》谓其能"补肝肾、生精髓，用作强壮收敛药"。

《圣惠方》谓其可治难产。菟丝子是固肾安胎的主药，补而不燥，是补益肝肾的理想药物，而且药价便宜，药源不缺。桑寄生是固肾养血安胎止漏之品，兼有强腰壮骨之功。续断温补肝肾，暖子宫、止胎漏，强筋骨。阿胶有滋肾安胎、养血止血的作用。本方具有滋养肝肾，止血安胎的功效。

(五)妇科用药七法分类

罗氏经妇科常用治则及方药归纳为七法，并绘制表格，以利学者掌握使用，七法如下。

1. 滋肾温肾法

常用药物：熟地、黄精、山萸肉、金樱子、桑寄生、阿胶、龟胶、龟甲、淮牛膝、淫羊藿、仙茅、巴戟天、杜仲、金狗脊、覆盆子、益智仁、破故纸、锁阳、蛇床子、胡芦巴、韭子、菟丝子、续断、肉苁蓉、鹿角胶、鹿角霜。

常用处方：六味地黄丸、左归饮、左归丸、肾气丸、右归饮、右归丸、归肾丸、集灵膏、寿胎丸、毓麟珠、大营煎、固阴煎、温冲汤、补肾固冲丸。

2. 健脾和胃法

常用药物：白术、茯苓、党参、山药、莲子、炙甘草、大枣、芡实、扁豆、砂仁、陈皮、半夏、生姜、藿香、苏叶、豆蔻仁。

常用处方：六君子汤、香砂六君汤、健固汤、完带汤、小半夏加茯苓汤、橘皮竹茹汤、全生白术汤。

3. 疏肝养肝法

常用药物：柴胡、郁金、白芍、香附、佛手、素馨花、玫瑰花、女贞子、桑椹子、枸杞子、关沙苑、酸枣仁、旱莲草、五味子。

常用处方：逍遥散、定经汤、龙胆泻肝汤、越鞠丸、四逆散、二至丸、一贯煎、柴胡疏肝散、羚羊钩藤饮。

4. 调理气血法

常用药物：理血常用药物：当归、鸡血藤、何首乌、黑豆衣、紫河车、岗稔子、龙眼肉、川芎、桃仁、红花、蒲黄、没药、乳香、益母草、泽兰、丹参、五灵脂、土鳖虫、水蛭、刘寄奴、王不留行、仙鹤草、三七、艾叶、赤石脂、血余炭、荆芥炭、棕榈炭、侧柏叶、姜炭、大蓟、贯众、五倍子、生地、丹皮、紫草、地骨皮、白薇、赤芍、茜草根、地榆、槐花；理气常用药物：人参、黄芪、太子参、乌药、广木香、青皮、枳实、枳壳、沉香、橘核、川楝子、荔枝核、小茴香、三棱、莪术、九里香、鳖甲、穿山甲。

常用处方：四君子汤、补中益气汤、举元煎、参苓白术散、金铃子散、加味乌药汤、香棱丸、四物汤、归脾汤、当归补血汤、失笑散、血府逐瘀汤、少腹逐瘀汤、膈下逐瘀汤、生化汤、桂枝茯苓丸、活络效灵丹、犀角地黄汤、清经汤、清化饮、艾煎丸、当归四逆汤、棕炭散、发灰散、四生丸、二稔汤、槐榆散。

5. **渗利水湿法**

常用药物：茯苓皮、川萆薢、车前子、鸡冠花、薏苡仁、泽泻、猪苓、通草、滑石、木通、地肤子、马鞭草、茵陈。

常用处方：四苓散、五苓散、萆薢渗湿汤、止带汤。

6. **温经散寒法**

常用药物：桂枝、肉桂、吴茱萸、川椒、干姜、附子、白芷、丁香。

常用处方：温经汤、艾附暖宫丸、干姜人参半夏丸、当归生姜羊肉汤、苏合香丸。

7. **清热解毒法**

常用药物：栀子、黄柏、黄芩、蒲公英、败酱草、金银花、椿根皮、土茯苓、连翘、苦参、白花蛇舌草、半枝莲。

常用处方：清热解毒汤、银花菠菜饮、固经丸。

(六)自制三方崩漏特效

功能性子宫出血症，往往是一种反复发作的慢性病。中医称为崩漏，古人提出“塞流、澄源、复旧”分阶段的几种治法，是符合本病治疗规律的。塞流，即针对病因予以止血；澄源，即根据辨证原则从病理上控制其继续出血；复旧，即从根本上调整月经周期以恢复其按期排卵的生理常态。这几个步骤，是治疗功能性子宫出血症所必须掌握的，否则不可能达到治愈之目的。但在临床运用时，几种方法又往往互相联系，如塞流与澄源结合，澄源与复旧结合，才能收到更好的效应。

1. **二稔汤**

本方有补气摄血作用，适用于血出较多时期。

岗稔(桃金娘科桃金娘属植物桃金娘的果或根)30～50 克，地稔根(野牡丹科野牡丹属植物的根)30 克，续断 15 克，制首乌 30 克，党参 20～30 克，白术 15～20 克，熟地 15～20 克，棕榈炭 10～15 克，炙甘草 9～15 克，桑寄生 15～30 克，赤石脂 20 克。

加减法：血块多者加益母草 15～30 克，血色鲜红者加旱莲草 20～25 克，紫珠草 30 克，血色淡红者加艾叶 15 克，或以姜炭易棕榈炭。血量特多者加五倍子 10 克，阿胶 12 克，并给高丽参咬嚼吞服或炖服。

除服药外，同时艾灸(悬灸 15～20 分钟或直接灸 7～11 壮)隐白或大敦(均双穴，可交替使用)和三阴交，以收止血之效。

上方有补气摄血和补血止血之功。岗稔、地稔均为华南地区常用的草药，性味均属甘、涩、平，具有补血摄血的作用。首乌养肝肾而益精血，药性温敛，滋而不腻，补而不燥，是妇科出血症补血的理想药物。桑寄生补肝肾而益血，续断补肝肾而止崩，兼有壮筋骨的功效，故能兼治腰膝酸痛。熟地补血滋肾，党参、白术、炙甘草均能补气健脾，取其补气以摄血，甘草含甘草次酸，具有肾上腺皮质激素作用，对月经病、阿狄森病、尿崩症等均有疗效。惟用量要稍重，但大量、长期服用，可引起水钠潴留、血钾降低，以致下肢浮肿、血压升高等不良反应，与应用去氢皮质酮时相似。棕榈炭、赤石脂均能敛涩止血，以收塞流之效。

2. 滋阴固气汤

适用于阴道出血已减缓，仍有漏下现象者。

熟地黄 20 克，续断 15 克，菟丝子 20 克，制首乌 30 克，党参 20 克，黄芪 20 克，白术 15 克，岗稔子 30 克，阿胶 12 克，牡蛎 30 克，山萸肉 15 克，炙甘草 10 克。

加减法：出血仍稍多者，可适当加入炭类药以涩血，或其他固摄之品如海螵蛸、鹿角霜、赤石脂之类。有虚热证候者，去黄芪加女贞子。

出血缓减后，应着重对因治疗，即所谓“澄源”，根据本证发病的主要原因为肝肾阴虚、脾肾不固的机制，应以滋养肝肾为主，兼以固气益血。本方用熟地、续断、菟丝子、山萸肉以滋养肝肾；党参、黄芪、白术、炙甘草以补气健脾，首乌、岗稔子、阿胶以养血涩血，牡蛎以镇摄收敛。全方兼顾肾、肝、脾、气、血，以恢复整体之功能，巩固疗效。

3. 补肾调经汤

适用于出血已止，身体未复，需要建立月经周期，以防反复发作。

熟地黄 25 克，菟丝子 25 克，续断 15 克，党参 20～25 克，炙甘草 10 克，白术 15 克，制首乌 30 克，枸杞子 15 克，金樱子 20 克，桑寄生 25 克，黄精 25 克，鹿焦霜 15 克。

加减法：预计排卵期间，可加入温补肾阳之品如淫羊藿、破故纸、仙茅、巴戟天之类以促其排卵；腰酸痛明显者，可加入金狗脊、杜仲、乌药之类；月经逾期 1 周以上不来者，可加入牛膝、当归之类，以助其及早来潮。

出血停止后，应协助机体恢复生理功能以建立月经周期，促使按期排卵。治疗原则应以补肾为主，兼理气血。本方以熟地、菟丝子、金樱子、续断、鹿角霜滋肾补肾，枸杞子、黄精、首乌、桑寄生养血，党参、白术补气健脾。使肾气充盛，血气和调，冲任得固。经过两三个周期的调理，身体逐渐强健，正常周期可冀恢复。

五、病案选评

(一)崩漏

易××，女，12 岁。初诊：1975 年 3 月 2 日。

主诉：11 岁初潮，周期紊乱，经量偏多。某医院诊为青春期功能失调性子宫出血。近 3 个月来月经过频过多，时间延长。2 月 28 日月经来潮，势如泉涌，昨天曾服凉血止血中药，药后流血更多(1 天用 1 包卫生纸)，不能坐立，经色鲜红夹有血

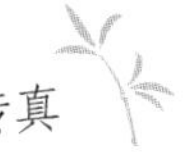

块，腹微痛，汗多，疲乏，腰酸，自觉烦热，口干，小便微黄。

诊查：面色苍白，精神不振。舌淡红略胖，舌尖稍红，苔薄白润，脉细滑略弦。

辨证：血崩。肾阴未固，阴虚内热。

治则：滋养肝肾，固气摄血。

处方：党参 18 克，白术 15 克，岗稔根 30 克，地稔根 30 克，制首乌 30 克，干地黄 18 克，桑寄生 15 克，续断 15 克，煅牡蛎 24 克，甘草 9 克，蒲黄炭 9 克，2 剂，每日 1 剂。并嘱用艾卷悬灸隐白穴（双）及大敦穴（双），交替选用，每次 15 分钟，每日 2 次。

二诊：3 月 3 日。药后经量已减少大半，精神明显好转，但仍有腹部隐痛，睡后多汗，口干。舌淡红，舌尖稍赤，苔薄白，脉细滑略数。仍遵前法，佐以祛瘀止血。

处方：岗稔根 30 克，地稔根 30 克，党参 18 克，黄芪 15 克，白术 19 克，制首乌 30 克，益母草 15 克，血余炭 9 克，桑寄生 15 克，5 剂，每日 1 剂。

服药后月经于 3 月 8 日完全干净，以后用滋养肝肾兼以补气为主法，月经期则仍加入岗稔根、地稔根，经量多时则加入蒲黄炭、血余炭、紫珠草等。经过 3 个月的调治，月经已恢复正常，观察 1 年，已无复发。

按：青春期子宫功能性出血，多由于天癸初至，肾之阴阳发育未丰，出现偏阴偏阳之弊。本例虽然由于肝肾之阴偏虚，阴虚火旺而致崩漏。崩血近 1 年，致使气血不足故初方用脾肾双补之方，酌加蒲黄、牡蛎标本兼顾。二稔汤乃罗老自创治崩血之良方，有补气摄血之效。另外艾灸隐白（脾经第一穴）、大敦（肝经第一穴），有补脾益气之功，处方简洁明了，力专效宏。故 1 年之疾，两方而效，3 个月而痊愈。

（二）胎水肿满

沈××，女，30 岁。初诊：1974 年 7 月 8 日。

主诉：妊娠六个半月，脚肿已 1 个月，腹部胀满特甚，胀满至剑突部，气喘促，坐卧不宁。已在某部队医院住院 20 多天，诊为羊水过多，用救护车送来门诊。

诊查：患者体格较肥胖，足部浮肿明显，腹部膨隆如妊娠 9 个月状，气喘多汗，尿少纳呆，舌质淡胖，苔白，脉沉滑。

辨证：脾虚湿重之胎水肿满。

治则：健脾燥湿，行气利水。

处方：用全生白术散加减。白术 25 克，苍术 6 克，白茯苓 30 克，茯苓皮 30 克，陈皮 6 克，姜皮 9 克，大腹皮 15 克，泽泻 15 克，北杏仁 12 克，生牡蛎 25 克，4 剂。

二诊：7 月 12 日。服药后腹胀明显减轻，水肿亦减退，尿量稍增，喘促已基本平复，坐卧无不适感。上述方药已取效，仍守前法。

处方：白术 25 克，白茯苓 30 克，茯苓皮 30 克，陈皮 6 克，大腹皮 15 克，芡实 30 克，姜皮 6 克，桑寄生 15 克，苏叶 9 克，7 剂。

服药后肿满已完全消除，照上方减量再服 7 剂以巩固疗效。后足月顺产一男婴。

按：患者脾虚湿重，水液运行不畅，加之妊娠，加重脾肾负担，遂至水液停聚而为子重。《内经》云："唯中满与小大不利当治其标。"中满气促，尿少脚肿，无论何种病症，均应先治其标，利水退肿是首用之法，但患者又有 6 个月身孕，不当用过力之品以损胎气。故处方以五皮饮治标，复以二术健脾燥湿，杏仁宣通肺气，方中生牡蛎 25 克尤为点睛之笔，咸涩微寒，敛阴潜阳，固涩止汗，对于本证既能助二术以固涩止汗，又能防五皮渗利太过而伤阴。故 4 剂后疗效显著，后方稍加桑寄生强肾，芡实固本而痊愈。此治疗充分体现了中医新说"有故无殒，亦无殒也"之旨。

(三)产后不寐

肖××，女，29 岁。

初诊：1976 年 9 月 11 日。

主诉：从第 2 胎顺产后第 1 天开始，至今 2 月余彻夜不寐，或经几夜失眠后稍能入睡，但寐而易醒，醒后又不能再入睡。伴头晕，腰痛，极度疲倦，纳呆，脱发，经治疗无效。因缺乳，婴孩已自然断乳后由家人行人工喂养。

诊查：患者面色青黄无华，舌淡黯，尖边有小瘀点，苔黄腻，脉沉细弱。

辨证：此属产后失血，伤及心脾，阴血内耗，神不守舍所致之产后不寐证。

治法：补益心脾，养血安神。

处方：柏子仁 12 克，夜香牛 12 克，磁石 30 克，北沙参 16 克，夜交藤 30 克，茯苓 25 克，干地黄 25 克，马豆衣 15 克，桑寄生 30 克，4 剂。

二诊：9 月 25 日。服药后夜间稍能入睡，仍觉头晕腰痛，疲倦。月经 9 月 22 日复潮，量较多，现将净。舌淡黯胖，苔微黄腻，脉弦细缓。守前法，加入制首乌、丹参以加强养血宁神之效。

处方：柏子仁 9 克，夜香牛 15 克，夜交藤 30 克，制首乌 25 克，磁石 30 克，钩藤 15 克，茯苓 20 克，丹参 20 克，桑寄生 15 克，4 剂。

三诊：10 月 9 日产后 3 月余，服药期间睡眠好转，但停药后仍失眠，脱发严重，头晕腰痛。舌尖红，质黯红，边有小瘀点，苔白，脉弦细缓。"发乃血之余"，脱发严重乃血虚之证。在前法基础上重用首乌、熟地以补血。

处方：柏子仁 9 克，夜香牛 15 克，夜交藤 30 克，磁石 30 克，桑寄生 25 克，丹参 15 克，茯苓 15 克，制首乌 30 克，熟地 20 克，鳖甲 30 克，4 剂。

四诊：10 月 16 日。睡眠好转，能入睡，头晕疲倦稍减，仍脱发，头顶至枕部有麻木感，纳欠佳。舌黯红胖，苔白，脉弦细缓。已能入睡，病有转机，仍守前法。

处方：丹参 15 克，党参 15 克，桑寄生 30 克，鸡血藤 30 克，夜香牛 20 克，制首乌 30 克，乌豆衣 15 克，炙甘草 6 克，白术 12 克，4 剂。

五诊:10 月 30 日。睡眠渐见好转,但纳差,口淡,腰痛。舌黯红胖,苔薄微黄,脉右弦细、左沉细弱。按纳差口淡舌胖为脾虚之象,在养血安神之中,佐以健脾开胃之法,俾气血生化之源健旺,则诸疾可除。

处方:丹参 15 克,制首乌 30 克,谷芽 30 克,夜交藤 30 克,苏叶 9 克,桑寄生 30 克,夜香牛 18 克,云苓 18 克,淮山药 18 克,4 剂,每天 1 剂。

六诊:11 月 30 日。半月来失眠已除,每夜可熟睡 6 个多小时,精神爽,胃纳进,但觉腰酸痛,矢气频。舌尖稍黯红,苔白;脉沉细弱。心脾功能已渐恢复。腰为肾之外府,腰酸痛,脉沉细为肾虚之象。拟补肾养血为主,佐以行气止痛。

处方:夜香牛 20 克,柏子仁 9 克,夜交藤 30 克,桑寄生 30 克,续断 15 克,乌药 12 克,金狗脊 15 克,茯苓 20 克,佛手 12 克,4 剂,每天 1 剂。随访半年,疗效巩固。

按:产后气血两虚,心神不安之失眠多梦之证颇不罕见,补益心脾,养血安神乃是正治。方中夜香牛一物乃岭南中草药,俗名夜牵牛、夜魂香,主要功能是清热解毒除湿驱虫,又能安神止惊治疗失眠,与夜交藤二药相配,最能治疗阴血素弱而至的心神不安失眠多梦,为罗老喜用之对药。

(四)不孕症

沈××,女,34 岁,已婚,四川人,化工技术员,于 1975 年 1 月 31 日初诊。

患者从 14 岁月经初潮后,周期大致正常。近 3 年来,月经周期紊乱,阴道流血延续不断,结婚 2 年多同居未孕。来诊时自诉月经干净 7 天后,复见阴道流血两周未止,血量较多,色初暗红,现鲜红,无血块。伴心悸,腰痛,下腹坠痛,睡眠饮食均差,屡医未效。经诊刮病检为"子宫内膜增殖",属无排卵型"幼血",面色晦黄,舌淡红,苔白微黄,脉细略滑数。

辨证:崩漏。因脾胃不固,冲任受损所致。治宜补肾健脾为主,佐以止血,以达塞流之效。

处方:二稔汤(罗氏经验方)加减:岗稔根 30 克,地稔根 30 克,制首乌 30 克,川断 15 克,白术 15 克,炙甘草 5 克,荆芥炭 9 克,仙鹤草 20 克,艾叶 12 克,4 剂,每天 1 剂。

3 月 21 日二诊:阴道流血近 2 个月不止,量时多时少,反复发热在 38℃左右。2 月初进某医院住院治疗,2 月 7 日行宫内膜诊刮术。病理报告为:"子宫内膜增殖症"。临床上还发现双侧附件炎,经治疗后于 3 月 8 日出院。现阴道流血暂止,但感头晕,腰腿发软,小腹胀痛,口淡纳差。舌淡红略暗胖,脉沉细。流血既止,须以补肾为主,兼理气血,俾能调整月经周期,恢复排卵,以收固本之效。

处方:用补肾调经汤(罗氏经验方)加减:桑寄生 15 克,续断 15 克,益智仁 10 克,菟丝子 15 克,炙甘草 6 克,制首乌 15 克,党参 12 克,金樱子 15 克。4 剂,每天 1 剂。

3月28日三诊:末次月经3月20日,现未净,量较多,伴头晕头痛,腰酸软,下肢酸麻乏力,口淡,纳一般,舌淡胖,边有齿印,苔薄白,脉弦细略数。经行已第五天,量仍多,必须塞流,以防崩漏不止。

处方:仍拟二稔汤加减:岗稔根30克,地稔根30克,制首乌25克,菟丝子15克,熟地20克,金樱子30克,续断15克,炙甘草6克,党参12克。4剂,每天1剂。

5月12日四诊,前症好转,但本次月经6天干净后又见阴道流血几天,服药后方止。头晕腰痛,睡眠欠佳,梦多纳呆,带下清稀,舌淡红边有齿印,苔薄白,脉细弦弱。仍以补肾健脾为主。

处方:菟丝子15克,续断15克,制首乌15克,桑椹12克,干地黄20克,白芍12克,女贞子15克,旱莲草15克,党参15克,炙甘草9克。3剂,每天1剂。

7月5日五诊:从3—5月份曾结合用人工周期疗法,但经量仍多,停药后仍紊乱如前,经后血性分泌物淋漓不断,现已1周多未净。伴头晕、腰酸、疲乏、纳呆。舌黯红,苔微黄,脉沉细弦。病势虽缓,但仍漏下不止,拟以滋养肝肾为主,兼以固气益血。

处方:滋阴固气汤(罗氏经验方)加减:熟地25克,续断15克,菟丝子15克,制首乌20克,党参15克,茯苓20克,白术15克,炙甘草9克,桑寄生20克。3剂,每天1剂。

9月13日六诊:本次月经于8月26日来潮,较大量出血6天后,仍点滴漏下达10余天。头晕腰痛,肢软乏力,纳差,舌黯红,脉细弱略弦。仍守前法。

处方:菟丝子20克,覆盆子15克,续断15克,桑寄生20克,党参15克,熟地25克,橘红5克,茯苓20克。4剂,每天1剂。

10月4日七诊:末次月经9月26日,量中等,6天干净,无漏下,但仍见头晕腰痛,睡眠饮食均差,夜尿多,舌淡黯,苔薄白,脉细弱。守前法以巩固疗效。

处方:菟丝子15克,覆盆子15克,续断15克,桑寄生20克,金狗脊15克,党参15克,炙甘草6克,佛手12克。3剂。

按上方加减,每周服2～3剂,持续2个多月。

12月27日八诊:服药后精神好转,无头晕。月经从9—12月已正常来潮,量中等,末次月经12月14日,现觉腰痛,纳差,胃脘隐痛不舒。舌淡红略黯,脉细弱略弦。患者经常服药将近1年,崩漏已愈,经调为"种子"做好了准备。此时预计是排卵期,按补肾健脾的原则,重用菟丝子、熟地,加入淫羊藿温补肾阳,兴奋性功能以促排卵。

处方:菟丝子25克,熟地20克,淫羊藿10克,桑寄生20克,党参15克,炙甘草6克,海螵蛸12克,春砂仁5克(后下)。4剂,每天1剂。

1976年2月7日九诊:月经正常,末次月经1月19日,间有心悸,腰痛,睡眠饮食仍欠佳。舌淡红苔少,脉弦细稍数,预计排卵期已过。继续滋肾补肾。佐以安神镇摄。

处方:菟丝子 25 克,熟地 20 克,生龙骨 20 克,桑寄生 25 克,夜交藤 30 克,金樱子 25 克,女贞子 15 克,炙甘草 9 克,金狗脊 15 克,桑椹 15 克。4 剂,每天 1 剂。

3 月 20 日十诊:停经 2 个多月,纳呆,恶心,乳房胀痛,心悸,腰痛,眠差多梦,尿妊娠试验阳性。舌黯红少苔,脉细数滑。妇科检查:子宫颈光滑,着色,软;子宫体前倾,软,增大如 2 个月妊娠,附件未见异常。此为早孕反应,兼见腹痛、小腹坠痛等症。治宜固肾安胎为主,以防胎漏。

处方:用寿胎丸加减:菟丝子 25 克,桑寄生 15 克,熟地 25 克,党参 15 克,枸杞 15 克,金樱子 20 克,陈皮 5 克。4 剂,每天 1 剂。

5 月 5 日十一诊:妊娠 3 个多月,头晕腰痛,小腹坠痛,夜尿多,怕冷,胃纳较前增进。舌淡红,苔白略干,脉细滑。

处方:续用寿胎丸加减:菟丝子 25 克,桑寄生 15 克,续断 15 克,党参 15 克,覆盆子 9 克,甘草 6 克,白术 12 克,制首乌 25 克。4 剂,每天 1 剂。以后,依上方加减,间歇服药。患者虽然在妊娠 4 个多月时曾反复阴道流血多次,仍能继续妊娠。于 1976 年 10 月顺产一男婴,体重 6 斤,母婴健康。

按:因脾肾虚弱而致崩漏,仍应以补益脾肾为主,但患者目前正值出血,故先以二稔汤加仙鹤草、荆芥炭益气止血,之后以罗氏验方补肾调经汤为主。罗氏调经,若崩漏出血即止,即以补肾为主,有时酌加温肾阳之药促进排卵;若出血多时,即以二稔汤为主,有时加紫珠草等养血止血,配合月经周期,促与调相结合使用,终于使患者成为有排卵型月经,妊娠后又以固肾安胎之寿胎丸方使之不致流产。此例患者有不排卵至排卵,由崩漏到妊娠,前后不过 1 年疗效可谓显著。

(五)绝经期综合征

孙××,女,49 岁,中学教师。于 1973 年 9 月 5 日初诊。

主诉:几年来月经过频过多,每月来潮 2 次,周期 17～20 天,每次持续时间 9～10 天,用卫生纸 4～5 包。经色淡红,夹有紫血块。经常头目晕眩,胃纳睡眠均差,经前后面部虚浮,自觉掌心烦热。

患者身体消瘦,面色晦黄,额部和颊部有明显黯黑斑。舌淡无苔,脉细弱略弦。末次月经:8 月 16 日。血压 90/60 毫米汞柱。血检红细胞:361 万;白细胞 2900;血红蛋白 10.5 克;血小板 6.4 万。

诊断:绝经期前月经过多(气血两虚型)。

治则:补气健脾,养血涩血。

处方:党参 30 克,白术 15 克,炙甘草 9 克,制首乌 30 克,黄精 30 克,川断 15 克,岗稔根 30 克,地稔根 30 克,藕节 25 克。4 剂。

二诊:9 月 10 日。月经昨天来潮,周期较前有所推迟,量仍多,头晕,睡眠差,经色由淡转红，舌光少苔，脉细弱。

处方：按上方去黄精加黄芪20克，姜炭6克。4剂。

三诊：9月20日。本次月经持续6天净(9月15日)，总量较前减少，用卫生纸3包。仍觉头晕，浮肿不明显，舌淡少苔，脉细弱。月经净后，要着重健脾滋肾养血，以资调补。

处方：党参20克，淮山20克，炙甘草9克，熟地20克，黄精25克，金樱子20克，首乌25克，岗稔子20克，白术15克。

以后按上方加减化裁，以枸杞、女贞子、金狗脊调配其间，月经期则加入乌梅、五味子等酸涩之品，服药至11月底，月经周期已推迟至30～36天，持续时间5天，量比前减少一半，用2包卫生纸左右。面部浮肿减，体重增加4斤，面色较润泽，黯黑斑亦减退。

血检：血红蛋白11.5克；红细胞495万；白细胞3900；血小板9万。

按：更年期综合征乃与妇女全身变化，内分泌水平密切相关之征。多由于肝肾不足，阴阳失调所致。此例由失血过多，血小板减少，显系肝肾阳虚，不能摄血。故治疗以罗氏验方二稔汤加减，益气止血。其间加入枸杞、女贞子等益肾之品，若月经期则加入五味子、乌梅等敛肝收涩之品，以助止血，故见显效。

(六)习惯性流产

胡××，女，39岁，干部。初诊：1973年6月22日。

结婚10多年，先后滑胎5次。每次妊娠两月余必滑胎，过去虽经积极保胎而无效，屡孕屡滑(配偶体检无特殊)。末次受孕为1年前。当时在月经过期20天后进行妇科检查，诊断为早孕。但妇检后出现阴道流血，最后终致早期流产。现觉神疲，腰痛，尿频，小腹坠痛，月经后期量少。舌黯红，苔微黄腻，脉沉细尺弱。

诊断：肾气亏损，冲任不固，气血虚弱之滑胎。

治则：因月经后期量少，治宜补肾养血调经为先。

处方：桑寄生25克，续断15克，当归12克，白芍15克，杜仲25克，淮山25克，乌药12克。4剂，每天1剂。

8月24日二诊：按上方加减已服2个月。精神好转，月经恢复正常，尿频减少，但仍腰痛，小腹坠痛，口干渴。末次月经5月8日。舌尖红，苔微黄腻，脉沉细弱。在前法基础上加强补肾。

处方：覆盆子15克，黄精30克，菟丝子12克，女贞子15克，熟地20克，淮山药25克，莲须9克，乌药12克，益智仁12克。4剂，每天1剂。

9月7日三诊：月经逾期4天，小腹坠痛，疲倦，纳呆，尿清长，舌淡有红点，苔微黄腻，脉沉细。守前法。

处方：乌药12克，益智仁15克，覆盆子15克，杜仲25克，黄精30克，续断15

克,菟丝子 15 克。4 剂,每天 1 剂。

10 月 12 日五诊:停经 2 个多月,纳呆,恶心呕吐,乳房胀,昨天尿妊娠试验阳性。9 月 21 日阴道流血少许,色黯红,伴腰酸下腹坠,照上方加减连服几剂后,流血 1 周停止。舌淡黯,脉细滑。曾有胎漏见证,必须继续固肾补气,养血安胎。

处方:寿胎丸加减:菟丝子 30 克,覆盆子 12 克,续断 15 克,杜仲 20 克,桑寄生 15 克,党参 20 克,白术 12 克,黄芪 15 克,蕲艾 12 克。6 剂,每天 1 剂。以后依此方加减,每天 1 剂,服至妊娠 4 个月。嘱禁绝房事,腰痛时,敦服吉林参 6 克。

12 月 28 日六诊:妊娠 4 个多月,心悸,胃纳增,时觉膀胱胀,午后尤甚,每见腰痛、腹坠时,即遵医嘱服吉林参 6 克,服后自觉下腹有升提之感,腰痛、腹坠等症随之消失。舌淡黯,苔薄白,脉滑数。仍按前方加减。

处方:菟丝子 25 克,桑寄生 15 克,川断 15 克,覆盆子 15 克,党参 25 克,黄精 30 克,炙甘草 6 克,陈皮 8 克,生龙骨 20 克,肉苁蓉 12 克。6 剂,每天 1 剂。

后依上方加减间服至妊娠足月。于 1974 年 5 月 8 日产一男婴,体壮无恙。

按:结婚 10 年,流产 5 次,肝肾不足,气血虚弱可知。补肾养血调经为主治,首方补肾为主,养血为辅;二方加重补益精血之品,治疗 1 个月,已经受孕,受孕后连续服罗氏效方补肾固冲丸方至妊娠 4 个月。而后以寿胎丸保胎。前后 1 年,滑胎止正常生育,可知益肾调经养血用之得当,可收意外之功。

(七)带下

余××,女,32 岁,搬运工人。初诊:1975 年 5 月 21 日。

主诉:服长效避孕药已 1 年,近月来白带增多如水样,胃纳差,口淡,睡眠欠佳,尿量减少,大便两天 1 次。面部色素沉着明显,舌淡白,唇色亦淡,脉沉滑略弦。

诊断:脾肾虚损带下。

治则:健脾固肾,收敛止带。

处方:菟丝子 25 克,白术 15 克,炙甘草 10 克,白芍 10 克,海螵蛸 15 克,白芷 10 克,岗稔根 30 克。4 剂。

二诊:5 月 28 日。服药后带下比前大减,胃纳增进,面部色素沉着亦减轻,睡眠仍欠佳,尿正常,舌淡红,苔薄微黄,脉细滑。药已见效,按法照上方加首乌 20 克,续服 6 剂后白带已净。

按:白带如水而下,显然脾运失调,又因为工作为搬运,劳伤脾肾,带脉不固,故白带多如水样。治宜健脾固肾,收敛止带。选方用罗氏自制验方二稔汤加减。药味少,药量重,可谓单方重剂起沉疴。

六、罗氏秘验方

1. 田七痛经胶囊(自制方,已投产)

药物:田七末、醋炒五灵脂、蒲黄、延胡索、川芎、小茴香、广木香、冰片。

用法:每日3次,每次3～6粒。

2. 橘荔散结丸(经验方)

主治:癥瘕痞块,子宫肌瘤之月经过多者,或乳腺增生。

药物:荔枝核(捣)150克,橘核(捣)150克,小茴香100克,莪术100克,制首乌300克,党参150克,生牡蛎300克,乌药120克,续断150克,川楝子(捣)80克,海藻200克,岗稔果(为桃金娘科桃金娘属植物桃金娘的果实,其根亦可入药,均有补血止血作用。性味甘涩平,能收敛止血及补血)300克。

制用法:先将荔枝核、橘核、川楝子、生牡蛎、海藻、莪术、乌药、续断反复熬煎、浓缩,另将党参、首乌、小茴香、岗稔果研细,与浓缩药液混和,水泛为小丸。每次服6克,每日3次,淡盐汤送下。以3个月为1疗程。

3. 二稔汤

功用:补气摄血作用,适用于血出较多时期。

药物:岗稔30～50克,地稔根(野牡丹科野牡丹属植物的根)30克,续断15克,制首乌30克,党参20～30克,白术15～20克,熟地15～20克,棕榈炭10～15克,炙甘草9～15克,桑寄生15～18克,赤石脂20克。

加减法:血块多者加益母草15～30克,血色鲜红者加旱莲草20～25克,紫珠草30克,血色淡红者加艾叶15克,或以姜炭易棕榈炭。血量特多者加五倍子10克,阿胶12克,并给高丽参咬嚼吞服或炖服。

4. 滋阴固气汤

功用:适用于阴道出血已减缓,仍有漏下现象者。

药物:熟地黄20克,续断15克,菟丝子20克,制首乌30克,党参20克,黄芪20克,白术15克,岗稔子30克,阿胶12克,牡蛎30克,山萸肉15克,炙甘草10克。

加减法:出血仍稍多者,可适当加入炭类药以涩血,或其他固摄之品如海螵蛸、鹿角霜、赤石脂之类。有虚热证候者,去黄芪加女贞子。

5. 补肾调经汤

功用:适用于出血已止,身体未复,需要建立月经周期,以防反复发作。

药物:熟地黄25克,菟丝子25克,续断15克,党参20～25克,炙甘草10克,白术15克,制首乌30克,枸杞子15克,金樱子20克,桑寄生25克,黄精25克,鹿角霜15克。

加减法：预计排卵期间，可加入温补肾阳之品如淫羊藿、破故纸、仙茅、巴戟天之类以促其排卵；腰酸痛明显者，可加入金狗脊、杜仲、乌药之类；月经逾期 1 周以上不来潮者，可加入牛膝、当归之类，以助其及早来潮。

6. 补肾固冲丸

药物：菟丝子 240 克，川断 120 克，阿胶 120 克，熟地 180 克，鹿角胶 90 克，白术 120 克，党参 150 克，川杜仲 90 克，枸杞 120 克，巴戟天 120 克，当归头 90 克，砂仁 20 克，大枣肉 50 枚，吉林红参 30 克。

制用法：研细末，炼蜜为丸，每次 6 克，每日 2 次，连服 3 个月为 1 疗程，月经期停服。

7. 脱花煎

主治：死胎不下。

药物：当归 25 克，肉桂 3 克，川芎 9 克，川牛膝 15 克，芒硝 15 克（后下），车前子 9 克，红花 8 克。

8. 妇科调经丸（祖传秘方）

主治：月经先后多少不定，或经行腰腹疼痛，宫寒不孕等。

药物：大当归 15 克，炙黄芪（姜汁、醋炒）9 克，祈艾（姜汁炒）9 克，白茯苓 12 克，香附（醋制）12 克，熟地（酒蒸）24 克，白术（土炒）9 克，川芎（酒炒）12 克，续断（酒、醋炒）9 克，炙甘草 9 克，春砂仁 9 克，炮姜 3 克，炙党参 9 克，制益母草 24 克。

制法和服法共研细末，炼蜜为小丸，每次服 6 克，盐汤送下。

9. 术地汤

功用：健脾润肠。主治习惯性便秘及老年人、孕妇大便秘结。

药物：白术 60 克，生地 30 克，枳实 10 克。

煎服法：第一次以水 600 毫升，煎取 250 毫升，第二次以水 500 毫升，煎水 250 毫升，混和，两次温服。

10. 荆防止痒洗方（外用方）

功用：祛风清湿热止痒。主治带下量多，外阴瘙痒。

药物：荆芥 25 克（后下），防风 15 克，蒲公英 30 克，黄柏 30 克，枯矾（冲）15 克，百部 20 克，地肤子 30 克。

煎用法：煎水作外阴熏洗，俟药液温和时坐盆约 30 分钟，每日 2 次。

11. 清带汤

功用：清利湿热，止带。主治妇女湿热带下。

药物：冬瓜仁（捣）30 克，麦冬 15 克，败酱草 30 克。

煎服法：水 800 毫升，煎取 300 毫升，每日 1 副，以 7 天为 1 疗程。

12. 止血散

功用：去瘀止血。主治妇女崩漏不止。

药物:血余炭(研细)24 克。

服法:每次服 6 克,一天 4 次,开水调下。

13. 滋肾育胎丸(自制经验方)

主治:妇女先兆流产或习惯性流产;男女肾虚不孕。

药物:菟丝子 200 克,党参 150 克,吉林人参 10 克,熟地 160 克,川断 150 克,白术 60 克,阿胶 30 克,鹿角霜 90 克,杜仲 100 克,枸杞 60 克,巴戟天 60 克,制首乌 150 克,艾叶 30 克,春砂仁 30 克,桑寄生 150 克。

制用法:以杜仲、首乌、川断、桑寄生、枸杞、党参、巴戟天、熟地、艾叶反复熬成流浸膏状,去渣,加入阿胶烊化。吉林参、白术、砂仁、鹿角霜研成细末加入浸膏内,炼蜜为小丸。每服 6 克,每日 2～3 次,淡盐汤或蜜糖水送服。

14. 促排卵汤(自拟方)

主治:肾气虚损,不能按期排卵,以致月经失调,久不受孕。

药物:菟丝子 20 克,制巴戟天 15 克,淫羊藿 10 克,当归 10 克,党参 20 克,炙甘草 6 克,熟附子(先煎)6 克,熟地 15 克,枸杞 20 克。

制法和服法:经净后连续服 10 剂,每日 1 剂,留渣再煎。

15. 蒿蒲解毒汤(自拟方)

药物:青蒿(后下)12 克,蒲公英 30 克,白薇 20 克,丹参 20 克,丹皮 12 克,赤芍 15 克,黄柏 12 克,桃仁 15 克,连翘 20 克,青皮 10 克,川楝子 10 克。

用法:每日 1～2 剂,复渣再煎,多次分服。

加减:如大便秘结不通者,加大黄(后下)12 克;恶心呕吐不欲食者,加鲜竹茹 15 克,藿香 10 克;小便刺痛者,加六一散 20 克;少腹痈结已成者,加败酱草 30 克,紫花地丁 15 克;如神昏谵语,四肢厥逆者,当急予紫雪丹或安宫牛黄丸救治,或采用中西医结合的方法进行抢救。

16. 丹芍活血行气汤(自拟方)

药物:丹参 20 克,赤芍 15 克,丹皮 10 克,乌药 15 克,川楝子 10 克,延胡索 12 克,香附 9 克,桃仁 15 克,败酱草 30 克,当归 9 克。

用法:每日 1 剂,复渣再煎,分两次服。活血化瘀、行气止痛。

加减:如瘀滞明显者、腹痛较剧。可加五灵脂 12 克,偏于寒者,加小茴香 10 克,桂枝 12 克;体虚者,去桃仁,加首乌 15 克,鸡血藤 20 克;大便干结者,加生地 25 克;小便短涩者,加车前草 30 克,生薏苡仁 30 克,输卵管阻塞者,加青皮 10 克,路路通 15 克,穿破石 15 克或王不留行 15 克;腹部包块明显者,加莪术、三棱各 10 克。

17. 双柏散

大黄、黄柏、侧柏叶、泽兰叶各等份共研细末,约 60 克,以开水和蜂蜜调匀,加热,敷贴于小腹或少腹部,每日换药 1 次,10 天为 1 疗程。

18. 子宫肌瘤平时方

莪术10克，生牡蛎（先煎）30克，生鳖甲（先煎）30克，荔枝核（打）30克，橘核15克，五灵脂10克，海藻15克，何首乌30克，小茴香10克，乌药15克，菟丝子30克。平时着重于攻以散癥瘕。

19. 子宫肌瘤经期方

党参30克，制首乌30克，岗稔根30克，川断15克，荔枝核（打）20克，生牡蛎（先煎）30克，橘核15克，炒蒲黄9克，白术15克，益母草30克，贯众20克，血余炭10克。月经期着重于补涩，以控制过多之经血。

20. 急性盆腔炎方（广州中医学院附属医院方）

金银花、连翘、败酱草、丹皮、栀子、赤芍、桃仁、蒲公英、没药、乳香、甘草。

21. 慢性盆腔炎方（同上）

丹参、三棱、莪术、生苡仁、苍术、云苓、柴胡、青皮。活血化瘀散结。

刘奉五经验传真

一、名医简介

刘奉五(1911—1977 年),男,北京市人,北京中医医院妇科专家。师承韩一斋。早年曾在北平国医学院授课,主编健康知识小报。精通中医妇科,以肝、脾、肾三脏作为治疗妇科病的中心,强调冲任二脉的功能。认为冲任不能独行经。对妇科感染类疾病认为是毒热炽盛而造成。临床治疗强调既重视西医诊断,又不能受其约束。刘老擅长治妇科疑难重症,对产后感染高热尤有经验,曾为日本乒乓球选手治疗不孕症,为美国农机专家寒春治疗更年期综合征。门人整理其遗著遗案,编辑成《刘奉五妇科经验》一书,获 1987 年全国科学大会奖。

二、学术特色

(一)妇人最重肝脾肾

1. 肝为五脏六腑之贼

因肝在生理上能养五脏六腑,所以一旦发生病变,即可从病理上殃及五脏六腑。肝病及肾:肝火旺盛,疏泄太过,也可以导致肾不闭藏。肝病及肺:肝火灼肺,则可见咳嗽咳血。肝气郁滞也可以影响肺的肃降,以致喉痒作咳两胁掣痛,或梅核气等。肝病及脾胃:肝气横逆犯脾胃,可以引起脾失健运,胃失和降,以致胀满、纳食呆钝、嗳气吞酸,恶心呕吐,乃至黄疸等。即所谓“万病不离郁,诸郁皆属于肝”。肝病及心:肝血不足,可以影响心的功能;肝火上炎,可以引起心火,肝风内动心神也必受扰。

综上所述,可见肝的功能失常,滋生肝气、肝火、肝风、肺寒之时,则五脏六腑必受其害,所以说肝为五脏六腑之贼。

2. 脾胃为机体气化升降之枢纽

脾为阳,主升。胃为阴,主降。如脾胃同病。当并施升降,脾虚及胃者当补脾升阳,胃呆及脾者当和胃顺降,只有脾胃升降有序,阴阳调和自如,全身气化才得以畅通，否则即可影响其他脏腑气化升降，同样其他脏腑升降失调也影响于脾胃而使之加剧。

脾胃与肝：刘氏称《金匮要略·脏腑经络先后病脉证》有关“见肝之病，知肝传脾，当先实脾”之论述，就是通过恢复脾胃的功能，而后达到治疗肝病之目的；反之，肝气郁结，则胆火也郁结，常可与胃气相并上逆，即可见恶心、呕吐、口苦等见症，治当疏肝解郁，条达气机。清肝胆火，使胃气下降，脾气得升，则诸证皆平，这又是通过治肝而后达到治脾之目的。

脾胃与心：脾气郁久，则气结而不得开，心气衰则脾气易损，肌肉消瘦。故刘氏在妇科临床常用归脾汤养血补心，升脾益气。心气得养，则郁结自解，脾阳即得以升畅，气旺则血自生。

脾胃与肺：脾气旺则肺气充沛。脾气虚则肺气也虚。因此治肺也要治脾，然肺气不宣，脾气也难以升畅，如肺虚、肺痨、虚损等证，一般都应脾肺双补，始能速效。

脾胃与肾：脾为气血津液化生之源，是供给肾阴肾阳不断滋生的物质基础。肾阳不足，不能鼓动脾阳，则脾气不易升畅。脾气弱，运化失职，不能输精于肾，则肾气也不足。故治肾需兼脾，实则脾肾相互滋生，临床上每多脾肾双治，只不过有所侧重而已。

3. 肾与妇产科疾病关系密切

肾之开阖与妇产科疾病：肾之开阖功能主要取决于肾气的盛衰。“肾气盛则开阖有节，当开则开，当阖则阖。”肾气开，则二便自调，月经按时而至，精血、津液排泌适度，性欲正常，两精相搏故能有子。肾气开而不阖，则见泄利、尿频、崩漏、胎漏、性欲妄动等。反之，肾气阖而不开，则肠燥便结，排便无力，小便癃闭，月经稀少、量少，甚而闭经。精血津液枯竭，性欲减退，外阴干枯，阴户失荣甚致闭锁，交媾困难，卵萎不孕或不能系胎。故临床均从治肾入手，以求其本。重点在于滋补肾精以益其损，或充养肾气以促进开阖之功能。例如调理月经常用的定经汤，治疗崩漏的寿胎饮，以及治疗习惯性流产、更年期综合征、不孕症的经验方药。都以补肾为主，或辅以补肾的药物。

肾气通脑与妇产科疾病：刘氏认为，肾气与脑由督脉贯通，肾精充沛可以促使脑力充沛。脑主思维，情志舒畅可以促进肾气的功能，二者相互关联。又因为肾为先天之本，天癸赖以滋养，故肾虚则天癸竭，月经闭止。腰酸腿软，性欲减退，面色暗晦，全身乏力，精神疲惫，健忘。刘氏采用五子衍宗丸、四物汤、二仙汤化裁而制成的425合方治疗本病，就是从肾论治的一个很好的例证。它不但能改善症状，通调月经，而且使萎缩的生殖器官也逐渐恢复，内分泌功能也有改善。

金水相生与妇产科疾病：刘氏认为“妇科常见病中与肺直接相关者较少，多与肾直接相关，有时治肾也借助补肺气提高疗效。如：崩中下血危急时大汗出，气虚欲脱，急宜独参汤以救脱，若单纯补肾则远水不解近渴，不能应急救危。”

(二)冲任不能独行经论

刘老认为不能把冲任二脉看成是一个独立的经络,而是附属于肝、脾、肾三脏的两条脉络。十二正经与五脏六腑直接相通,而奇经八脉是经外之经,脉外之脉,并不与五脏六腑直接相通。营卫、气血、津液是依靠脏腑通过十二正经,才能运送到奇经八脉中去。若脏腑发生病变时,往往通过正经而累及奇经,因此,在临床治疗时必须以治疗脏腑为先,而治疗奇经为后。

冲任二脉虽然不与脏腑直接相通,但与肝、脾、肾三脏间接相通。因此冲任二脉的生理功能也可以说是肝、脾、肾三脏功能的体现,从病理上说来冲任二脉的证候也是肝、脾、肾三脏病理证候的反应。

1. 肝与冲任

足厥阴肝经络阴器,与冲任二脉相通。肝主血液的贮藏与调节,血液化生之后,除营养周身外均藏于肝。肝血有余,下注血海,变化而为月经。肝喜条达,肝气郁滞则经血不畅;肝气上逆则经血随冲气而上逆,以致倒经;肝郁化火内灼津液则阴血耗竭而致血枯经闭。所以临床上有"调经肝为先,疏肝经自调"之说。刘老先生在调理月经时,多以柴胡配伍而组方,常用的方剂有小柴胡汤、逍遥散、柴芩四物汤、定经汤、得生丹等,取柴胡具有舒肝调气的作用,既是气分药,又能入血分而行血中之气。在气分能调血,在血分又能调气。因此可以疏气而又治血病以调经,因柴胡顺其条达之性,发其郁遏之气,又可疏肝和脾而解郁结之弊。

2. 肾与冲任

冲脉出入会阴至气街,与足少阴肾经相并而上行。任脉为阴脉之海,在腹部与足少阴肾脉相会,所以冲任二脉皆与肾经间接相通。肾主二阴,肾气充盛则任脉通。太冲脉盛,月事才能如潮按时而下,且能孕育生子。若肾气衰竭,必然涉及任脉虚衰,太冲脉也衰弱,地道不通,故形坏而无子。然肾失闭藏,开阖失司,可致崩漏、带下之病。肾不系胎又致胎漏、滑胎之疾。刘老先生根据肾与冲任二脉的关系,探索出治疗席汉综合征的有效方药,针对产后大失血而出现的闭经、生殖器官的萎缩、乳汁分泌减少、阴毛及腋毛脱落、性欲减低、消瘦、面色苍白、记忆力减退、精神萎靡、极易疲劳、肌张力减退、基础代谢降低、血压低、血糖低等。刘奉五老先生临床使用425合剂(经验方)治疗,取得了显著疗效。方中以五子衍宗丸补肾气,仙茅、仙灵脾补肾阳,四物汤补精养血,全方突出从肾论治。

3. 脾胃与冲任

足太阴脾经、足阳明胃经在少腹部的气街,以及三脘穴与冲任二脉相通。古有"太冲脉隶属阳明"之称,所以,冲任二脉间接与脾、胃相通。脾胃为气血生化之源,月经之本。如薛立斋所说:"血者水谷之精气也,和调于五脏,洒陈于六腑,妇人上为乳汁,下为月经"。脾胃精气充盛,则冲脉盛,血海盈,月经以时下。若脾胃虚弱,气血化生无源，则月经稀少或经闭。如果脾虚不能统血，则经血淋漓不断或崩中下血。所以临床上也有“治血先治脾”之说。刘奉五老先生在治疗脾气虚惫、冲任失调而致的月经先期、月经频至、崩漏、月经稀发、闭经等症时，均注意使用黄芪、党参、太子参、焦白术、山药健脾益气，其中党参、黄芪、山药用量偏大，且常伴用少量柴胡、陈皮、升麻、荆芥穗升发阳气，以济健脾之功。

（三）妇人血室新概念

刘奉五老中医从临床实践中体会到，所谓血室对妇女来说，实际上是指以胞宫（子宫）为主体，包括与其相连属的冲任二脉和肝脏等，围绕着妇女月经生理的综合性功能的概念。因为冲脉为血海，任脉主胞宫，为妇人生养之本，而且肝脉又络于阴器，为藏血之脏，所以对于血室的认识，必须全面地加以概括才能符合临床实际，否则会把血室单纯地看成一个实质性器官，未免就太局限了，对于某些临床症状也难以解释，因此，也就失去了临床的实际意义。

刘奉五老先生在临床中体会到，对于热入血室的治疗以小柴胡汤为主，方中柴胡、黄芩为主要药，因为柴胡可疏解肝气，提举陷入血室之外邪，使之透达而出；黄芩苦寒清热，使半里之热邪得以内彻，参、姜、枣等调和营卫之品，旨在扶正以鼓邪外出。当然，在使用时还要根据具体情况灵活加减。若为月经初来，风寒外感，寒邪化热，热入血室，开始时可见恶寒发热，而后则往来寒热如疟状，经血被截而适断。对于其轻证或兼有正虚之体，单纯使用小柴胡汤即可，热去而经水续来，按期而止。如果兼有血块或小腹胀痛，说明瘀血内阻，可以加益母草、当归、泽兰、红花以活血调经，疏导化瘀。如果外感风热，或邪热较重，兼见冲任失调，肝不藏血，热迫血行，经血反而淋漓不止或崩中下血，延期不断者，此时必须加用清热凉血的药物，这点是根据师传“小柴生地牡丹皮，能治崩漏”的经验，用于治疗热入血室的个人体会，所以临床上常用小柴胡汤加生地、丹皮、青蒿、地骨皮等凉血清热养阴的药物。如果见冲任不固，出血较多，还可加升麻炭、地榆炭、莲房炭以固冲任，或加三七粉以止血。如果热邪较重，血被热截，阻于胞宫，热邪与瘀血搏结，随冲任二脉上逆，传于阳明，出现口干、口苦、口渴、头痛、面赤、烦躁者，轻者可加黄连、栀子以清热。如果阳明燥结，大便不通，则可加大黄或用大柴胡汤加减治疗。而对于月经将净，或产后血海空虚感受外邪，邪热内结，瘀阻于胞宫的虚证，就应从血虚瘀阻的特点出发，使用柴芩四物汤、逍遥散、丹栀逍遥散加减治疗。

刘老先生在临床实践中深刻地体会到，所谓“热入血室”，在临床上绝不可能像书本上所记载的那样症状具备非常典型，因此，必须从实际出发，抓住“热入血室”的病理实质，辨证施治，才能全面地理解其真正的内涵和临床意义。

(四)月经失调为寒热虚实交错论

1. 月经的生理

刘氏认为月经是妇女的生理现象。月经失调是整体功能紊乱的表现。所以，应当通过月经失调的现象,深入了解整体功能的状况,才能抓住它的病理实质。

月经能以时下,或地道不通,实际上与“天癸至”或“天癸竭”的关系更为直接。根据内经的说法,男女皆有天癸。天癸究竟是什么?癸者水也,所谓天癸就是癸水,为一种阴液物质,由人体的气血津液所化生。对于女子来说是主管生殖功能的,也是构成经血的前期物质基础。因为它是由全身气血津液所化生的,如果机体的脏腑(特别是肝、脾、肾三脏)功能和调,气血津液充沛,则天癸也旺盛。若脏腑功能失调,气血津液亏乏,则天癸也不足。由于天癸是气血津液化生的阴液物质。所以在正常情况下,对于人体也有一定的营养作用。如果天癸不足或过盛,对于整个机体,特别是对于月经的影响是很大的。天癸如何转化为经血?刘氏体会与肾的关系最为密切。在机体脏腑功能和调、气血津液充沛的情况下,通过肾阴(又称肾水,系肾中的阴精物质)的进一步充实,天癸才能最终形成。这时天癸仅为阴液物质,尚无特殊功能。通过肾阳的功能作用,天癸才能化赤而为经血,然后经过冲任二脉,输送至胞宫,血海满盈后,定时排出,即为周期性的月经。所以,经血与原来的血,既相同又不完全相同。如果肾阳气化功能不足,则天癸就不能完全化赤而为经血,保持原有的形态排出。例如经前期或经期阴道排出的白、黄、粉色的分泌物,就是未完全化为经血的天癸物质。如果肾阴亏虚无水以充之,则天癸也不能最终形成,阴道分泌物就会相应减少或贫乏。如果阳热过盛,则可煎熬化赤后的经血,以致经血质稠凝结而成血块。所以,肝、脾、肾三脏的功能,气血津液,冲任二脉的功能,其中不论某一环节发生障碍,都会引起月经失调。

2. 月经病病理

引起月经病的原因是多方面的,包括内因、外因两方面。内因如情志不遂,忧思郁怒,房劳、多产,饮食劳倦等;外因如寒、热、风、湿等六淫之邪内侵。正如《医宗金鉴·妇科心法要诀》中所说“天地温和经水安,寒凝热沸风荡然”。当上述因素不论是影响了月经生理过程中的哪一个环节,都可以引起月经失调。临床体会,月经周期的变异与脏腑功能紊乱有关,经量的多少与气血的虚实有关,经质的病变与寒热盛衰相关。另外,经色淡,多为血虚,经色黑多为血热。

虽然月经失调的表现虚、实、寒、热交错,比较复杂。总的说来(若以周期病变为主),大体可分为漏经类月经失调和闭经类月经失调。而月经先后不定期,又可因为不同的因素而向两极转化。从寒热的影响来看,基本倾向是偏寒或偏热。偏于热者,多表现为漏经类月经失调;偏于寒者,多表现为闭经类月经失调。但是,其中也有变异。例如,偏于虚寒者也可引起月经淋漓不止,偏于血热血枯者也可引起闭经。另外，脏腑功能失调之中，也有重点在肝、在脾、在肾之不同，以及气虚、血虚、气滞血瘀、血瘀气阻之别。所以，在观察其基本规律的同时，又当根据具体情况辨证分析。因为对于月经失调的辨证，不仅要观察月经周期的变异，对于经量、经质、经色的变化，都不应当有所忽视。

3. 月经失调的调理

对于月经失调的治疗，首先应当看到，月经周期、经色、经量、带经时间等，仅仅是现象，而脏腑功能失调、冲任二脉、气血津液、天癸生化异常则是其本质。根据“治病必求其本”的原则，分析其病因，掌握住病理发展的基本规律。分别按照寒者温之，热者清之，实者、郁者泄（疏）之，虚者补之，下者上（升）之，上者下（降）之，崩者、漏者收之，闭者、瘀者开之等法则进行治疗。也就是通过温、清、补、泄（疏）、升、降、收、开等法则，使机体阴阳趋于相对平衡，气血调和月经才能恢复正常。所以调治月经似是治血而非治血，而是治疗天癸和调整脏腑功能。

对于漏经类月经失调中所包括的月经先期、月经频至、崩漏，仅仅是病情程度和阶段的不同，偏于热者居多。且以心烦、急躁，肌肤发热，口干乏津，红色黑紫有块，脉滑细略数为主证。治疗时可以清经汤为主方。气郁明显者，加柴胡、炒荆芥穗以疏气，或用丹栀逍遥散加减；挟瘀者，可用生化汤，去炮姜，加失笑散以开之。由于气虚所引起者，多表现为心悸，气短，疲倦，纳呆，经色淡红，面色青白黄暗，脉缓弱。治疗时以四君子汤为主，以补其气，气虚崩漏者用归脾汤。大崩不止者加侧柏炭、地榆炭、棕榈炭或龙骨、牡蛎、椿根白皮止血治标以收之；若兼气陷不举者，可加升麻、柴胡以升之；若因肾虚（开而不阖）漏血不止者，可用三胶田物汤加川断、菟丝子、山药以收补之。

对于闭经类月经失调。包括月经后错、月经稀发、闭经，也是病情程度和阶段的不同。偏于寒者居多。血脉凝泣，经血滞而不行，不能如期而至，故见有小腹发凉，四肢不温，或行经腹痛。治疗时以温经汤为主方以温之。挟郁者，可用得生丹或逍遥散以疏之；经闭日久者，可加桃仁、红花、牛膝引血下行以开其闭；若因肝热所引起的冲气逆上，可用经验方瓜石汤；热偏重时，尚可引起倒经、吐衄、头痛、躁汗，以及闭经日久，都可用当归龙荟丸加牛膝以降之；若因脾虚，气血津液化源不足，可用八珍益母丸、归脾汤以补之；若为产后大出血所引起的血虚肾亏经闭（席汉综合征），可用经验方 425 合方以温补之。

对于月经先后不定期的月经失调，主要是肝、脾、肾三脏功能失调所致，且与情志因素密切相关，同时也是漏经类或闭经类月经失调的前期表现，互相可以转化，治疗时以定经汤为主，重点在于恢复和调整肝、脾、肾三脏的功能。

另外，月经周期尚正常，但是血量较多，可分偏虚、偏热两类。虚者多为脾肾不足，冲任不固，治宜健脾补肾，方用四君子汤加川断、熟地以补之，或加龙骨，牡蛎，椿根白皮固冲任以收之；偏于热者多因热迫血行，宜用清经汤加旱莲草、乌贼骨一清一收。

月经周期尚正常而月经量少，多见血虚、血瘀两类。对于血虚者，可用八珍汤以补之。血瘀者又有兼寒兼热之别，兼寒者宜用少腹逐瘀汤以温之疏之；兼热者宜用芩连四物汤加桃仁、红花、泽兰、益母草以清之疏之。

月经周期正常而月经淋漓行经日久者，多属肾虚，冲任不固，宜用三胶四物汤加川断、菟丝子或龙骨、牡蛎以补之、收之。同时也有兼热者，宜用两地汤加乌贼骨、旱莲草、阿胶等清补兼收之。

总之，月经失调虽然症状复杂，仍然有一定的规律可循。治疗方法有温、清、补、泄、疏、升、降、收、开八法。如果能够掌握住月经失调的基本规律，辨证而又灵活地运用以上诸法，还是可以逐步摸索出治疗本病规律性，为中西医结合治疗月经病，调整内分泌提供有价值的素材。

三、临床经验

（一）妇科治肝八法

从妇科常见病、多发病的治疗中，刘氏将其归纳为舒肝调气、清肝泄火、清热平肝、抑肝潜阳、镇肝息风、养血柔肝、化阴缓肝、暖肝温经治肝八法，分述如下。

1. 舒肝调气（包括舒肝与疏肝）

是疏通和舒理肝气郁结的方法，使之肝气条达以调理全身之气机。主要用于治疗肝气病。舒肝与疏肝意义相近但是同中有异。舒肝偏于上下舒理条达，重在气机之升降；疏肝偏于疏通横散，重在气机之开阖与经络气血之疏通。舒肝常用柴胡、荆芥穗、香附；疏肝常用青皮、郁金、枳壳、砂仁、木香、瓜蒌，甚或山甲、王不留行、漏芦等。有时也可合用。常用的方剂如逍遥散、得生丹。

2. 清肝泄火（包括清肝与泄肝）

是以苦寒泻火的药物，清肝热泄肝火的方法，使之肝热得清，肝火得泄。主要用于肝热冲逆，肝火上升诸证。肝热势缓清之则热平，肝火势急非泄不折。火与热也是程度上的差异，所以清肝、泻肝同中有异。清肝常用黄芩、黄连、栀子、夏枯草等药；泻肝常用胆草、芦荟、大黄等药，有时也可同用。常用方剂如龙胆泻肝汤、当归芦荟丸。

3. 清热平肝

是针对肝热上扰，或肝阳上亢的治疗方法。常用的药物如桑叶、菊花等，而不是苦寒重剂。肝热重则可以配合一些清肝泄热的药物，如黄芩、栀子。若为肝阳上亢，因其有阴虚的一面，则常配合养阴平肝的药物，如女贞子、旱莲草、枸杞子等。常用的方剂如清眩平肝汤（经验方）。

4. **抑肝潜阳**

是治疗阴虚肝阳上亢的方法。一方面养肝育阴,另一方面平抑肝阳,养肝阴常用的药物如女贞子、旱莲草、生地、山萸肉、枸杞子、龟甲、阿胶等,平抑肝阳的药物如钩藤、菊花、僵蚕等。常用方剂如清眩平肝汤加味。

5. **镇肝息风**

是治疗肝风的方法。若为热痉风,则重用清热息风的药物,如羚羊、菊花、钩藤、僵蚕。若为阴虚风动,则用养肝阴的药物或用镇肝的药物,如生龙齿、生牡蛎、珍珠母、生石决明、朱砂面。常用的方剂如羚角钩藤汤、镇肝熄风汤。

6. **养血柔肝**

包括养肝、柔肝。两者意义相同,是治疗肝血虚的方法。肝为刚脏,赖血以养,所谓养肝柔肝实际上就是养肝血。常用的药物如当归、白芍、熟地、川芎、何首乌等。常用的方剂如一贯煎、四物汤加味。

7. **化阴缓肝**

是治疗肝阴虚的方法之一,用酸甘化阴的药物,间接养肝阴缓肝急。因为酸能敛肝阴泻肝阳,甘能养肝阴缓肝急。符合“甘以缓之,酸以泻之”的组方原则,常用的药物如甘草、白芍、酸枣仁、浮小麦、百合、生地、麦冬等。常用的方剂如甘麦大枣汤、芍药甘草汤。

8. **暖肝温经**

是治疗肝寒血滞,经脉受阻的方法。主要使用温经散寒暖肝药物如吴茱萸、小茴香、荔枝核、橘核等。有时尚需配合一些活血化瘀通络的药物如红花、桃仁、泽兰、益母草、牛膝等。常用的方剂如暖宫定痛汤、橘核丸等。

(二)血证四型

血病与“气”及心、肝、脾三脏的功能失调密切相关。而血又具有得寒则凝聚,得温则流通,得热则妄行的特性。结合妇科临床实际归纳为以下几种证型。

1. **血瘀**

包括血行缓慢,滞塞不通,或凝集聚结等不同情况。引起血瘀的原因很多,首先是气滞,因为气帅血行,气行滞缓血必涩留,气行有阻,血必不通。血瘀的程度取决于气滞的程度。另外,血虚同样也可以引起血瘀,血虚不能充盈脉道,不但不能营养脏腑四肢百骸。同样不能营养全身的脉管,血中之气也衰少,因而脉涩血行缓慢,甚而瘀阻脉道以致血瘀,即临床上经常提到血虚血瘀诸证。其他如血寒、血热。外伤也都可以引起不同性质和不同程度的血瘀。血瘀的主要症状为疼痛,而且痛有定处,钝痛或刺痛,血瘀日久可以蕴热而出现低热。血瘀内停新血不守可以引起出血。瘀血内停新血不生也可以引起血虚。血瘀凝聚可以形成瘕块、肿物。血瘀位于肝脾则两胁刺痛(或见瘕块);血瘀胞宫或冲任二脉则月经不调,则见崩漏或闭经;血瘀阻络则肢体疼痛、麻木;血瘀肌肤则皮肤发紫斑。常见于痛经、闭经、崩漏、产后诸证、子宫肌瘤等。

2. 血热

泛指热入于血分,而引起的证候。外因热邪或热毒由卫入气、入营、入血,属于温病范畴,可见于妇科外感风热或毒热等证。而临床最多见的是阴虚火动,气郁化火,瘀血蕴热,湿热入于血分所引起的证候。血得热则妄行或流溢于脉络之外。可见于倒经、崩漏,或月经先期等。若湿热入于血分可见赤带、月经中期出血。若血热日久灼伤血中阴津则可引起血燥,以致精血枯涸而经闭。

3. 血寒

血遇寒则凝泣,血脉流行不畅。一般多因外受寒邪,或过食生冷,或阳气虚弱寒气过盛而致。血寒经脉滞涩不畅则肢体疼痛怕冷。冲任寒凝则月经稀发、后错甚则闭经。寒客胞宫则宫冷不孕。由于寒凝脉滞,血行不畅,血的功能降低,故可兼见血虚、血瘀诸证。

4. 血虚

血虚包括实质性的血少和功能不足两种情况。①实质性的血少:多因骤然失血或生血不足。例如产后出血过多、血崩、经血淋沥不断,新血难以生成;而生血不足主要是心、肝、脾等脏腑功能障碍所致。关键在于脾胃功能虚衰,运化失职,水谷精微化生无源。②血的功能不足:系指血中之气虚或受气病的影响,以致血行不畅,流行缓慢,这种情况实质的血并不少,但是血的功能不足,同样表现为血虚的证候。所以血虚往往伴发于血瘀、血热、血寒等病理情况,而且互相兼见或互为因果,往往不是孤立的存在。常见于月经病、产后病等。其他尚可兼见气虚、阴虚、血燥、冲任失调,或兼感风、寒、湿、热等外邪。也可以兼见肝、脾、肾等脏腑的功能失调或实质性的亏损等。这样,除了病机相同或在同一疾病的不同阶段,就可以按照“同病异治,异病同治”的原则治疗,逐步摸索出妇科血证论治的基本规律。

(三)治血八法

妇科血证基本上可以概括为以上4种证型,即血的虚、实(瘀)、寒、热。因此血证的治疗大法不外乎补、消、温、清。临床上曾有“血以调为补”的说法。所谓“调”就是调其偏向。总之消其瘀,凉其血,温其寒以纠其偏向,实际效果就是补血。所以“通以调为补”的说法,实际上就是通过调理和纠偏,以达到恢复和充分发挥血的功能的作用。因此“血以调为补”的观点,对于临床治疗血证,还是很有意义的。

1. 活血化瘀法

主要针对血瘀气阻,血行滞涩等证。以活血药为主,行血中之气,通畅血脉,疏浚经络。常用的方剂如失笑散、产后生化汤、佛手散等。

2. 破瘀散结法

主要针对血瘀日久或凝聚成块,或阻塞脉道等证。以破瘀的药物为主,配合软坚散结或破血消瘕的药物,破除瘀血消散有形的死血凝块,祛瘀生新,疏通经脉。常用的方剂如抵当汤、桂枝茯苓丸或大黄䗪虫丸等。

3. 养血活血法

主要针对血虚脉空,血行涩缓诸证。血虚宜补血,血脉充盈始能流行畅通,即所谓"若欲通之,必先充之"的法则。对于血虚所引起的血瘀证候,首先要补血才能达活血化瘀的目的。常用的方剂如桃红四物汤。四物汤中的熟地补阴血;白芍酸甘化阴均能补充有形之血(即血中之阴);而当归、川芎偏于辛甘温,川芎更能行血中之气,使活血之功增强,辛甘为阳以助血中之阳,以阳带阴使之阴随阳转,既补充血的实质,又增强血的功能;而桃仁、红花少用能养血,多用能活血,再多用则能破血。因此在养血的基础上活血,以达到血充而瘀化的目的。

4. 清热凉血法

主要针对血热所引起的月经失调,冲任不固等证。以凉血药物为主配合清热之剂,凉血和营,调理冲任。常用的方剂如清经汤,清热固经汤。若属湿热蕴于血分,则常选用芩连四物汤或清肝利湿汤。

5. 养阴化燥法

主要针对血热日久,灼耗阴液所引起的病症。所谓津枯液燥多指胃阴枯竭,生化之源燥结,阴血枯燥等证。所以在治疗时要增液养阴而化燥。常用的方剂如两地汤或四物汤、增液汤合方。如果燥热内结,则多选用三合汤(即四物汤与凉膈散加减。药物组成为:川芎、当归、生地、白芍、栀子、连翘、大黄、元明粉、甘草。其中四物汤养阴润燥;栀子、连翘清热散结;大黄、元明粉釜底抽薪,泻火救燥)。通过临床实践摸索出来的养阴化燥的经验方瓜石汤可供参考。

6. 温经散寒法

主要针对内寒或外寒入于血分,或寒邪凝泣经脉等证。以温血通经,散寒祛瘀的药物为主,使之温散流通,病祛而生新,寒祛凝散则经络疏通。常用的方剂如温经汤(《金匮要略》方或《妇人良方大全》方),或少腹逐瘀汤等。

在具体运用温经散寒法则时,应当根据病情的需要,配合温补气血的药物。因为虚能生寒,寒久必虚,故当温补。另外气滞则血瘀,血瘀则气滞,滞则阳气不通,寒不得祛,故又要配合行气通络,温化祛瘀的药物。例如:四物汤、附子、肉桂、桂枝、炮姜、香附、艾叶、吴茱萸、仙茅、仙灵脾等。

7. 益气养血法

通过益气以气带血,使之阳生阴长。气足则能促进血的功能,使新血旺盛以达到气血双补的目的。常用的方剂如参芪四物汤、八珍益母丸、人参养荣丸、八珍汤、十全大补汤等。

8. 滋阴养血法

主要针对阴血双虚诸证。其目的偏重于补充阴血物质的不足,多使用血肉有情之品。常用的方剂如三胶四物汤等。偏于阴虚者多选用两地汤加减。

在使用益气养血药时，尚需根据病情的需要配合温阳、升阳、健脾补肾的药物。在使用滋阴养血的法则时，尚需根据病情需要配合清热化燥等药物。

综合以上所述，妇科的血证可谓常见、多见的证候。治血法则也较多，简单归纳如前，以供在探讨血证辨证施治规律时参考。

(四)妇科术后感染论治特点

刘奉五老中医在中西医共同治疗本病的过程中，积极倡导“辨病与辨证”相结合，提出了治疗“妇科手术感染”的新思路。

1. 术后感染体质是本

除了小手术以外，一般经历大、中手术后的患者，按照中医的观点来看，多属于气阴两伤或气血两伤。因为患者在术前都具有“邪实”的一面，邪实必然伤正，极易耗伤人体的气血津液。有的为产前，而产前多热，也能灼耗阴津。有的为长期慢性病(例如卵巢囊肿，盆腔内肿块等)，属于中医癥瘕积聚成气滞血瘀等范围。这些病长期存在，对于人体的正常生理功能均有一定的影响，在手术治疗后正气就更受损伤了。在手术过程中由于失血耗液及手术后近期内不能摄食，胃肠功能障碍，整个机体的恢复和组织的修复也需要一定的时间，即或是无感染，患者也多表现为气弱，倦怠，乏力，口渴，纳食不香，尿少，大便不畅。另外出血渗液在吸收过程中有时也会引起一些全身性反应，甚至可以出现低热等。对于剖腹产的产妇来说，一般“产后多虚”，阴阳失衡，需要注意调护，而剖腹产后有术后、产后双重致虚因素，因而气血、气阴两伤的情况就表现得更为明显。此乃疾病之本。

2. 术后感染热毒是标

从中医观点来看，除了手术金刃所伤以外，因为术后体质虚弱，卫外不固，外邪极易乘虚而入。外邪之中又以风寒、风热、湿热、毒热为多。由于机体防御能力降低，外邪极易由表入里。所以表邪未解里热已盛，表里俱热的情况较为多见。另外风寒化热，风热蕴毒，湿热互结，毒热炽盛，很快由气分深入血分，以致气血两燔。再有产后容易过食肥甘，即或是正常的摄入量，对于产妇的脾胃来说也是负担过重，难以运化、输布和通降，以致食滞积热。若兼外感则内热与外热相搏，多表现为外热内滞，表里俱热的现象。概括来说：热毒炽盛是术后感染的外因特点，气阴、气血两伤是本后体质的内因特点。此乃疾病之标。机体的阴阳失衡，热毒又容易伤气伤阴，所以术后感染如不及时控制，则正气虚者更虚，邪实更加猖狂，虚虚实实难以纠正，值得认真对待。

3. 术后感染的中医辨证施治要点

一般讲术后感染发热，属于温病范畴者居多，所以多采用卫、气、营、血辨证法则。但是由于外因不同(如风寒、风热、暑湿、湿热、毒热等)，病位不同，以及术后、产后等体质特点，所以也要从整体观念出发，参考六经、脏腑、气血等辨证法则进行全面分析。辨治要点如下。

(1)抓住毒热炽盛的特点，重用清热解毒，化瘀消痈，兼顾护阴扶正。

(2)既要重视西医的诊断又不能受其约束，而是要根据中医的基本理论辨证施治。对于本证，不论感染的程度和病程的长短，若见表证仍须解表。对于表邪的寒热属性更应注意。若见邪居少阳仍需枢转和解。若见热毒内蕴外邪袭表则应清里疏表，内外兼治。

(3)正确地处理扶正与祛邪的辨证关系：若见表热里实，气血俱热等实证，虽然要充分地重视术后(产后)气血、气阴两伤的正虚一面，但是由于邪实则应以攻邪为主，邪去才能正安。如果过于姑息或不敢攻邪，则实邪益炽更加伤正。

(4)既要突出审证求因，抓住其病理实质的特点，又要根据其发展和不同阶段的具体情况辨证施治。若为湿热蕴于胃肠，应当从中焦论治。若在患病过程中兼感表邪，又要清里解表。有表热者疏表；有里热者清里；表里俱热者表里双解；表热里实者疏表通里。祛邪与调整机体的状态相提并论，这是中医整体观念的长处。另外，过多或过杂地使用抗生素，又会引起体内的菌群紊乱反而破坏了人体的整体防御功能。在这种情况下，就要停止使用抗生素采取相应的措施，否则会引起严重的后果。术后感染性疾病，由于毒热炽盛，热邪极易由表入里，深入血分，所以临床上多采用凉血活血、解毒的法则。轻者加用丹皮、赤芍、白茅根或黄连解毒汤等，重者使用犀黄丸、犀角地黄汤等，清解血分之毒热。另外，还可以活血散瘀，把毒热与死血凝聚的闭塞瘀滞，化散涤逐，祛瘀而生新，清血而解毒。因此，如果能够很好地组合中西药，取长补短，互相补充，就能大大地提高对于术后感染的疗效。

四、用药心得

(一)柴胡一味，五擅其长

柴胡，性味苦平，入肝胆二经，功能和解退热，舒肝解郁，升举阳气。临床应用较为广泛。但是有的人惧其“升散”之弊，弃而不用，或过于慎重，想用又不敢用。关键在于如何掌握好适应证和用量。由于其味辛性平，能够升发疏散，枢转少阳之机，驱邪外出，故能和解退热。由于它能升发阳气，条达气机，故能舒肝解郁，疏气调经，且有间接益气之效，和表透达，流通经络气血，和调津液，无汗能发，有汗能敛。由于它能开发疏调，不但升阳益胃，助运举中且能升散中焦湿阻，化湿而为津液，故能止带。

柴胡本为气分药，入气分能疏气解郁，以气治血，即通过调气而治血分病。因其又入足厥阴肝经，肝为血脏，故又能入血分，行血中之气。由于配伍不同，不但能祛散血中之寒，又能推动血中之郁热，使之透达外解。

关于柴胡的用量：若用于祛邪解热，9～12克即可。若用于解郁开阳，3～5克而已，旨在取其药性，引药入经。若用量过大，未必适当。

1. 和解退热

柴胡所以能退热，是因为其味辛，功能辛散疏解。因其性平，所以由于配伍不同，所解之热范围也以少阳经热为主，以柴胡为主而用于解热方面的方剂举例如下。

小柴胡汤：（柴胡、黄芩、生姜、半夏、人参、甘草、大枣）是张仲景《伤寒论》中治疗少阳伤寒的主方。少阳为阳之初生，“少阳为枢”即为枢转之意。少阳经络既不在表，又不在里，而在半表半里，是枢转经络，可内可外的经络。主要热型为寒热往来，伴发的症状为胸胁苦满，心烦喜呕，嘿嘿不欲饮食，口苦，咽干，目眩等。所以柴胡为主药，和解少阳，升阳达表，引邪外出，起到枢转的作用；配人参扶正以托邪外出；黄芩清泄少阳半里之热。故《伤寒论·辨阳明病脉证并治》中说：“与小柴胡汤。上焦得通，津液得下，胃气因和，身濈然汗出而解”。可见服用小柴胡汤后，得汗病解，并不是由于柴胡的发汗作用，而是由于“上焦得通，津液得下，胃气因和”之故，所以说小柴胡汤为和解通热之剂，不能作为汗剂而论。

大柴胡汤（柴胡、黄芩、芍药、半夏、生姜、枳实、大枣、大黄）是由小柴胡汤和小承气汤合力加减而成，主治少阳、阳明同病。其功用外解少阳，内泄热结。《伤寒论·辨太阳病脉证非治下》中说“伤寒十余日，热结在里，复往来寒热者与大柴胡汤”，说明不仅小柴胡汤证俱备，而且热结在里，必有大便不通，舌苔干燥，渴欲饮冷，属于少阳、阳明同病。从临床上看有里热不一定仅仅是胃肠燥结，只要有里热的征象，就可以用大柴胡汤。从其组成来看，实为小柴胡汤去人参（有里热嫌其补气助热）、甘草加大黄、枳实、芍药而成。其中大黄、枳实泄里清热，使里热从内解。柴胡在此仍为枢转少阳之机，使热从外解，小承气泄里，表里双解。

柴胡桂枝汤：（柴胡、桂枝、芍药、黄芩、人参、甘草、半夏、大枣、生姜）。为《伤寒论·辨太阳病脉证并治法》中用于“伤寒六七日，发热微恶寒，支节烦疼，微呕，心下支结，外症未去者”。本证型属于太阳、少阳同病。方中柴胡发散少阳，桂枝开太阳，以调和营卫。

柴葛解肌汤：（柴胡、葛根、甘草、黄芩、羌活、白芷、芍药、桔梗、生石膏、生姜、大枣）。治疗少阳证兼阳明证。以葛根，解肌清热走阳明之表，在此基础上，柴胡可充分发挥其疏解的作用，使之托邪外出。太阳之表在皮毛。阳明之表在肌腠，生石膏是通过清热生津，而解肌腠之热；柴、葛合用则升散透达；柴胡、生石膏相伍则疏解清热。

荆防败毒散（羌活、独活、柴胡、前胡、枳壳、茯苓、荆芥、防风、桔梗、川芎、甘草）是由人参败毒散去人参加荆芥、防风而组成。临床多用于恶寒发热，咳嗽等外感表寒证。荆芥、防风本为辛温解表剂,可以驱邪外出。佐以柴胡之升散,可以加强荆芥、防风托邪外出的作用。荆芥散太阳之表,防风祛阳明之表,柴胡和解少阳之邪。太阳、阳明、少阳三者和解,辛散而不助热,散寒而不伤正。

四逆散(柴胡、枳壳、甘草、芍药)中也有柴胡。主治热厥。因为传经的热邪陷里,阳气内郁,不能外达四肢,改而四肢发凉。本是热邪为患,而临床表现为四肢厥逆,为其假象。其中柴胡功用是和解少阳,枢转气化之机,使郁热可以透过。柴胡与枳壳配伍可以升清降浊,疏肝理脾。少阳得以枢转,肝脾自调,则郁热透过热厥自愈。本方虽出于少阴病篇,但是实际上使用于少阳,阳明之药。

升阳散火汤(李东垣方:柴胡、葛根、羌活、防风、独活、人参、白芍、炙甘草、生姜、大枣)是治疗火郁的方剂、内经中曾有“壮火食气,气食少火”之说。对于壮火可以用苦寒清热直折。对于少火,因其发生多在肝、胆二经,肝气有余即能生火。少火郁积于内不能散发,故而出现目赤、头痛、口苦等郁热之证。这种火不能苦寒直折。所以,用柴胡疏肝散火为主药;羌活、防风散发太阳之火,升麻、葛根升发阳明之火;独活散发少阴之火;加用人参、甘草补中以泄火,白芍泄肝而抑脾。散中有补,发中有收,使郁火得以发散,气足得以蚀火,则火郁自解。这是以热治热,从治之法的典型方剂。而实热证忌用。

2. 疏气调经

月经病多因肝、脾、肾功能失调或气血、冲任失调所致。而且多由情志抑郁,疲劳过度,房事不节而诱发。柴胡具有疏肝调气的作用。既是气分药,又能入血分而行血中之气。在气分能调血,在血分又能调气因此可以疏气而治血病,所以在调理月经时,多以柴胡配伍而组方。常用的方剂如下。

小柴胡汤:《伤寒论·辨太阳病脉血并治下》中讲“妇人中风,七八日续得寒热,发作有时,经水适断者,此为热入血室,其血必结,故使如疟状,发作有时,小柴胡汤主之”,说明热入血室,血结于内,必以柴胡和血散结而调经。从临床上看小柴胡汤不仅能治疗热入血室之血结,而且还可用于治疗热入血室之崩漏。只要具有小柴胡汤证,或“但见一证”即可应用。当然也要随症而加减。因为柴胡可以疏解少阳胆经之热,肝胆又相表里,厥阴之脉络阴器。柴胡可以将血室之热通过厥阴经脉从少阳而推出,热去则崩漏自止。

柴芩四物汤:此方以当归、白芍、川芎、生地养血和血;黄芩清热安冲,柴胡疏肝解郁调经。本方可加减用于治疗子宫肌瘤属于血热者。

定经汤:(柴胡、荆齐穗、当归、熟地、白芍、菟丝子、山药、茯苓)是治疗肝、脾、肾三脏功能失调,所引起的月经先后不定期的常用方剂。方中柴胡、荆芥穗疏肝理气,升阳除湿,散肝经之郁结为本方的主要药。熟地、白芍、当归养血柔肝;山药、茯苓健脾除湿,脾运功能正常则气血生化有源;菟丝子、熟地、山药补肾,肾气足,冲任固,月经自调。

得生丹:(当归、白芍、川芎、枳壳、柴胡、木香、羌活、益母草)是养血理气,疏郁调经的常用方剂。柴胡在此方中仍以舒肝解郁条达气机为主,羌活能解郁尚能活血,枳壳、木香协助柴胡开脾气行郁结,当归、白芍、川芎、益母草养血汗血,以气治血而调经,柴胡起到调理气机的作用。

3. 疏肝解郁

疏肝解郁的作用与前述功能相似,郁结多为气滞所致。引起气滞的原因很多,寒热失调、情志抑郁,忧思过度或痰饮混浊等均可引起气滞郁结。妇科常见者,为肝气郁滞和脾胃气滞。

柴胡能够顺其条达之性,发其郁遏之气,既能疏肝又能和脾而解郁结。常用的方剂如:逍遥散:(柴胡、当归、白芍、白术、茯苓、甘草、煨姜、薄荷)为疏肝解郁的主方。其中柴胡入肝胆二经,既入气分又入血分,能行气活血,不但治肝也能和脾。所以多用于治疗肝胃郁结为患诸证。本方是由小柴胡汤加减衍化而来。小柴胡汤是针对少阳伤寒兼见肝胃不和证候;而逍遥散证也见有肝胃不和的证候,这些证候是由于肝郁不舒,影响到脾胃的功能,用逍遥散的目的不是疏表,而是以柴胡舒肝解郁,当归、白芍养血和肝,白术、茯苓、甘草健脾和胃;薄荷协助柴胡升散醒脾和胃。

4. 升阳益气

人体的气血,阴阳相互依存,阳虚着必见气虚,气虚者多见阳虚。气虚、阳虚多为机体气化功能不足,所以在补气时常配合升阳的药物,以促进其气化作用,使之更好地发挥补气的功能。而柴胡则具有升阳益气的作用,这种协同作用是以补气药为主,柴胡升阳为辅,常用的方剂如下。

补中益气汤:(黄芪、甘草、人参、当归、陈皮、白术、升麻、柴胡)。脾主中州,水肿病则怠惰嗜卧,四肢无力,大便泄泻。因为脾胃为营卫气血化生之源,若因饮食、劳倦伤及脾胃,则气血生化无源,脾气不升则清阳下陷。由于柴胡具有升发阳气的作用,与升麻同伍可以升益阳气。协助人参、白术、生黄芪、甘草升阳补中益气,但用量宜小。

升阳益胃汤:(黄芪、人参、半夏、炙甘草、羌活、独活、防风、白芍、陈皮、白术、茯苓、泽泻、柴胡、黄连)本方具有升腾阳气,增强脾胃的运化功能,所以称为升阳益胃汤。由于脾胃虚弱,运化失职,水谷精微不能上输,所以用生黄芪、白术、人参、茯苓等益气健脾;柴胡升举阳气,增强益气之功。脾胃虚弱,运化失职,容易停湿,故以茯苓、泽泻健脾利湿;防风、羌活升发胃阳而除湿。柴胡在此不但能升阳,且能散湿,以达到调理脾胃的作用。

5. 升散除湿

湿为阴邪,重浊黏腻。外湿多侵犯肌表、经络而为病。内湿则以脏腑功能失调为主症。外湿重者可以影响内脏,内湿重者也可以涉及肌表。湿邪为病有在里、在表、在上、在下、热化、寒化之别。湿邪在上、在外者，宜宣解而散之，在下、在内者，宜健脾行水以利之。在妇科的带下病中，常以柴胡配伍而组方，例如：

完带汤：(白术、山药、茯苓、党参、白芍、车前子、苍术、甘草、陈皮、柴胡、荆芥穗)是治疗白带的主要方剂。方中以苍术、白术健脾燥湿为主；党参益气健脾助运化湿；茯苓、山药健脾利湿。加用柴胡、荆芥穗以升阳散湿，湿散则除带作用加强。

(二)芩连四物汤治子宫肌瘤

从实际病例中看到，多数病人表现为阴虚血热，肝肾阴亏多阳虚肝旺。肝脾不和，冲任失调等证候。而且也看到所谓脏虚，主要表现为肝、脾、肾三脏的功能紊乱与亏损，而"寒气客于子门"，是因为血得寒则凝，但是瘀血恶血凝结日久，反而蕴酿生热；又因寒气伤脾，则脾运失健，湿从内生，蕴久也可以化热。瘀血恶血凝聚，血不以留止，旧益增大，故见腹部肿块、腹痛。湿热入于血分，迫血妄行，则见阴道出血，肝肾亏损则见腰痛，肝脾不和，阴血失调，热邪灼耗，气血耗伤，故见冲任失调或阴虚肝旺等证。从而摆脱了单纯从"癥瘕"论治的束缚。改用清热燥湿，养血调冲任的法则，选用芩连四物汤为主进行治疗。

临床症状：根据刘老所治数十例病例来看，主要包括腹部包块：全部病人经检查，发现子宫有包块，最小者为核桃大，最大者子宫如 3 个月妊娠大小。子宫出血：全部病例均有不正常的子宫出血。带下、腰腹胀痛、乳房胀痛、经前期紧张征、更年期综合征，以及心慌、心律不齐，烦躁、气短乏力、浮肿等全身症状。

按照上述症状辨证，基本证型属于血热湿蕴，冲任失调。但由于其整体情况以及兼证的不同，又往往兼挟阴虚，肝脾不和，肝气上逆，阴虚阳亢，气血两虚等证候。

治疗法则：清热燥湿，养血和血，调理冲任。

方药：黄芩 9 克，马尾连 9 克，生地 9～15 克，白芍 9～15 克，当归 9 克，川芎 4.5 克。随症加减：阴虚明显者加玄参、麦冬、旱莲草；寒湿明显者加柴胡、荆芥穗；肾虚明显者加川断、菟丝子、熟地、石莲；血热较重、出血多(或不规则)者，去当归、川芎，加地骨皮、青蒿、椿根白皮、乌贼骨、生牡蛎；出血不止者加侧柏炭、棕榈炭、贯众炭、阿胶块；头晕，头痛，肝旺明显者加桑叶、菊花、女贞子、旱莲草、生龙齿、珍珠母；脾虚明显者加太子参、山药、莲子肉、白术；湿热下注者加瞿麦、车前子、木通；气滞疼痛明显者加川楝子、延胡索、五灵脂、香附。

本病的发生，从整体来看，是由于肝、脾、肾三脏功能失调，外因"寒气"客于子门，瘀血凝结，蕴久化热，与内湿相合，血不以留止，日益增大发为本病。所以，在治疗上，改变了过去单纯针对局部痞块的活血化瘀消瘕的方法，而是立足于整体，从清热燥湿，养血和血，调理冲任入手，选用芩连四物汤为主，随症加减。通过脏腑功能的调整，促进整体功能的改善。实践证明，不但临床症状有所改善，局部肿物控制发展或逐渐缩小，提高了疗效，为今后进一步治疗本病提供了新的线索。

(三)去瘀生新自创生化汤

《傅青主女科》中的生化汤,其药味组成为当归25克,川芎9克,桃仁(去皮尖)14粒,黑姜1.5克,炙甘草五分,用黄酒、童便各半煎服。功能活血化瘀,温经止痛。主治产后恶露不行,少腹疼痛。南方一带应用本方较广,甚至有些地区以此为产后常规服用方。在《成方便读》中解释得也很详尽。书中认为:产后气血大虚,固然应当培补,但是若有败血不去,新血无由以生,所以见有腹痛等症,则以祛瘀为主。文中当归用量较大,功能养血;甘草补中;川芎理血中之气;桃仁行血中之瘀;炮姜色黑入营,助归、草以生新,佐芎、桃而化瘀;用童便可以益阴除热,引败血下行。本方的加减变化在原书注中曾提到"因寒凉食物,结块痛甚者,加肉桂八分于生化汤内;如血块未消,不可加参、芪,用之则痛不止。"

刘老自拟方为产后宫方(又名:产后生化汤)。其药物组成、药量都与傅氏的生化汤不同。经多年使用比较平稳而无副作用,效果尚称满意。其药味组成是:川芎3克,当归9克,红花3克,益母草3克,泽兰3克,桃仁1.5克,炙甘草1.5克,炮姜1.5克,南山楂6克,老酒五钱同煎(口诀是:川芎一钱当归三,一红一母一泽兰,桃仁炙草炮姜五,南楂二钱老酒煎)。比《傅青主女科》所载之生化汤中药物多了红花、益母草、泽兰、南山楂,而且药量也很轻。当归量大,也仅仅是9克。大部分药物为3克或1.5克,从其药味组成来看可能是由《傅青主女科》生化汤加味减量而成。

方中以当归为主要药,当归甘辛温,入肝、心、脾三经。甘温补脾,益气血生化之源,辛能走窜通经,温能化散通血,所以,当归能补血而又活血。其所以能补血,也是由于活血的结果。川芎辛温,活血而行血中之气,红花、益母草、泽兰、桃仁均为活血化瘀之品,而且用量较小。少用则活血养血,祛瘀生新,多用则能破血。南山楂,入血分化瘀血。本方集中多味轻量的活血药,群起相辅以活血而生新血为主。另加炮姜1.5克,以加强温通之力,炙甘草助当归补中生气血为佐。体现了若欲通之必先充之的原则。血脉充盈,气行环流畅达,瘀血才能化散而去,生新而后化瘀。对于产后气血骤虚而有瘀血未尽之作,难得相宜,故取名为产后生化汤,寓意十分深奥。其所以不能简单地、直观地解释为祛瘀而后生新的道理就在于此。综合起来说,产后生化汤的功能是养血、活血、化瘀。主要适应于产后恶露不尽,瘀血内停,以及因产后瘀血所引起的腹痛、低热、阴道出血不止等症。另外也可用于自然流产、人工流产后残余胎膜滞留所引起的腹痛、阴道出血等。从临床效果来看,不但能够补血扶正,而且往往可以使残留胎膜脱净,似有药物刮宫之效。

在使用产后生化汤时,如无特殊兼证,应以全方原量为宜。但是,也要根据病情适当加减。如果腹痛明显,可与失笑散合方,即加五灵脂、生蒲黄。若腹痛重,阴道出血多,蒲黄炒炭用,兼能止血。若见瘀血有低热者去炮姜,腰痛者加川断、杜仲、桑寄生。

(四)妇科常用药分八类论

从妇科的常见病、多发病(胎、产、经、带四大证和杂病)来看,以气血为病者居多。因此,在治疗法则上除与内科相同者外,如果能够掌握好调理气血这一环节,是具有临床实际意义的。一般来讲,气以通为顺,血以调为和。所以在用药上如果能够抓住"通与调"的基本属性,对于气血的调理;再加上对于寒热的辨治,可谓掌握了基本要领。正如《医宗金鉴・妇科心法》中说"气血安和经水安,寒凝热沸风荡然"。从刘老医生在妇科临床的实践中,除了对中药的性味功能及常规分类使用外,尚提出应从升、降、收、开、温、清、补、泄等八个法则进行归纳,更加切合妇科实际。当然从上述几个分类中不可能把所有的中药都包括在内,但是有些药在临床上,同中有异,异中有同。例如,温可育补,清可有降,补中有升,泄中有清,升中有补,降可有开,收必兼补,开必兼通等。下面将妇科临床上常用的中药,按照升、降、收、开、温、清、补、泄八项分类。

1. 升药类

升药多偏于辛温,也有的微寒或为散风药。因其味辛上升走串,能够带动阳气上行,如果运用得当可以配合补益药以加强补益作用,故升中有补。有时与药物的用量相关,例如防风,少用可有人参之功。升麻,少用则能升阳,同参、芪同伍则有补气之用。藁本、蔓荆子,多用能散风,少用则可引血上行,以治疗血虚头痛。常用的药物如下。

(1)升麻　甘辛微寒,入肺、脾、胃经。功能消散风热化肿毒,因其主升,宜于少火,壮热者不宜用。少火发之可解,壮热升之则热炽不愈。主治妇女狐惑病、口腔糜烂以及中气下陷之崩中下血,功在升阳益气。炒炭用又能止血固冲。

(2)荆芥穗　辛,温。入肺、肝二经。祛风解表,发散风寒。一般主治寒热头痛、咳嗽等症。妇科应用较广,由于此药不但能解表,同时又入血分,所以对妇科出血类疾病效果较好。如荆芥穗炭可用于止血,治疗崩漏。也能治疗寒湿类带下病。寒湿在气分,湿邪伤脾,脾不胜湿则白带量多,方用完带汤。其中有柴胡、荆芥穗。因为荆芥穗为风药,风能胜湿,其味辛主升,主散,其性温可以开发湿邪,以化下焦湿浊之气。赤带多因湿热入于血分所致,炒荆芥穗能入血分,可以升发血中潜伏之湿热,使湿热从经络发散,故也能用于治疗赤带。荆芥穗炭也可用于治疗月经中期出血,因为月经中期系因血中内伏湿热,而荆芥穗可以入血分以透散血中湿热。另外,对于输卵管积水属于经脉闭塞,湿邪凝聚者也可使用,取其辛温疏通脉络,发散湿邪之功。一般讲生荆芥穗能发表,炒荆芥穗升阳除湿,荆芥穗炭止血调经。

(3)防风　辛甘微温,入膀胱、肝、脾经。功能祛风胜湿,发散风寒。治疗风湿头痛,骨节疼痛等症。妇科可用于治疗血虚头痛,因为防风入血分,行血活血,且能引血上行，如果用量大则能散风。少用则有养血的功用。着与黄芪同伍可治疗阳虚自汗，或风邪袭表而引起的自汗。另外尚有健脾除湿之功，可用于治疗脾虚下利。例如痛泻要方、升阳益胃汤中均有防风，取某升阳的作用，使湿邪化阳为气，行于上焦入肺而散。由于它能疏肝调脾，后天化源调和，水谷精微得行，故有类似人参补气之功的看法。人参虽能补气，但升阳的作用不如防风。人参甘温守而不走，防风辛温走而不守。所以人参、防风同用升阳益气最佳。若用于治疗产后受风身痛，可与四物汤合用，具有养血活血通络的功能。但是剂量宜小不宜大（3～4.5克）。着与白芷、当归、赤芍同用具有活血消肿止痛的作用，可以治疗筋骨损伤或妇科的痈肿。

（4）葛根　甘辛平，入脾、胃二经。其气轻浮，能够鼓舞胃气上行，解肌热，生津液，为治疗脾胃虚弱泄泻的圣药；也可用于表实证具有发热、汗出、头项强痛的痉证；合麻黄又可以治疗伤寒无汗；因其具有升发胃气的作用，又能治疗伤寒邪热下利；若合养血之药（如四物汤），可治疗血虚发痉，例如四物汤加桂枝、葛根治疗产后虚痉等；柴胡与葛根同用又能解肌湿热。

（5）蔓荆子　苦辛平，入肝、膀胱、胃经。蔓荆子体轻而浮，上升而散，主治头面之风证。且入血分养血和肝，凉血散风又能明目；合白蒺藜治疗产后血虚头痛或偏头痛。蔓荆子虽苦，因其入肝能养血和血，能上升头面，故为治疗血虚头痛的常用引经药。

（6）藁本　辛温，入膀胱经。发表散寒，祛风胜湿。本药辛温升散，善达巅顶，因此主治巅顶头痛。除主治风寒头痛外，也可合白芷、防风、当归以治疗血虚头痛。因为头为诸阳之会，巅顶至百会穴属于阳气至高之地，非藁本不能升达其所。若与荆芥穗、白芷同伍具有活血除湿、温通经脉、温化消水的功效，故可用于治疗输卵管积水。

（7）柴胡　详见前述。

2. 降药类

降药多属苦寒，故有下降的作用。因其能下降所以又能开下元。如萹蓄、瞿麦、木通、车前子能使湿热下行，开膀胱而利尿，使湿热排出。瞿麦、萹蓄、车前子又能入血分而通降，故有通经闭的作用，所以说降中有开。常用的药物如下。

（1）木通　苦寒，入心肺、小肠、膀胱经。上能通心清肺，降心气，清心火，治头痛，利九窍；下能泻湿热利小便，通大肠。导赤散中用木通利小肠以泻心火，清心火必须泻小肠，通过治腑以治脏。八正散中用木通泻膀胱之湿热以通尿闭。因此，临床多用于湿热下注所引起的妇科病，如赤白带下，盆腔炎等证。

（2）车前子　甘寒，入肝、肾、小肠、肺经。能清肺肝风热，利湿热，治疗赤白带下。完带汤中用车前子治疗白带，取其清利湿热之功。八正散中用车前子清热、除湿、化带。本品入肾泄肾浊能补肾气，是以通为补。肾气丸中用车前子、牛膝佐六

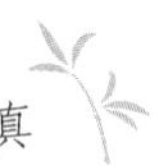

味丸治疗肾虚尿闭，取其下降补肾之功。五子衍宗丸中用车前子目的是补中有通，通中有补，既补肾又通利。车前子合萹蓄、瞿麦有通经之效，妇科常用于治疗经闭。

(3)滑石　甘寒，入胃、膀胱经。滑石甘寒滑利，滑以利诸窍，通壅滞，下厚腻；甘以和胃气，寒以散积热。故为祛暑散热，利水除湿，消积滞，利下窍的要药。因其有淡渗滑利降下之功，故可以利水渗湿。合甘草为六一散，治疗暑湿泻利，利六腑、行气滞、化食滞。小儿消化不良用滑石佐木香、陈皮可以消其积滞。八正散中用滑石可以治湿热蓄结之尿闭、盆腔炎等。

(4)萹蓄　苦平，入膀胱经。萹蓄味苦气平，功专利水、清热、除湿。为治疗湿热尿闭，小便淋沥不畅，尿频，赤白带下，盆腔炎的常用药。本药又能入血分，清热凉血，活血通经。故常用于治疗月经中期出血，妇人经闭属于血热者。

(5)瞿麦　苦寒，入心、小肠经。瞿麦性寒，泄降利水，导湿逐热。主治湿热空滞，小便不利，尿频数、尿痛、尿血，赤白带下，或湿热型盆腔炎。本药入血分能活血，清血中伏热，合萹蓄、车前子有通经的作用，故能用于月经中期出血和血热郁结的经闭。

(6)牛膝　苦酸平，入肝肾经。性走而能补，善于下行，配车前子入膀胱有行水利尿之功。此药入经络，走腰膝，补肾阴，治疗腰腿疼痛，妇女月经不通。因其有下降之功，能引血下行，若配合凉血药，可治疗倒经；配合平肝类药物，可以治疗妇女经前期或更年期肝热血逆之头晕头痛等症。淮牛膝补肾，是因为它能引血下行入肾故而补肾；川牛膝活血通经，正是因为它能补肾，肾气足则经血自行，通与补相辅相成。

(7)冬瓜子　甘寒，入肺、胃、大肠、小肠经。入血分凉血清热，消肿排脓。上清肺中蕴热，下导肠内积垢。妇科可用于治疗盆腔脓肿，取其渗湿排脓，或用于急性盆腔炎，取其消肿退热之功。

(8)龙齿　性味涩凉，入心、肝、肾经。功能镇肝安神，降心火，治疗浮阳上越。配合黄连、阿胶，治疗心经虚热不得眠。妇科可用于治疗先兆子痫，见有心惊动悸，欲抽，取其重镇之功，或用于崩漏下血，取其固涩止血之效。

3. 收药类

收药多属苦、酸、涩，兼温、兼寒。而补肾药中多为苦温以补为用，以收为治。收涩药中的止血剂如地榆、侧柏叶、棕榈、椿根白皮、乌贼骨、牡蛎等药性酸涩。因其酸涩，故能止血，但均为调冲、固冲止血之剂，是以收为用，以补为治，即所谓收必兼补。常用的药物如下。

(1)地榆　苦酸微寒。入肝、大肠经。功能凉血收敛，入血分、行胞中，故有止血之功。血热则妄行，热不除则血不止，热既清则血自安。因其性收敛，既能清降，又能收涩，则清不虑其过泄，涩也不虑其过滞。故为肠风下血，妇女崩漏的常用药。因其有收缩子宫的作用，对于先兆流产之阴道出血应当慎用。

(2)侧柏叶　苦涩微寒。入肺、肝、大肠经。具有凉血、止血之功。与黄连同伍治尿血。入血分既能凉血，又去血分之湿热。炒炭则可加强收涩止血之功。妇科多用于治疗崩漏或其他出血证。

(3)棕榈　苦涩平，入肺、肝、大肠经，烧黑能止血，治吐衄下利、崩漏、带下、肠风便血，妇科多用收涩止血。

(4)椿根白皮　苦涩寒。入胃、大肠经。苦能燥湿，寒能清热，有凉血收涩止血之功。治肠风便血，赤白带下。因其能固冲任，故可用于治疗月经前期及崩漏偏于血热者。

(5)乌贼骨　咸微温，入肝、肾经。收敛止血，止带固精。主治赤白带下，阴湿肿痛，冲任不固，崩漏下血。

(6)牡蛎　咸平微寒，入肝、胆、肾经。生用收涩止汗，煅用入血分能固涩冲任，治疗崩漏。其味咸又能软坚消积聚。其性重镇故能治肝阳上逆之头痛。

(7)白芍　苦酸寒，入肝经。生白芍凉血清热，炒白芍补血。白芍与当归合用，当归辛温，走而不守其性开，白芍酸寒，守而不走其性合，辛而不过散，酸而不过收，一开一合互相为用，养血最佳。血得养则肝自和，所以又能平肝；生白芍清血热，治血热之崩漏带下，胎热腹痛，也治肠热腹痛下利，配合黄芩、甘草缓急清热止痛。炒白芍减其寒性，用于补虚养血，治血虚腹痛。入四物汤配合其他药物治疗血分杂病。

4. 开药类

开药多属辛苦或温或寒，但温性药较多。功能行气行血、疏通经络、开脏腑，总之以疏开畅通为其主要功用。常用药物如下。

(1)薄荷　辛凉，入肺、肝二经。辛能发散通气，凉能清热，善解风热之邪，治疗风热头痛。因其入肺又能祛湿，可以通肺窍，治疗鼻渊、头痛、流涕、风邪挟热。妇科调理气血常用的方剂逍遥散，其中薄荷配柴胡疏散解郁。

(2)藿香　辛微温，入脾、胃二经。芳香而不猛烈，温煦而不燥热，能除湿邪，而助脾胃，为治疗湿困脾胃，倦怠无力，饮食不香，舌苔厚腻者最为相宜。辛温可以发散四时不正之气，治疗暑天外感，头痛、发热、恶寒；芳香可以化浊，治夏日中暑，呕吐腹泻，升降失调，胸中郁闷不舒，不欲饮食。妇科常用于治疗妊娠恶阻、呕吐、厌食反胃者，佐砂仁、半夏、厚朴效果更好。本品不仅治外邪内犯，凡湿阻中焦，脾胃郁滞闭而不开者，皆可使用。

(3)威灵仙　辛温，入膀胱经。散风行气，通经活络，治全身痹痛，妇女产后关节疼痛。若挟有湿热，局部红肿者，可以配合金银藤，一清一开，效果尚好。

(4)白芷　辛温，入胃、肺经。有散风祛寒，活血除湿之功，主治阳明头痛。合藿香治四时不正之气，入胃祛湿治胃家湿热口疮；合防风、白蒺藜、藁本治疗血虚头痛甚效。风药所以能治血虚，因其能行气活血，且能引血上行，血以和为补即此义也。合荆芥穗活血通络、温化寒湿。可用于治疗妇女输卵管积水，取其开窍逐水之功。对于面部色素沉着，因与阳明胃经有关，放在治疗时可加用白芷，为引经药。

(5)羌活　辛苦温，入膀胱、肝经。具有散风活血通络，疏肝解郁的功用。主要在于发散表邪、活络，可治外感风寒头痛，全身酸痛。在散风祛寒活络之中，又可以除肌肉间之湿邪，所以治疗风湿身痛，实为散风除湿之要药。由于羌活有活血的作用，可以行脏腑之气血，妇科得生丹中的羌活，取其行气疏肝解郁之力。而治疗月经不调，经期后错、痛经，腰腿疼痛等。配柴胡可以治肝气郁结；合益母草可以调经；配藁本、桂枝、川芎、白蒺藜，治疗由于血虚或受风所引起的颈项、巅顶部头痛。

(6)香附　辛、微苦平，入肝、三焦经。功能舒气解郁、调经止痛。利三焦，解六郁，因其辛味甚烈、香气颇浓，专治气结为病。此药既入气分，又能行血。生用走胸胁治胸胁胀痛，协胃气之运化。制用走少腹、腰膝，治少腹、腰腿疼痛。妇科用于治疗月经不调，经行腹痛，或虚寒气滞之盆腔炎。此药行气开闭，可为气病之总司，故为妇科的调气之常用药。

(7)乌药　辛温，入脾、肺、肾、膀胱经。行气止痛，治妇女虚寒型盆腔炎所引起的腹痛，经行腹痛。合益智仁治尿频或妇女白带，功能驱散寒湿。服此药后，可使白带量增多，湿邪下尽而愈，属于通因通用之法。

(8)瓜蒌　甘寒，入肺、胃、大肠经。宽胸利膈，化痰止喘，降气结。开气闭以治肺热咳嗽、胸痛。入胃肠降胃气，清胃热，通大肠，润便化燥。经验方瓜石汤中以此为主药，治疗冲气上逆，胃有燥热之经闭，以润燥除火，宽胸降逆。因为冲脉隶属于阳明，胃为阳明之经，瓜蒌清胃开胃，理气降冲脉之逆，故可以治经闭。

(9)枳壳　苦微寒，入脾、胃经。功能破气行痰散结，消胀逐满，又能调五脏，健脾开胃，下气止呕逆。合瓜蒌治胸膈满闷，而又润便；合厚朴治胃肠积滞结气，通调胃肠。入得生丹治妇女气郁不舒，肝郁气结，气血不调之月经后错；入胎前无忧饮，可理气(能松弛子宫壁)治疗胎位不正；入芩连芍药甘草汤治疗里急后重，腹痛泻利。

(10)赤芍　苦微寒，入肝经。赤芍与白芍主治略同，但白芍有敛阴益营之功，赤芍则入血分，凉血清热，活血破血，治烦热，消血中之浮热。佐黄芩可以治血瘀、血热之痛经及盆腔炎、腹痛、盆腔脓肿，产后静脉炎及血热经闭，均用赤芍开之。

(11)归尾　甘辛温，入肝、心、脾经。功能活血化瘀，引血下行而通经，常与赤芍同伍以凉血活血。

(12)川芎　辛温，入肝、胆、心包经。功能活血行气、祛风止痛。上行头目，下行血海，清阳气，祛湿气，味辛升散而不守。四物汤中用之行血中之气，以助生血。配当归为佛手散能开子宫，加重剂量可下死胎；入得生丹可治月经后错，解血中郁结，治妇女月经病。

(13)丹参　苦微寒。入心、心包经。养血活血化瘀，调经止痛。米炒养心安神,生用治疗妇女闭经不通。破瘀血消瘤瘕,可用于治疗宫外孕之血瘀包块,及产后恶露不尽,痛经等。

(14)桃仁　苦平,入心、肝、大肠经。活血破血。少用可以养血。治妇女各种瘀血病证。开经闭消癥瘕,治疗月经不调属于血瘀之实证者。

(15)红花　辛温,入心、肝二经。功能活血通经,祛瘀止痛。少用养血,多用则可破血。配合桃仁化瘀血、开经闭,治疗妇女经闭。人参生化汤养血活血,治疗产后瘀血停留诸证。合四物汤可养血化瘀,治疗血虚血瘀诸症。以其性本温和而辛散,凡瘀滞内积及经络不利诸证都可配伍使用,但本药走而不守,迅速四达,剂量不宜过大。

(16)泽兰　苦辛微温,入脾、肝经。功能活血行气破瘀,通经行水。治疗气滞之经闭。走经络治胸背疼痛。入生化汤治产后恶露不下之腹痛。由于泽兰有行水利尿之功,故可用以活血消肿。

(17)益母草　辛微苦、微寒,入心、肝经。功能活血祛瘀调经,消水解毒。入肝清热活血疏散,专治胎前产后诸证,故名益母草。此药入血分,养血调经,化瘀血。见血虚者能养,血瘀者能破,补而不腻,行而不聚。合当归养血;入妇科得生丹调经治月经后错,行经腹痛;入产后生化汤可行血化瘀,治产后恶露不下或恶露不止所引起的腹痛。

(18)五灵脂　咸温,入肝经。通利血脉,散瘀止痛,既入气分,又入血分。能行气,治气滞之疼痛;活血化瘀,治疗瘀血停留之腹痛。因其有芳香行气活血之功,配砂仁、豆蔻治胃脘疼痛。古书记载与人参相畏,但临床使用治疗胃脘虚寒性疼痛其效尚佳。寒号鸟以食松子为主,五灵脂为其鸟粪,含松脂油故能行气活血、缓急止痛。与蒲黄合用为失笑散,治疗妇女恶露不下或不尽,瘀血腹痛,经行腹痛;入少腹逐瘀汤治疗胞宫瘀血,子宫寒冷,不孕症等。为妇女行气活血开闭之要药。

(19)延胡索　辛苦涩。入肝、脾经。功能活血利气;止痛,能行血中气滞,气中血滞。配合金铃子治疗气血瘀滞诸痛,与小茴香同伍治疗疝气疼痛,与当归、桂心配伍治疗气血凝滞,遍体作痛,及妇女行经腹痛。

(20)乳香　辛苦温,入心、肝二经。功能活血行气,主治痈肿,能止痛排脓托里生肌。妇科多用于治疗血瘀癥瘕,气滞腹痛,痛经、盆腔脓肿、包块等。

(21)没药　苦平,入肝经。与乳香功用相同,合延胡索、五灵脂治疗痛经,子宫内膜异位症,产后心腹疼痛,盆腔炎性腹痛。入少腹逐瘀汤,治月经量少等证。

(22)王不留行　苦平,入肝、胃二经。行气活血破瘀,主治妇女经血不畅。能通乳络,为治疗乳汁不通、乳汁不畅属于实证者之常用药。虚证不宜用或少用。

(23)穿山甲　咸微寒,入肝、胃二经。行气活血破瘀,而又通经络。因其走窜,通行肝胃二经,故为通乳药。多与王不留行同用,虚证而乳少者勿用。也可用于治疗乳腺疖肿,以消肿止痛。

(24)水蛭　咸苦平，有毒。入肝、膀胱经。有破血逐恶血、瘀血，消瘀通经的作用，且能通利水道，因其能蚀死血，可用于治疗血脉瘀阻。

(25)虻虫　苦，微寒，有毒，入肝经。有破血逐瘀，散结消瘕之功。合水蛭入抵当汤治疗产后栓塞性静脉炎。抵当汤加减也可用于治疗子宫内膜异位所引起的行经腹痛，或瘀血经闭。

5. 温药类

温药，有甘温，也有辛温。凡温药均有舒发阳气的作用。气为阳，阳气舒发则气血流畅，气以通为补，故育补于温之中。常用药物如下。

(1)豆蔻　辛温，入脾、胃经。温中散寒，祛湿除满。治胃腹疼痛，呕吐、恶心，不欲饮食。

(2)白蔻　偏平性，入心、脾经。气味浓厚，先开后降，温中下气，治胃寒痛，吞酸等证，因其性平既能温胃寒，也能散胃中湿热。

(3)红蔻　温胃力较强，治胃腹冷痛。用于沉寒痼冷之胃病效果最佳。

(4)草豆蔻　辛温，入脾、胃二经。温中散寒，芳香健胃。温脾胃而止呕吐，除湿作用较强，主治霍乱吐泻，脐腹疼痛。合厚朴而消腹胀。

(5)橘核　苦温，入肝经。走少腹两侧，故少腹两侧之寒痛用此为宜。妇科常用于盆腔炎(寒湿型)腹痛，取其温经散寒除湿。

(6)荔枝核　辛温，入肝经。走少腹两侧，温经散寒，妇科多用于治疗盆腔炎。寒湿凝聚少腹两侧疼痛。此药男子引药入睾丸，女子引药入卵巢，所以合小茴香、胡芦巴、白芷、荆芥穗能温散寒湿，可用于治疗妇女输卵管积水。

(7)吴茱萸　辛苦大热，有小毒，入肝、胃、脾、肾经。除能温中散寒，燥湿止呕，疏肝止痛外，尚能下行温暖胞宫，治疗血寒经闭、行经不畅、行经腹痛等。

(8)肉桂　辛、甘、大热，入胃、肾、脾经。温中补阳、散寒止痛。可治胃腹冷痛，肾虚喘咳，虚寒经闭，经行腹痛。且能温运胃肠之积气。因其具有温经行血，化瘀生新的功能，妇科常用于治疗下焦虚寒、痛经、经闭诸证。

(9)附子　大辛，大热，有毒，通行十二经。回阳救逆，温中止痛，散寒除湿。入附子理中汤可治经期虚寒之上吐下泻，腹痛绕脐之痛经。

6. 清药类

清药均属于寒凉药，有苦寒、辛凉、甘寒之分。寒者为阴，热者为阳，寒胜热以降阳气。故清可育降。常用药物如下。

(1)桑叶　甘苦寒，入肺、肝经。功能清肺泻胃，凉血燥湿，祛风明目。退表热治肺热咳嗽。因其性寒入肝故有平肝清降的作用。合菊花平肝阳上逆之头痛，适用于妇女经前或更年期肝阳亢盛之头痛、头晕、心烦急躁等症。由于配伍不同也可用于肝火、肝热上逆之实证，也可用于阴虚阳亢之虚证。

(2)菊花　甘苦微寒，入肺、肝二经。功能散风清热明目。常用于解表热，治疗风热头痛，因其能清肝明目，合桑叶清肝肺之热。妇科可用于治疗经前期紧张征，更年期综合征，肝阳上逆，头痛心烦，急躁等症。

(3)金银花　苦寒，入肺、胃、心经。功能清热解毒，主治温邪初起诸证，及外科疖、痈等症，妇科常用于治疗毒热感染、盆腔脓肿，或产后感染。银花炭可以凉血止血，治疗因血热而引起的崩漏。

(4)连翘　苦微寒，入心经。连翘泻心经客热，清上焦诸热，为疮家圣药。治温病初起，表热不退，以及外科痈毒疾病，皮肤痒疹等症。合麻黄、赤小豆为麻黄连翘赤小豆汤，以麻黄宣散发开，连翘解心经之火，赤小豆利湿，泻心火，清利膀胱湿热而解毒。常用于治疗妇科盆腔炎急性发作和产后高热，取其清热解毒散结之功。

(5)蒲公英　苦甘寒，入肝、胃经。清热解毒消痈肿。妇科可用于治疗急性盆腔炎、乳痈、产后感染、产后栓塞性静脉炎等证。

(6)败酱草　辛苦微寒，入肝、胃、大肠经。清热解毒，妇科常用于治疗急性盆腔炎、乳痈、产后感染、产后栓塞性静脉炎等。

(7)黄芩　苦寒，入心、肺、胆、大肠、小肠经。清热燥湿，得酒上行，得猪胆汁清肝胆火；伍柴胡退寒热往来，佐白芍治腹痛下痢；配桑白皮泻肺热，同白术清热安胎；合橘皮、竹茹、半夏治妇女胃热上逆之妊娠恶阻；与阿胶同用，凉血清热安胎，治胎漏；协黄连治疗血热崩漏，合四物汤名为芩连四物汤，可用于治疗子宫肌瘤、阴道出血淋漓。另外单用黄芩 2 斤，醋浸 24 小时晾干，再用醋浸共计 3 次，研极细末，水泛为丸，名芩心丸，每服 9 克，每日 1 次，治疗妇女绝经后经水复来，或用于断经效果尚佳。

(8)栀子　苦寒，入心、肝、肺、胃经。清三焦火。入血分凉血清热，治妇科咯血、衄血、吐血、倒经、月经前期、漏血属于血热者。

(9)黄连　苦寒，入心、肝、胆、胃、大肠经。黄连苦以燥湿，寒以胜热，入心经清心火，入胃肠清胃肠湿热，治胃热呕吐，胃脘痛，食欲不振，胸满痞闷，口疮，湿热下痢，烦躁不眠等。佐龙齿治心经有热不眠，佐阿胶滋阴清心热，治阴虚心经有热不得眠，佐肉桂治疗心肾不交之失眠，入血分清血中之毒热，治疗疮痈痒痛；佐藿香治暑湿挟热，合温胆汤降逆止呕而清热，主治胃热上逆妊娠恶阻。若为更年期经水不绝，或月经先期，可用芩连四物汤以清血热。

(10)牡丹皮　辛苦微寒，入心、肝经。凉血清热，又能通血脉中之壅滞。桂枝偏温，善通血脉中寒滞，而牡丹皮气寒，善通血脉之热结。妇科常用于治疗月经先期、频至，产后发热，急性盆腔炎，产后栓塞性静脉炎，乳痈等。

(11)地骨皮　甘淡寒，入肺、胃二经。入血分清血热，泻肾火，降肺火，又能养阴血，清虚热，刘老医生体会不仅可用于阴虚发热，因其性寒而又能育阴，所以也可用于外感温邪发热。妇科可用于血热引起的月经先期，如清经汤、两地汤中均有地骨皮。或用于阴虚血热所引起的崩漏，或产后血虚、血热发热等。

(12)麦冬　甘微苦微寒，入心、肺、胃经。清肺热，养肺阴，生津止渴，合生地、玄参凉血清热生津。可治疗妇女月经先期量少。如经验方瓜石汤治疗燥热血涸经闭，用以滋阴生津。

(13)石斛　甘微寒，入肺、胃、肾经。可滋养胃阴，生津止渴，治疗胃热不欲饮食。入经验方瓜石汤可治燥热血凝涸经闭，也可用于胃热不眠，呕吐气逆，食欲不振等。也可用于治疗消渴证。

(14)玄参　甘、苦、寒，入肺、胃、肾经。养阴解毒主治肺热咽痛。合生地、麦冬为增液汤，生津增液。妇科可用于治疗阴虚血热所引起的经闭，月经量少。

7. 补药类

补药是指具有补亏益损作用的药物。包括补气、补血、补阳、补阴等药。甘药多有补气补血的作用。因其性温又能通阳，阳气主升，故补药多升；补阳药多辛温，以其辛温助阳也可有升。补阴药多咸寒，性属阴，升性较差。所谓补中育升者系指甘温通阳而言。常用药物如下。

(1)人参　甘微苦，微温，入肺、脾二经。补肺益脾，大补元气。治疗肺虚气短作喘，脾虚泄泻等证。妇科多用于治疗气虚不能摄血所引起的血崩，并且多与固冲药同用。大汗欲脱时，可用独参汤益气固脱。也可用于产后虚症。阴虚有热者慎用。

(2)党参　甘微温，入脾、肺二经。功用同人参。但温性较人参差，偏于补脾气。性平稳应用较广，可用于妇女崩漏、带下、月经前期、后错等属于气血不足或虚寒型者。产后气血两虚也可用党参。

(3)太子参　甘微苦涩，入脾、肺二经。益气健脾，温燥性较党参为弱，补而不燥。妇科常用于治疗月经淋漓、行经日久，月经先期、后错及气血两虚等证。

(4)沙参　甘微寒，入肺、胃二经。补肺气，养胃阴，补而不热。多用于治疗阴虚胃燥所引起的虚证。妇科常用于阴虚血热所引起的月经淋漓，月经先期。

上述四参急补骤补可用人参，温补可用党参，平补宜用太子参，养阴可用沙参。

(5)黄芪　甘微温。入脾、肺二经。大补元气。能升中气，入肺以补肺气。又能引肺气达于肌表以实营卫。补脾升中焦之气，使脾统摄有权，常用于治疗妇女崩漏及因脾虚引起之胎漏、习惯性流产等。黄芪又能益气固表，可治疗产后表虚汗出。配合当归则气血双补，可用于妇科气血两虚诸证。

(6)白术　苦甘温，入脾、肾经。苦温燥湿，甘以补中，健脾和胃，为治疗脾虚之要药。妇科可用于治疗脾虚寒湿带下，月经淋漓，脾虚不能养胎之胎漏，先兆流产，崩漏及阳虚湿盛之子肿等。

(7)山药　甘平，入肺、脾、肾经。功能健脾补肾，为平补之剂。多用于脾肾不足兼阴虚有热者。妇科常用于脾虚所引起的崩漏、带下。配合黄芩治疗先兆流产。有白术之功而无白术之燥。

(8)当归　甘辛温,入心、肝、脾经。有养血活血之功,治疗一切血虚诸症。血以通为补,因其具有活血之力,故能显示补血之效。常组成四物汤为妇科血证常用方药。合参、芪,名参芪四物汤,气血双补;合桃仁、红花为桃红四物汤,化瘀通经;配合羌活、川芎、秦艽可以活血通络治疗产后风湿痹痛。

(9)阿胶　甘平,入肺、肝、肾经。本药一般均称性甘平,但是根据临床体会其性偏凉,故有滋阴清热,养血安胎之功。入肺清肺热,治虚痨咳嗽咯血;入肝肾养血滋阴,治疗妇女崩漏、月经淋漓不止、先兆流产、胎漏下血。胎热重者配合黄芩,肾虚明显者配合川续断、菟丝子。配合艾叶名胶艾汤主治胎漏下血,但艾叶性温胎热者不宜。

(10)酸枣仁　甘酸平,入心、脾、肝、胆经。功能养心宁神,又能敛阴。常用于治疗心气虚衰不眠。通过养心而扶脾以治心脾两虚,可用于崩漏,方如归脾汤。因其有养心气而又能舒郁结,故可用于妇人脏躁症。

(11)远志　苦辛温,入肺、心、肾经。功能祛痰利窍,安神益智,养心以助脾。可用于治疗久郁伤心,精神疲惫,妇女脏躁症。

(12)石莲　苦寒,入脾、肾经。功能健脾补肾,清胎热。此药为莲子坠入清泥日久,得阴气较多,故为补肾固冲之要药。可用于治疗先兆流产,补而不热。

(13)生地　甘苦寒,入心、肝、肾经。养阴凉血清热,合白芍酸甘化阴,滋养阴血。治疗阴虚血热月经前期。佐柴胡、丹皮凉血,治血热崩漏,合玄参、麦冬治疗阴虚血涸之经闭。

(14)女贞子　苦甘凉,入心、肝、肾经。滋阴凉血,益肾平肝。合旱莲草为二至丸,合黄芩能清肝热,可用于治疗肝热上逆诸症。例如经前期紧张征、更年期综合征等。

(15)旱莲草　甘酸寒,入肝、肾经。滋阴平肝,凉血清血热且能止血。会女贞子为二至丸,滋阴凉血,抑制肝阳,滋养肾阴,多用于治疗妇女由于肝肾阴虚所引起的月经先期、月经淋漓等症。且能用于治疗阴虚血热所引起的血压增高。若加桑叶、菊花清上的效果更好。

(16)龟甲　咸平,入肝、心、肾经。滋阴益肾,多用于肾虚冲任不固,阴虚血热之崩漏等证。

(17)鳖甲　咸平,入肝、脾二经。滋阴清热,多用于治疗妇女阴虚血热之低热。又能软坚消癥,可用于治疗盆腔肿块等。

(18)杜仲　甘温,入肝、肾二经。功能滋肝补肾,主治肾虚腰痛。炒杜仲还可用于治疗妇女崩漏下血。与黄芪、白术同伍治疗习惯性流产属于肾虚不能系胎者。

(19)续断　苦微温,入肝、肾经。补肝肾强腰脊,且能安胎,治疗肾虚腰腿痛,妇女崩漏、带下,以及肾虚不能系胎之习惯性流产等。若为胎热者宜慎用。

(20)菟丝子　辛甘平,入肝、肾经。补肾益精,主治肾虚腰腿酸痛,以及先兆流

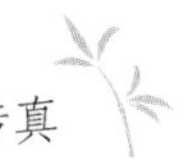

产、胎漏、习惯性流产。其性平和，既能补阴，又能补阳。补而不燥又能生精，入五子衍宗丸，可用于肾虚不孕症。

(21)覆盆子　甘酸微温，入肾经。主治男子阳痿，女子阴精不足，也能固冲涩精。

(22)仙茅　辛热，有毒，入肾经。补肾壮阳，主治男子肾虚腰腿痛，女子阳虚经闭。因其药性较热，宜慎用。

(23)仙灵脾　辛温，入肝、肾经。补肾阳，升发肾气而有兴阳之功，可用于肾虚经闭、不孕症等。与仙茅合四物汤、五子衍宗丸可治疗席汉综合征。

(24)巴戟天　辛甘微温，入肾经补肾阳，妇科用于治疗肾阳虚阴精不足，月经量少，经闭等证。

(25)肉苁蓉　甘咸温，入肾、大肠经。补肾气、益精髓，调补冲任，主治肾虚所引起的腰腿酸痛，下肢乏力，妇女月经不调。因其性滑润，与当归同用可以润肠通便，主治血虚津枯，产后大便难。

(26)鹿茸　甘咸温，入肝、肾经。入肝以养血，入肾以补精。主治营血虚亏，腰背疼痛，健忘，怔忡或妇女经血不足之闭经，以及肾虚肾寒不能固摄冲任之崩漏下血，月经量少或淋漓不断。因其为血肉有情之品，能补肾填精，故能补督脉，填补脑髓，使人精力充沛。

8. 泻药类

泻药多属苦寒之剂，苦则能泄，寒则能清，但也有苦温之泄剂，苦以泄下，温能泻水。常用药物如下。

(1)大黄　苦寒，入脾、胃、大肠、心包、肝经。泻腑热通大肠，润便化燥结，又能入血分活血破瘀。治疗妇女血滞缓闭。合桃仁、水蛭治妇女产后栓塞性静脉炎，入八正散治产后或手术后尿闭不通属于实热者。

(2)芦荟　苦寒，入肝、胃、大肠经。通腑泄热，清泄肝火，通大肠，化燥结。常用于治疗妇女经闭不通属于肝火上逆者，以及经前期、更年期肝火上逆所引起的头晕、头痛等证。对于肝阳外泄之实热汗出者也可选用。

五、病案选评

(一)手术后感染高热

陈××，女，26 岁，外院会诊病历。住院号 126302。会诊日期：1970 年 8 月 22 日。

患者因孕过期 3 周余，自然破水。于 1970 年 8 月 12 日行剖腹产。术后即觉胃胀痛，腹胀(合并肠麻痹)。阴道出血不多，尿少。体温 37～38℃。查血白细胞

24900/立方毫米,曾用红霉素静脉点滴及服中药,大便次数反而增多。胃痛及两侧腹部疼痛仍在。8月19日开始体温逐渐升高,伴有发冷,躁热,口干、无汗。查血白细胞44300/立方毫米,曾使用庆大霉素、四环素、氯霉素、卡那霉素等,体温仍在38~40℃。目前持续高热已10天之久。4月22日,最高体温40℃,口干,口渴,烦躁,食欲不佳,胃痛,食纳日减,腹胀痛、拒按,大便日解4次、黄色黏稠便,小便正常。无恶露,右下腹可触及有包块,有明显压痛。

检查:8月22日,体温38.3~40℃,腹部明显膨隆,两肋下部及腰两旁肌肉紧张,右下腹可触及7厘米×4.5厘米的包块,压痛明显,有反跳痛。内诊检查:子宫界限不清,无恶露排出,左侧宫旁组织有浸润块,有压痛。白细胞22200/立方毫米,中性粒细胞90%。舌质红,苔白稍腻。脉滑数有力。

西医诊断:①术后盆腔腹膜炎。②盆腔脓肿。

中医辨证:热毒壅盛,血瘀成脓。

治法:清热解毒,化瘀消痈。

处方:连翘15克,银花15克,蒲公英21克,败酱草15克,赤芍6克,丹皮6克,黄芩9克,马尾连6克,玄参9克,生地9克,青蒿9克,地骨皮12克,地丁12克,薏苡仁12克,犀黄丸9克(分服)。

治疗经过:8月23日,体温逐渐下降(37~39.3℃)合并使用青霉素、庆大霉素。8月24日,晨起体温已正常。复查白细胞14350/立方毫米。食欲好转,腹痛减轻,腹软,左侧宫旁组织压痛仍较明显,有时阴道有血性分泌物,出汗较多,全身皮肤湿黏。脉沉缓,苔薄白稍腻。拟以清热解毒佐以养阴为法。

处方:连翘15克,银花12克,蒲公英12克,败酱草9克,生地12克,白芍9克,麦冬9克,玄参9克,甘草9克,丹皮3克,黄芩6克,犀黄丸3克(分服)。

8月27日,近两天来体温正常,午后见有头晕,恶心。出汗仍较多,夜间出汗更多,食纳尚好,右下腹包块较以前缩小,压痛减轻,子宫轮廓清楚,血性恶露极少。拟以育阴敛汗为主,佐以清解余热。

处方:生地12克,玄参9克,麦冬9克,甘草6克,地骨皮9克,焦栀子9克,黄芩9克,马尾连6克,赤芍6克,丹皮4.5克,生龙骨24克,阿胶12克,浮小麦24克。

8月31日,药后一般情况尚好,有时低热,体温最高37.5℃,心烦急躁,睡眠不佳,汗出仍多。脉滑稍数,苔白,拟以清心化热和胃为法。

处方:生地12克,赤芍9克,黄芩9克,马尾连9克,焦栀子9克,地骨皮9克,银花21克,木通3克,天花粉9克,生石膏15克,蒲公英15克,延胡索6克,枳壳3克。

9月4日,药后出汗已大减,胃及下腹部有时疼痛,口干,低热未退。白细胞16500/立方毫米,中性白细胞88%,脉滑数。舌赤苔少。

处方：生鳖甲21克，地骨皮9克，青蒿6克，蒲公英18克，败酱草12克，丹皮6克，银花30克，大青叶9克，连翘9克，黄芩6克。

9月9日，左侧下腹仍痛，二便自调，低热仍在，右侧髋窝内侧的包块如鸭蛋大，有轻压痛，活动不明显。化验白细胞：13200/立方毫米，中性白细胞83%，淋巴17%。

处方：银花15克，蒲公英15克，败酱草15克，紫花地丁15克，连翘12克，丹皮6克，生地6克，犀黄丸4.5克(分服)。

9月11日，症状同前，上方去生地，加赤芍4.5克，冬瓜子30克，黄芩9克。9月14日，体温在37℃左右，伤口缝线感染有脓汁排出，恶露多，色鲜红，有臭味。拟以清热解毒，凉血化瘀。

处方：连翘15克，银花15克，蒲公英15克，败酱草15克，天花粉9克，赤小豆9克，紫花地丁9克，赤芍6克，丹皮6克，益母草9克，五灵脂6克，犀黄丸6克(分服)。

9月16日，一般情况尚好，腹痛已减轻，仍有低热、腹胀，创口感染换药。上方去益母草、赤芍、丹皮，加黄芩9克，马尾连6克。以后曾加减使用过土茯苓、生地、地骨皮等。一般情况平稳，低热逐渐消退。10月14日，体温在37℃以下，右侧下腹未触及界线明显的硬块，皮肤伤口缩小。10月14日，化验白细胞5000/立方毫米。10月22日，体温正常，右下腹包块已消失，伤口尚清洁，一般情况良好，出院换药。

按：本例系剖腹产术后腹腔感染，形成盆腔脓肿，继发肠麻痹，病情比较复杂。当时症见高热，口干，腹胀痛而拒按，右下腹部可触及包块且有压痛。白细胞明显增高。脉见滑数有力，舌质红，苔白稍腻。已无表证可言，腹部胀痛，大便次数多，色黄黏稠，也非腑实证，而是热毒壅聚，气血瘀滞，内痈为患。热毒内攻胃肠，腑气不畅则胃痛腹胀便稀便泄。气滞血瘀则痛有定处，瘕块凝聚，恶露不行，停聚于胞宫。毒热壅聚，内炽日久，更加耗伤阴津、气血，以致正虚邪实。治疗时以清热解毒化瘀消痈为主。重用连翘、银花、蒲公英、败酱草、紫花地丁清热解毒消痈散结；赤芍、丹皮凉血活血，但用量不宜过大以防毒热走散；生地、青蒿、地骨皮、玄参养阴清热为佐；薏苡仁配合败酱草解毒排脓消痈；芩、连清理胃肠之毒热；犀黄丸清热解毒、活血化瘀。配合原来使用的抗生素次日体温开始下降。方中虽然未用行气消胀之品，但是毒热清解之后，腹胀腹痛也明显好转。继用上方之后，热势渐衰，气血已见活运，故腹部包块压痛已减，恶露已行。由于汗出较多，所以二诊时加麦冬、玄参养阴生津。赤芍改为白芍，因为赤芍破血疗腹痛可解烦热，而白芍补虚生新血，尤能退热。但是，由于瘀血恶血，毒热蒸腾故汗出量多。三诊时，使用黄芩、马尾连、栀子欲清三焦之热邪以治其本，又加生龙骨、浮小麦养阴敛汗以治其标。药后汗出仍多，低热未除。四诊时，加生石膏、银花、蒲公英清毒热则汗出减少。本例因病情复杂并发症也多，疗程也长。长期高热虽然已退，但是持续低热仍未除，而且又合并伤口感染，恶露量多、色鲜红有臭味。所以曾加减使用过益母草、五灵脂以活血调经。冬瓜子活血行气，化瘀清热而排脓；赤小豆入血分凉血清热活血排脓。在中西医配合治疗2个月后，右下腹包块消失，白细胞正常，局部伤口清洁，一般情况尚好出院。

(二)产后子宫复旧不全

仇××，28岁，门诊简易病历。初诊日期：1975年8月21日。

患者于2个月前自然分娩。阴道出血淋漓不止2个月之久。血色黑、有块，量时多时少，小腹痛，伴有胃痛，舌质暗红，脉弦滑缓。

西医诊断：产后子宫复旧不全。

中医辨证：产后受寒，瘀血内阻。

治法：养血温中，活血化瘀。

处方：当归9克，川芎3克，红花3克，益母草3克，泽兰3克，桃仁1.5克，炙甘草1.5克，炮姜1.5克，南山楂6克，高良姜6克，砂仁6克，五灵脂9克。

服上方5剂后血止。后经随访症状皆除。

按：本例为正常产后，阴道出血，淋漓不止，为时已2个月之久，病情较长。寒凝血瘀阻于胞宫，因其伴有气滞寒凝所引起的胃痛，故见小腹痛、胃脘痛。所以在产后生化汤全方基础上，加高良姜以温中和胃，砂仁行气止痛，五灵脂助活血化瘀之功。

(三)月经不调

赵××，女，26岁，未婚，门诊手册。初诊日期：1975年4月21日。

主诉：月经先期量多已4年。

现病史：月经初期年龄为16岁，开始数年月经正常。于1971年曾有月经量多，行经20余天不止，服中药后见好。但自此之后，月经周期提前7～10天，行经7～8天。最近最长行经15天，量多，色黑红，有血块。本次月经为3月底。患者平日身倦无力，心慌气短，头晕，腰痛白带量多，色白质稀，小腹有时发胀，下肢轻度浮肿。食纳尚可，大便溏薄，小便正常。舌质淡红。脉象沉细涩。1974年8月发现有低热。曾检查：抗“O”、血沉、肝功能均属正常。胸透：心肺未见异常。

西医诊断：①月经不调。②低热待查。

中医辨证：脾虚气弱，下焦湿热。

治法：健脾益气，清热除湿。

处方：山药15克，石莲9克，焦白术9克，炙甘草6克，生地9克，白芍9克，瞿麦6克，萹蓄9克，车前子9克，萆薢12克，黄芩9克，柴胡4.5克，炒荆芥穗

4.5 克。

治疗经过:4 月 29 日复诊时称:当天(4 月 21 日)下午即来月经,行经 7 天血量仍较多,诸症变化不大,苔脉同前。改用健脾补肾,固冲调经之剂。

处方:党参 6 克,白术 9 克,山药 15 克,莲肉 9 克,川断 9 克,熟地 9 克,菟丝子 9 克,椿根白皮 9 克,旱莲草 9 克,乌贼骨 12 克。

5 月 21 日,服上药 7 剂后,月经今日来潮,周期正常,诸症均略有好转,但仍有低热。脉沉细涩,舌暗淡。前方加青蒿 9 克,地骨皮 9 克,再服 7 剂。

6 月 14 日复诊,月经于 5 月 21 至 27 日来潮,血量减少,血色正常。最近曾晕倒过 3 次,血压偏高,今日测血压 140/90 毫米汞柱。白带变稠,色黄,仍有腰酸痛。脉沉涩,舌暗红。

处方:桑叶 9 克,菊花 9 克,黄芩 9 克,瞿麦 9 克,萹蓄 9 克,车前子 9 克,滑石 12 克,川楝子 9 克,延胡索 9 克。

7 月 3 日,服上方 5 剂后,月经于 6 月 21 日来潮,量、色均正常。今日测血压 110/70 毫米汞柱,仍有低热。舌暗红,脉沉细。加服加味逍遥丸每日 9 克,早晚各 4.5 克,以巩固疗效。患者原为月经先期量多,经治后 4 月 21 日,5 月 21 日,6 月 21 日,7 月 22 日,8 月 27 日各来月经 1 次,诸症均见好转。血量减少。月经于 7 月 22 日来潮,自感腰腹痛,头晕,低热未愈。继服丸药。

滋补肝肾丸每日 1 丸。加味逍遥丸每日 9 克,早晚各服 4.5 克。

9 月 27 日复诊时称:月经 8 月 27 日来潮,行经 7 天,白带多,低热已退,头晕,气短,有时腰痛,小腹胀。纳食尚可,二便自调,舌淡红,脉沉细。

处方:党参 9 克,焦白术 9 克,山药 15 克,莲肉 9 克,川断 9 克,熟地 9 克,菟丝子 9 克,椿根白皮 9 克,乌贼骨 12 克,柴胡 4.5 克,炒芥穗 4.5 克,地骨皮 6 克。

按:本例属脾肾不足,冲任失调,因其伴有低热,白带多。小腹发胀,下肢轻度浮肿,误认为湿热,实际为虚象。开始曾按下焦湿热治疗不效。而后改用健脾补肾,固冲调经之法,服用安冲调经汤加减,4 个月来月经按期而至,血量及周期均恢复正常。

(四)术后感染低热

赵××,女,29 岁,外院会诊病历,住院号 162718。会诊日期:1975 年 9 月 23 日。

患者因双胎,妊娠中毒,宫缩乏力,早破水 36 小时,产程不进展。于 9 月 20 日上午行剖腹产手术,经过尚顺利,术中出血约 250 毫升,返回病房后血压 160/100 毫米汞柱。产后恶露不多,伴有低热,体温持续在 37.9℃左右为时已 3 天,腹部不痛,有时头痛头晕,阴道出血不多,苔薄白,脉弦滑。

西医诊断:剖腹产后,低热待查。

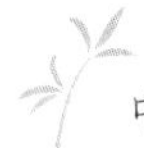

中医辨证：血虚血瘀，阴虚肝旺。

治法：养血化瘀，滋阴平肝。

处方：当归9克，川芎3克，益母草6克，红花4.5克，白芍9克，生地9克，牛膝9克，代赭石15克，生龙牡各30克。

治疗经过：9月24日，药后无不适，血压120/90毫米汞柱，阴道出血不多，最高体温37.5℃，次日体温正常，9月28日痊愈出院。

按：本例用以说明产后生化汤的加减变化。患者为剖宫产后伴有低热，贫血，产前有妊娠中毒症，产后血压略降，有时头痛头晕。从中医观点来看，证属血虚血瘀，阴虚肝旺。所以用产后生化汤，去炮姜、泽兰、炙甘草，加白芍养血敛阴，生地、牛膝养阴补肝肾，兼能活血平肝阳以引下，另加代赭石、生龙牡育阴，潜镇肝阳。药后低热退，血压也恢复正常。

（五）月经频至

王××，女，26岁，门诊简易病历。初诊日期：1975年5月21日。

主诉：月经频至量多已4年。

现病史：患者月经初潮为13岁，先后周期不定。4年来月经频至而量多，每隔12天至23天行经1次，行经5～7天，色黑稠有块，有时淋漓不断，腰腿酸痛，偶有小腹坠痛，心胸烦闷，气短，急躁，白带量多，有时色黄。舌质暗，苔白。脉象弦细滑。近3个月以来的月经周期为：4月20日，5月3日，5月15日。妇科检查未发现异常。

西医诊断：月经失调。

中医辨证：阴虚血热，冲任失调。

治法：滋阴清热，安冲固经。

处方：生地12克，黄芩9克，马尾连9克，瓜蒌皮15克，石斛9克，麦冬9克，玄参9克，女贞子9克，旱莲草9克，丹皮9克，阿胶珠15克。

治疗经过：7月13日复诊时称，服上方20剂，6月11日、7月11日各来月经1次，周期正常，血量中等，行经3天。

按：月经初潮后即为先后不定期，以后4年来月经频至而量多。近3个月来间隔周期更短甚至1月行经2次。见有腰腿酸痛，小腹坠痛，舌暗，脉弦细滑，经血色黑而稠，心胸烦闷而急躁，白带多有时色黄等属于防虚血热，冲任失调之证。治以清热滋阴安冲调经为法，方用瓜石汤加女贞子、旱莲草养阴补肝肾；丹皮、阿胶珠养血凉血而止血。因为患者月经频至，故去方中之牛膝、瞿麦、益母草、车前子等通利之品，另加黄芩以助清热之功。

（六）闭经

刘××，女，34岁，门诊简易病历。初诊日期：1973年6月19日。

主诉:闭经已7年。

现病史:患者于1966年正常产后,哺乳1年余,曾行经5个月,以后开始闭经。作人工周期才能行经,曾经内诊检查称子宫较小,自觉手脚心发热,腰酸痛,下腹发凉。舌质暗。脉象沉弱。

西医诊断:继发性闭经。

中医辨证:肝肾不足,血虚经闭。

治法:滋补肝肾,养血通经。

处方:当归9克,白芍9克,川芎4.5克,熟地12克,仙灵脾15克,仙茅9克,菟丝子9克,枸杞子12克,车前子9克,五味子9克,覆盆子9克,牛膝12克。

治疗经过:8月16日,按上方加减服药1个多月后,上述症状减轻。近日来自感心慌,气短,恶心,胃脘闷胀,纳食不香。改以平肝和胃,养阴清热,补肾调经为法。

处方:石斛12克,黄芩9克,马尾连9克,麦冬9克,生地12克,甘草6克,白芍12克,车前子9克,牛膝9克,益母草9克。

药后恶心、心慌等症状明显好转。以后按6月19日与8月16日方交替加减,配合人工周期开始行经。于1973年9月以后,单独取用中药。自1973年9月至1974年3月连续月经来潮7次,并经原医院妇科检查,称子宫恢复正常大小。但是于1974年3月10日行经5天后,于3月24日又有少量阴道出血,伴有心慌、失眠,腰酸痛,白带多。3月29日来诊时,辨为温热下注,改用清热利湿法。

处方:瞿麦12克,萹蓄9克,车前子9克,木通3克,马尾连6克,萆薢9克,阿胶珠15克,生龙齿24克。

1974年4月3日,服上方3剂后,阴道出血已止,5月份月经又未来潮,改用瓜石汤加减。于6月13日又行经,行经2天,量少,7月份又闭经。

1974年8月3日,就诊时自诉胃脘堵闷,食纳差,眼干、咽干,腰酸腿酸,下午有低热,白带多,脉沉弦,舌质暗淡,苔薄腻。辨证为湿阻中焦,胃气不降。治以清热化湿,和胃降逆。

处方:黄芩9克,马尾连9克,瓜蒌15克,半夏9克,砂仁6克,生薏苡仁12克,陈皮4.5克,六一散12克。

末次随诊8月10日,上述症状已减轻,但是月经尚未来潮。

按:本例闭经已7年,病程较长,在门诊连续治疗观察已1年余,疗程也比较长。开始辨证属于肝肾不足,血虚经闭。治以滋补肝肾,养血调经,使用经验方四二五合方加减。治疗一阶段,当虚证改善后,又出现肝胃不和,阴虚胃燥等证。改用瓜石汤加减治疗,效果尚好,曾连续行经7次,看来气血已调,冲任已和。但是后期由于在治疗上过分强调"湿热下注",予以清热利湿之剂,本为虚寒之体又过用寒凉通利之剂,肝、肾、冲任已经恢复的功能又受损伤,月经又不行。为了巩固以往的疗效，首先注重于恢复脾胃的功能，培其本以扭转病机，而后再予通经，但是从总的治疗过程中看，走了很大的弯路，以致正常行经 7 个月以后又闭止，是应该吸取的教训。

（七）席汉综合征

苏××，女，29 岁，已婚，门诊简易病历。初诊日期：1974 年 10 月 28 日。

主诉：产后闭经 1 年半。

现病史：患者于 1972 年 5 月 26 日妊娠足月分娩。产前 10 多天发生子痫，抽搐 2 次，产时神志不清，产后因大出血（休克）而致贫血。产后 10 天即无乳汁，无法哺乳，以后逐渐出现头发、腋毛、阴毛脱落。倦怠无力，气短，腰酸，纳差，性欲减退，阴道分泌物减少，全身畏寒，下肢不温。舌质淡。脉象沉细无力。

记忆力减退，血压也偏低（血压 100/60 毫米汞柱）。

妇科检查：外阴经产型，阴道前壁膨出，阴道皱壁小而光，穹窿空，宫颈小、圆，子宫前倾、萎缩，约玉米粒大小，质硬活动，无压痛，附属器（－）。性激素水平轻度－中度低落。

西医诊断：席汉综合征。

中医辨证：产后气血两虚，肾气亏损。

治法：益气养血，滋补肾气。

处方：党参 9 克，当归 9 克，川芎 4.5 克，熟地 9 克，炒白芍 9 克，菟丝子 9 克，覆盆子 9 克，枸杞子 9 克，五味子 9 克，车前子 9 克，仙茅 9 克，仙灵脾 15 克，怀牛膝 9 克。

治疗经过：1974 年 11 月 4 日，服药 8 剂后自觉食纳可，气短、乏力好转，上方加巴戟天 15 克，肉苁蓉 15 克，黄芪 15 克。11 月 16 日，继服上方 10 剂后，自觉体力增强，食纳增加，有时小腹隐痛，并自觉小腹发凉，舌质偏淡，脉沉细，上方再加肉桂 3 克。11 月 27 日，上方服 18 剂后诸症均好转，但仍有小腹隐痛，四肢不温，舌质微淡，脉沉细。

处方：党参 9 克，黄芪 15 克，当归 9 克，川芎 6 克，菟丝子 15 克，覆盆子 15 克，枸杞子 15 克，五味子 9 克，车前子 9 克，仙灵脾 15 克，巴戟天 9 克，怀牛膝 15 克，熟附片 9 克，制香附 9 克。

12 月 25 日，前方共服 34 剂，自觉症状基本消失，于 1974 年 12 月 15 日月经来潮，量中等，色稍暗红，行经 6 天，无其他不适，毛发未再脱落，阴道分泌物增加，性欲增加，食纳尚好，睡眠尚可，二便自调，仍觉下肢发凉，舌质偏淡红，左脉缓，右脉弦略滑。上方去熟附片，再服 5 剂。

1975 年 1 月 29 日复诊时称：于今年 1 月 11 日在原医院检查，宫颈光、正常大小，子宫软如枣大。阴毛现已稀疏长出，阴道黏膜润滑。1975 年 1 月 25 日来月经，量中等，行经 4 天，方药如下，另用 5 剂研末炼蜜为丸，每丸重 9 克，服 2 丸，以巩固疗效。

党参 9 克，黄芪 15 克，当归 9 克，白芍 9 克，川芎 6 克，熟地 9 克，菟丝子 9 克，覆盆子 9 克，五味子 9 克，枸杞子 12 克，车前子 9 克，仙茅 9 克，仙灵脾 15 克，巴戟天 15 克，肉苁蓉 15 克。

按：本例开始用 425 合方，加党参以补气，牛膝补肝肾而通经。服药 20 余剂后，自觉症状均好转，因其有小腹隐痛发凉等阳虚之症，故加肉桂取其温肾守而不走的特性。以加强温暖下焦的功用。1 个月后诸症均见轻，但仍有四肢不温，故加用熟附片以壮阳温肾。由于阴血已足，再加以助阳温经，可以看出温阳药的使用是在阴血渐复的基础上逐步增加的。故月经得以复潮，子宫也较前增大，最后以丸药巩固疗效。

（八）经前紧张征

罗××，女，42 岁，门诊手册。初诊日期：1975 年 8 月 22 日。

主诉：月经前期剧烈腹痛 1 年余。

现病史：患者既往有盆腔炎史 10 余年，经治疗未愈。

1969 年妊娠并行人工流产术，术后大出血，因而症状加重。下腹经常抽痛、发凉，热敷后疼痛减轻。近 1 年来，月经稀发，3～4 个月来潮 1 次，量少。月经前，半个月即开始有剧烈的下腹疼痛，疼重时晕倒，不能坚持工作，行经后则腹痛消失，自觉身热（体温正常），头晕，恶心，口干苦，心烦急，出躁汗，纳少，大便溏。舌质暗红，脉沉弦滑。

中医辨证：肝郁气滞，寒客冲任。

治法：舒肝解郁，温经散寒。

处方：柴胡 4.5 克，半夏 9 克，陈皮 6 克，赤芍 6 克，当归 9 克，黄芩 9 克，制香附 9 克，延胡索 9 克，川楝子 9 克，没药 3 克，枳壳 3 克，木香 4.5 克，五灵脂 9 克。

8 月 28 日，服上方 5 剂后，症状无改善，自觉身热，腿软。脉、苔同前。进一步辨证，属于肝郁气滞，胃肠蕴热，改用舒肝解郁，清热和胃为法。

处方：柴胡 6 克，黄芩 9 克，半夏 9 克，甘草 3 克，大黄 3 克，白芍 12 克，桑叶 9 克，菊花 9 克，竹茹 9 克，橘皮 6 克，生姜 3 片，大枣 3 枚。

9 月 6 日，服上方 5 剂后，头晕、恶心及身热诸症减轻，但从前天起又加重，纳少，大便溏，上方去竹茹，加栀子 9 克，连翘 9 克，龙胆草 3 克。

9 月 20 日，服上方 15 剂后，症状大减，头晕、恶心、身热均轻，但大便仍稀，上方去生姜、大枣，加益母草 15 克。

9 月 27 日。服上方 5 剂后，月经于 9 月 21 日来潮，量很少，色黑红，质稠，行经 4 天。经前腹痛完全消失，经期轻微腹痛，尚能坚持工作。其他症状均较轻，继服原方以巩固疗效。

按:刘老根据其下腹抽痛、发凉、月经稀发、经前剧痛,每必晕倒,不能坚持工作。舍脉从证,辨为肝郁气滞,寒客冲任,拟以舒肝解郁,温经散寒为法。但是服药5剂后,症状毫无改善。经认真分析后,发现患者行经后疼痛减轻,反而自觉身热、头晕、恶心、口干苦、烦急、出躁汗,脉见弦滑,脉证合参恍然发现是由于气滞化火,郁热在里,不得发越而致。燥热内结,经络阻隔,故见腹部剧痛,行经后冲任脉通,腹痛遂减,郁热稍得发散。自觉身热、头晕、恶心、口干苦、烦躁,舌苔厚而干,脉实有力。

(九)更年期综合征

祝××,女,46岁,初诊日期:1974年3月13日。

主诉:全身肿痛1年。

现病史:1年来,月经前后全身浮肿,乏力,身痛,月经先期、量多、色淡,失眠多梦,胸闷,气短,心慌心跳,纳食不香,大便干。舌质淡,苔白腻。脉象滑略数,沉数无力。

西医诊断:更年期综合征。

中医辨证:脾肾不足,血虚湿阻。

治法:补气养血,健脾除湿。

处方:黄芪15克,当归9克,白术12克,茯苓12克,桂圆肉12克,远志9克,羌活3克,防风4.5克,炒枣仁9克。

治疗经过:3月26日,服药3剂后,浮肿减轻,心慌气短等其他症状也见轻。仍有大便干。上方在以温肾润澡之剂。

黄芪15克,当归9克,白术12克,茯苓12克,桂圆肉15克,远志9克,肉苁蓉15克,火麻仁6克,鸡血藤30克。

共服药13剂,药后诸症好转。4月14日,经来色正,量较上次减少,浮肿乏力已消失,症状改善。

按:本例是属于脾肾不足,脾不运化水湿。患者经期前后全身浮肿,无力,身痛是由于脾阳虚不能温化水湿,湿气阻于经络所致。脾不健运故纳食不香,大便干。脾不统血、冲任不固则月经先期、色淡量多。胸闷,气短,心悸,夜寐不安,舌淡、苔白腻,脉滑略数无力,均属心血不足,气血双亏,湿邪阻络之象。治疗以归脾汤为主方,肉苁蓉、火麻仁温阳润燥。全方补气养血温经除湿,以治其本。

(十)排卵期出血

张××,女,27岁,门诊简易病历。初诊日期:1974年7月13日。

主诉:月经中期阴道出血半年余,近2天来阴道有少量出血。

现病史：半年来，每月于2次月经中期，阴道即有少量出血。每次历时2～3天，量少，色黑紫。平时小腹发凉而痛。经前及经期腹痛加重，白带量多。过去有盆腔炎史。结婚1年多未孕。开始曾按温宫散寒法服药10余剂，排卵期出血现象仍未好转。舌苔白腻，舌质稍红。脉象弦滑。

西医诊断：排卵期出血。

中医辨证：湿热下注，热伤络脉。

治法：清热利湿，行气活血。

处方：瞿麦12克，萹蓄9克，木通3克，车前子9克，川楝子12克，延胡索9克，蒲公英15克，败酱草12克，赤白芍各9克。

治疗经过：8月26日，按上方曾加减使用过柴胡、荆芥穗、香附、车前子、椿根白皮、苍术等药，共服用30余剂。小腹发凉已减轻，偶有轻微腹痛。现又值月经中期，小腹疼痛，仅见白带中有血丝，上方去蒲公英、败酱草，加萆薢、益母草各12克，牛膝、五灵脂各9克。

9月26日，上方服10剂后，9月份，月经中期未见阴道出血现象。10月13日妊娠试验阳性，而后足月分娩。经随访，产后一般情况良好，未见排卵期出血现象。

按：除排卵期出血外尚有盆腔炎、不孕症史，开始患者曾以不孕症的主诉来诊，刘老医生仅注意了辨病（不孕症）这一面，所以开始曾使用过橘核、小茴香、胡芦巴等药物。结果，不仅不孕症未效，反而排卵期出血更加重。通过进一步辨证改变了治法，使用清肝利湿汤加减，不但治愈了排卵期出血，且已孕育分娩。虽然见有出血并未使用止血药，而用活血药如牛膝、益母草、赤芍、五灵脂等活血疏通祛瘀化滞，即所谓“见血不可止血”之意，使之内扰的湿热在疏通之中得以祛除，但是用量不宜过大，以防湿热蔓延或出血过多。

（十一）舒经

钟××，女，20岁，门诊简易病历。初诊日期：1974年9月16日。

主诉：行经期间鼻衄已6年。

现病史：患者12岁月经初潮，周期提前10天，量少，色黑，行经2天，经期鼻衄，每遇情志影响则衄血量较多，有血块，经前烦躁易怒，头晕。平素白带量多，腰痛，腹痛，末次月经9月8日行经1天。舌淡舌边红。脉象弦滑。辨证：肝旺血热，逆经倒行。

治法：平肝清经。

处方：白茅根30克，藕节30克，生地15克，丹皮6克，龙胆草9克，牛膝12克，黄芩9克，枳壳6克，麦冬9克，栀子9克。

治疗经过：11月7日，跟上方于10月15日月经来潮，未见倒经，月经正常，未见腹痛。随访半年余未再发生倒经现象。

按:倒经是指月经期前1～2天或月经期出现衄血吐血等症状,又称“逆经”或“经前吐衄”。倒经多系肝经郁热,迫血妄行;或燥伤肺络,血溢离经;或阳虚血热,损伤血络,以致血热气逆,血随气行,气逆则血逆上溢。当月经来潮时或行经前,可因冲气较盛,血海满盈,血为热迫,随冲气上逆而逆行经。本例患者为肝旺血热,逆经倒行,故月经前期10天,阴血被煎熬故见经血量少,色黑,行经日短。经前头晕,烦躁易认为肝经郁火升腾所致。每因气郁时倒经加重,是因为怒则气冲逆上所致。刘老医生用经验方凉血止衄汤加减治疗。本例因其热象不重,病程也长,又兼见白带,腰痛等内虚之象,放在凉血止衄汤基础上去大黄,加麦冬以养阴,又考虑到每遇气郁症状加重,故加枳壳以行气开郁,不但倒经治愈,月经周期也恢复正常。

(十二)经期癫痫大发作

鞠××,女,25岁,门诊手册。初诊日期:1975年6月2日。

主诉:月经前后发作性抽风已4年余。

现病史:患者月经周期正常,最近4年来,每遇月经前后发作性抽风,近来发作更为频繁。发作时突然昏倒不省人事,口噤目闭,吐白沫,抽搐时间长短不定,醒后如常人,末次月经5月24日,抽风发作如前。舌尖红。脉象弦缓。

西医诊断:癫痫大发作。

中医辨证:血虚肝旺,结痰不化。

治法:养血缓肝,清热化痰。

处方:当归9克,炒白芍12克,川芎3克,生地12克,麦冬9克,玄参9克,钩藤9克,半夏9克,栀子9克,莲子心9克。

6月20日。药后无明显变化,予以下方继服。

当归9克,炒白芍9克,生地12克,川芎6克,白蒺藜9克,蔓荆子9克,木贼草9克,清半夏9克,生甘草9克,山药12克。

6月30日,服上方7剂后,月经于6月24日来潮,癫痫未发作,平日性情急躁,双目干涩,胸闷,尿黄。舌质红,脉沉缓。上方加天花粉9克,黄芩9克,以巩固疗效。

按:本例为月经期前后癫痫大发作。癫痫的病因尚不明确。中医观点认为“诸风掉眩,皆属于肝”。其所以在月经期前后发作,主要是由于血虚肝旺,结痰不化而致。经前期冲任脉盛,肝气偏亢,往往可以引动内风。经后期则阴血虚亏,血不养肝,肝急风动。所以在治疗上应抓住养血缓肝这一重要环节。患者来诊时正值经前期,肝阳偏旺,故以四物汤养血柔肝,麦冬、玄参养阴凉肝,钩藤、半夏化痰息风平肝,栀子、莲子心清心抑肝。且以养阴血治肝为主。而后养肝扶脾,清热化痰。仍以四物汤为主方,配合山药、甘草,甘缓平淡扶脾养肝。刘老医生体会:蔓荆子、木贼草、白蒺藜三药合用,不仅能够清肝热、凉肝息风,而且有养肝血的作用,如《汤液本草》中说蔓荆子:“搜肝风”。《嘉祐本草》中说木贼能“消积块,益肝胆,疗肠风,止痢,及妇人月水不断,崩中赤白”。《本经》中说白蒺藜“主治恶血,癥瘕积聚”。均说明此三药入肝经入血分,去瘀生新以养肝血,疏肝理郁以熄内风。本例患者病已4年余,服药14剂后经期前后未再发作,观察,日期更短,但有一定的疗效。是否对于其他类型的癫痫大发作有参考价值,尚待进一步观察。

(十三)赤带

李××,女,27岁,门诊简易病历。初诊日期:1975年12月25日。

主诉:阴道经常流血性黏液已数年。

现病史:患者数年来阴道经常有血性黏液,自认为是带经日久,月经周期提前,经后血量少挟白带黏稠物,有时心慌气短,平时倦怠乏力,纳食不香,本次月经12月7日(提前10天),行经11天。曾经按湿热治疗未效。舌质淡红。脉象细缓。

西医诊断:阴道出血待查,疑诊为宫颈息肉。

中医辨证:脾虚湿盛,热蕴血分。

治法:健脾除湿,解热化带。

处方:炒荆芥穗9克,柴胡6克,藁本9克,山药15克,焦白术12克,莲肉12克,椿根白皮12克,川断12克,乌贼骨12克,牛膝9克。

治疗经过:12月30日,本方服6剂后赤带已除,再给原方7剂以巩固疗效。

按:开始曾按行经日久,用清经汤清热凉血论治,结果不效。后经详细询问病情,确诊为月经先期。行经后仅有少量经血混杂多量的白带,实属赤带。脾失健运不能统摄故,倦怠乏力,纳食不香。脾虚湿盛,湿蕴化热,热蕴血分,则为赤带。病程已数年,正气受损,故见气短等证。刘老医生认为自己错在把虚证当成实证,而后改用健脾除湿为法。方中炒荆芥穗、柴胡、藁本升阳除湿并能激发郁热,山药、焦白术、莲肉补气健脾;椿根白皮、川断、乌贼骨收敛止带固冲。本例虽有血分湿热,又不能过用苦寒,故用健脾升阳除湿,解热化带之法,佐以牛膝引热下行从血分而解,也是通因通用之法。升降收开,各适其从,则热邪得解湿邪得除。

(十四)先兆流产

艾×,女,32岁,外院会诊病历,住院号166629。会诊日期:1975年8月29日。

主诉:闭经82天,近3天来阴道少量流血。

现病史:患者于1970年结婚,婚后曾流产4次,每次皆因劳累所诱发。时间均在闭经3个月以内。末次流产为1975年6月9日。以后未来月经。闭经40天后出现恶心,呕吐,尿妊娠免疫试验阳性。7月26日阴道有少量流血。即开始每日肌注黄体酮,迄今未停。8月26日因早妊2+月,过去有习惯性流产史,住院保胎。入院后,除原有治疗外,并加用绒毛膜促性腺激素500单位肌注,口服维生素及镇静剂等。但患者仍有腰酸，腹部下坠，头晕及出汗，阴道少量出血等症。食纳少，二便自调。舌质淡红。脉象沉细稍数。

西医诊断：①先兆流产。②习惯性流产。

中医辨证：气血两亏，脾肾不足。

治法：补气养血，健脾益肾。

处方：炒山药 15 克，莲肉 9 克，菟丝子 9 克，川断 9 克，桑寄生 15 克，当归 6 克，白术 9 克，阿胶块 15 克(烊化)。

治疗经过：9 月 5 日，服上方 5 剂后，腰酸及下腹坠感减轻，尿频。上方去白术、当归。加杜仲 9 克，桑寄生 12 克，继服。

9 月 9 日：服上方 3 剂后，小便次数减少，腰酸减轻，仍稍有下腹坠感，上方黄芪加至 24 克。9 月 16 日，服上方 1 剂后，症状基本消失，活动后稍有腹坠感。

9 月 19 日服上方 3 剂，腹坠感已消失。近 2 天感冒，身倦，流涕，腰酸。方药如下：荆芥穗 6 克，薄荷 3 克，山药 15 克，莲肉 9 克，桑寄生 15 克，阿胶块 15 克(烊化)。

9 月 26 日，服上方 3 剂后，感冒已愈。上方去荆芥穗、薄荷，加白术 9 克，菟丝子 9 克，继服。

10 月 3 日患者因准备出院，由于洗澡及上下楼梯活动量增加，于 10 月 4 日又感腹痛、腰酸并偶有宫缩，舌淡白，脉右弦滑左沉滑，方药如下：山药 24 克，石莲 24 克，白芍 9 克，黄芩 9 克，椿根白皮 9 克，阿胶块 15 克。

10 月 7 日，服上方 2 剂后，腹痛消失腰痛减轻，仍有腹部下坠感，纳少，继服上方。

10 月 9 日服上方 2 剂后，宫缩消失，仍有腰痛，纳差。方药如下：山药 15 克，石莲 12 克，菟丝子 9 克，杜仲 9 克，阿胶块 15 克(烊化)，桑寄生 12 克，川断 9 克。

目前宫底已平脐，胎心于右下腹可听到(144 次/分)，妊娠已达 5 个月。后经随访自然分娩。

按：本病属于脾肾不足，胎系不固。治以健脾益肾养血安胎，方中桑寄生、菟丝子、川断、杜仲，滋补肝肾而安胎，山药、石莲、焦白术健脾益肾而安胎，黄芪补气，椿根白皮固涩止血，阿胶养血止血。本方除补气健脾具有古方泰山磐石散之意外，还加强了固肾的力量，药后腰腹痛解，阴道流血已止。在治疗的过程中，曾有感冒流涕，但未发热，也属于虚人外感，故在原方扶正的基础上，稍加荆芥穗、薄荷疏解外邪，扶正与祛邪。

(十五)原发性不孕症

王××，女，29 岁，已婚。初诊日期：1972 年 3 月 18 日。

主诉：结婚 10 年不孕。

现病史：平素月经周期正常，色正，量中等，白带量多色黄，有臭味。两侧少腹痛，腰痛，伴有手足心热，头痛，恶心，不爱睁眼，尿频数，结婚已 10 年未孕，经妇科检查称双侧输卵管不通。舌质暗红。脉象脉滑。

西医诊断：原发性不孕症。

中医辨证：湿热下注，气滞血瘀。

治法：清热利湿，疏通气血。

方药：瞿麦 12 克，萹蓄 12 克，木通 3 克，车前子 9 克，川楝子 9 克，乌药 9 克，延胡索 9 克，萆薢 12 克，赤白芍各 9 克，银花 15 克。

治疗经过：3 月 22 日，服上方 3 剂后，双侧少腹痛减轻，小便次数减少，脉缓。上方去赤白芍，加地丁 15 克，败酱草 15 克，继服。

3 月 27 日，药后腹痛原频基本消除，黄带已尽，仍腹痛，上方加强行气活血之力，方药如下：制香附 9 克，川楝子 9 克，乌药 9 克，延胡索 9 克，五灵脂 9 克，没药 3 克，桃仁 6 克，木香 3 克，橘皮 6 克。

上方继服 12 剂后，于 5 月 12 日闭经 1 个多月，检查妊娠免疫试验阳性。而后足月分娩 1 子。

按：本例属于湿热下注，气滞血瘀。由于湿热下注故见黄带量多，且有臭味，尿频。湿热互结，气滞血瘀故见腰腹疼痛。湿热上犯清阳不升，故见头痛，恶心，不欲睁眼。治以清利湿热，疏通气血。方用八正散加减。方中瞿麦、萹蓄、木通、车前子、萆薢清利湿热；川楝子、乌药、延胡索理气活血；赤白芍养血活血；银花、地丁、败酱草清热解毒。药后黄带、尿频、腹痛均减轻，说明湿热渐清，而后进一步调理气血，遂改用理气活血之剂而收功。

（十六）无排卵性月经

李××，女，27 岁，门诊简易病历。初诊口服 1972 年 5 月 19 日。

主诉：月经后错，行经腹痛 2 年余。

现病史：1970 年底开始月经后错八九天，色黑紫有血块，经行小腹疼痛，下肢疲软。结婚 1 年多未孕，测基础体温为单相型，西医诊断为无排卵性月经。妇科检查：子宫前倾前屈，大小、活动均正常。

舌苔薄白。脉象细缓。

西医诊断：无排卵性月经。

中医辨证：血虚肾亏，下焦寒冷。

治法：养血补肾，温暖下焦。

处方：当归 9 克，炒白芍 9 克，川芎 3 克，熟地 12 克，覆盆子 12 克，菟丝子 12 克，山药 15 克，巴戟天 9 克，荔枝核 9 克。

治疗经过：7 月 5 日复诊时称：于 5—6 月间共服上方 20 剂。6 月 27 日行经，血量增多，基础体温为双相，说明已有排卵现象。月经周期正常，量中等，色正，血块减少，无腹痛。

按：本例月经后错为血虚，且经血色黑紫有块，经行腹痛，均为下焦虚寒之证，寒盛则血凝，血凝脉道不通，则腹痛。肾主骨，肾虚髓空，骨失所养，则见下肢疲软。所以，治疗时以四物汤补血为主；覆盆子、菟丝子、山药、巴戟天、荔枝核补肾温肾。

(十七)产后双下肢栓塞性静脉炎

王××，女，25 岁，门诊简易病历。初诊日期：1974 年 6 月 23 日。

主诉：产后双下肢疼痛 2 月余。

现病史：患者于 4 月 24 日正常分娩一女孩，曾做会阴侧切。产后第 2 天左腿发麻，行走不便，伴有局部红肿疼痛发热。经检查诊为左侧下肢栓塞性静脉炎。住院 20 余日，曾做腰封、内取四环素、静脉点滴四环素。12 天后热退，局部疼痛减轻。但又觉右腿疼痛(如左腿)，发热又作。经用青、链霉素后发热已退，腿痛稍减轻，唯行动不便，两下肢肿胀。现症：仍感两腿疼痛、肿胀，尤以右腿为重，行走困难，自觉筋短作抽，食欲不佳，口渴思饮，大便干，尿少色黄。舌质红，苔白腻。脉象沉弱。

西医诊断：产后双下肢栓塞性静脉炎。

中医辨证：湿热阻络，气血瘀滞。

治法：清热利湿，活血化瘀通络。

处方：桃仁 6 克，大黄 3 克，水蛭 6 克，虻虫 6 克，银花 3 克，当归 9 克，赤芍 6 克，冬瓜子 30 克，木通 3 克，泽泻 3 克。

治疗经过：以上方为主稍有加减，共服药 45 剂。9 月 10 日复诊，下肢肿胀减轻，局部灼热已退，但仍感局部发胀，脉沉细，舌苔薄白。因病程日久，正气已虚，改用养血健脾消肿之法。

当归 6 克，羌活 3 克，独活 3 克，苍术 3 克，白术 3 克，冬瓜子 15 克，冬瓜皮 15 克，黄精 9 克，秦艽 9 克，薏苡仁 15 克，防风 4.5 克。

继服上方 6 剂，全部症状消失，临床基本痊愈。

按：本例比较能够反映治疗全过程。开始使用抵当汤加味，继而因其热象已解，局部肿胀仍在，脉见沉细，正气已虚，改用养血健脾消肿之法，服药 12 剂后症状虽有所好转，但是不够理想。刘老医生在复习此例时，曾强调指出，使用养血健脾消肿的法则，并没有抓住要害，而后改用养血散风，活络通脉之法，则取效较快。所以，更加清楚地说明血瘀络阻是本证的主要矛盾方面。而活血化瘀通脉是其主要法则。有热者配合清热解毒，血虚者配合养血通脉，风胜者配合祛风，湿盛者配合祛湿。重点以驱邪为主是其主要特点。

(十八)卵巢囊肿,输卵管积水

唐××,女,35岁,门诊简易病历。初诊日期:1970年6月20日。

主诉:小腹隐痛半年余。

现病史:半年来,因小腹隐痛,腰酸痛,白带量多,色黄有味,婚后10余年不孕,曾到医院检查诊为:右侧卵巢囊肿(约5厘米×5厘米×6厘米)。左侧输卵管积水(约4厘米×3厘米×3厘米)。曾嘱手术治疗,未同意,来我院门诊。平时食纳不佳,心烦易怒。舌苔白腻,舌质暗。脉象沉弦。

西医诊断:右侧卵巢囊肿,左侧输卵管积水。

中医辨证:湿热下注,痰凝络阻。

治法:清热利湿,行气豁痰。

处方:瞿麦12克,萹蓄9克,木通3克,车前子9克,滑石15克,黄芩9克,乌药9克,萆薢12克,半夏9克,礞石15克,木香3克,砂仁6克。

治疗经过:7月3日,上方服15剂后,自觉腰痛、腹痛减轻。按上方5剂量做成蜜丸,每丸9克,日服2丸。8月4日,在原医院检查称:右侧卵巢囊肿已消失,左侧输卵管积水呈索条状增厚。8月6日来院复诊,上方加茯苓9克,继服20剂后。另用5剂做成蜜丸,每丸重9克,日服2丸,以巩固疗效。1972年6月22日曾在原医院复查,称宫旁两侧均属阴性。1972年7月3日来院复诊,一般情况良好,有时小腹偶痛,其他无不适。

按:卵巢囊肿或输卵管积水,在中医书中无明确的记载,查阅《灵枢·水胀篇》中所说的"肠覃"可能与此病类同。因为"肠覃"是指生于肠外、腹内的一种息肉,可以逐渐增大,并不影响女子的月经。由于当时解剖学的限制,对于卵巢、输卵管的解剖记述不详,但是该器官系在下腹部,且为肠外之物,估计该部位的囊肿很可能被包括在内。从其病因病理来看《灵枢·水胀篇》中说"肠覃……寒气客乎肠外,与卫气相搏,气不得荣,因有所系,癖而内著,恶气乃起,息肉乃生"。从其病理发展来看,"其始+生也,大如鸡卵,稍以益大,至其成,如怀子之状,久者离岁,按之则坚,推之则移,月事以时下……"本病的发生多因寒凉伤于卫气,水湿积聚不散而致。若病程日久,寒湿化热,煎熬水液,则逐渐黏稠如痰。因其病属气凝水聚,对于冲任二脉影响尚小,所以月经可以按时来潮。若寒湿蕴久化热,也可以转化为湿热型。因此,临床上可分为寒湿型和湿热型两大类。区别寒湿与温热的辨证要点,主要依据其临床表现。一般讲,本病开始时自觉症状并不明显,多见有少腹隐痛或下坠感,或因婚后不孕而到医院检查时才被发现。偏于寒湿者,见有面色萎黄,体倦无力,喜暖喜按,白带量多(或不多),色白清稀,脉见沉细,苔薄白,舌质淡。而偏于湿热者,则见腹痛,偶有加剧,拒按,白带量多,色黄有味,舌苔白腻或黄腻,脉弦滑或滑数。对于寒湿型的治疗以行气散寒,化痰散结为主。经验方药为当归9克,赤芍

9克,白芍9克,熟地9克,川芎4.5克,柴胡4.5克,荆芥穗4.5克,昆布15克,海藻15克,白芷3克,夏枯草9克,藁本4.5克,荔枝核12克。

方中四物汤养血扶正,柴胡、荆芥穗、白芷、藁本行气疏郁,升阳除湿;荔枝核温通下焦,引药直达病所,以行水散结;昆布、海藻、夏枯草软坚散结,全方共奏养血调和荣卫,温化寒湿之功。对于湿热型的治疗,则采用清热利湿,行气豁痰的法则治疗。本例即属于湿热下注,痰凝络阻。故用八正散加减。方中瞿麦、萹蓄、车前子、滑石、木通、黄芩清热利湿;木香、砂仁、乌药行气利水;半夏、礞石豁痰散结。因为病情缓慢,可以做成丸药久服,取其势缓而药力持久之特性。

六、刘氏秘验方

1. 安冲调经汤

功用:平补脾肾,调经固冲。

主治:脾肾不足,挟有虚热所引起的月经先期、月经频至,或轻度子宫出血。

药物:山药15克,白术9克,炙甘草6克,石莲子9克,续断9克,熟地12克,椿根白皮9克,生牡蛎30克,乌贼骨12克。

本方主要由补脾、补肾、清热固涩三个药组而组成。其中山药、白术、炙甘草补脾;川续断、熟地补肾;石莲、椿根白皮、生牡蛎、乌贼骨清热固涩。平补脾肾,补而不燥,清热固涩又不伤正,是本方的主要特点。在补脾肾药中不用参、芪,而以山药为主,取其味甘入脾,液浓益肾,性平可以常服。川续断苦微温,既能补肾,又为治崩漏带下之要药。清热药中选用石莲,系莲子坠入泥土中多年后出土之品,性苦偏寒,既能清热又有健脾补肾之功;椿根白皮性寒凉血止血又有固涩之效。在固涩药中重用牡蛎既能育阴清热而又能收涩止血,出血量较多则用煅牡蛎,血量少或无血时则用生牡蛎。

2. 瓜石汤

功用:滋阴清热,宽胸和胃,活血通经。

主治:阴虚胃热所引起的月经稀发、后错或血涸经闭。

药物:瓜蒌15克,石斛12克,玄参9克,麦冬9克,生地12克,瞿麦12克,车前子9克,益母草12克,马尾连6克,牛膝12克。

本方以瓜蒌、石斛为主药。瓜蒌,甘寒润燥,宽胸利气;石斛,甘淡微寒,益胃生津,滋阴除热,合用共奏宽胸润肠,利气和胃之效。另加玄参、麦冬养阴增液。因本病源于阴虚血燥,故在四物汤中去掉较为温燥的当归、川芎,用生地滋阴生血。瞿麦、车前子活血通经;益母草,偏寒,通经活血之中又能生津液;马尾连(或栀子)清胃热,热去则津液能以自生,牛膝引血下行,以期经行血至。

3. 425合方

功用:养血益阴,补肾生精。

主治:血虚肾亏所引起的经闭或席汉综合征。

药物:当归、白芍、川芎、熟地、覆盆子、菟丝子、五味子、车前子、牛膝、枸杞子、仙茅、仙灵脾。

本方用五子衍宗丸补肾气,其中菟丝子苦平补肾,益精填髓;覆盆子甘酸微温,固肾涩精;枸杞子甘酸化阴,能补肾阴;五味子五味俱备,入五脏大补五脏之气,因其入肾故补肾之力更强;车前子性寒有下降利窍之功,且能泄肾法补肾阴而生精液。配合仙茅、仙灵脾以补肾壮阳。五子与二仙合用的目的是既补肾阳又补肾阴。补肾阳能鼓动肾气,补肾阴能增加精液。肾气充实,肾精丰满,则可使毛发生长,阴道分泌物增多,性欲增加,月经复来。临床观察有促进排卵的功能,肾气及精液充足,督脉充盈,脑髓得以濡养,脑健则可使记忆力增强,精力充沛。

4. 凉血止衄汤

功用:清热平肝,凉血降逆。

主治:肝热上逆,血随气上所引起的衄血、倒经。

药物:龙胆草 9 克,黄芩 9 克,栀子 9 克,丹皮 9 克,生地 15 克,藕节 30 克,白茅根 30 克,大黄 1.5 克,牛膝 12 克。

刘老医生取龙胆泻肝汤中的主药龙胆草、黄芩、栀子清上焦热。配合丹皮、生地清热凉血;藕节、白茅根清血热止吐衄。独特之处在于使用大黄 1.5 克,药量不重,取其入血分行血破血,不但泻血热,而且大黄配牛膝又能引血下行,实有釜底抽薪之意。方剂清热平肝,凉血降逆,不但吐衄可止,而且经血自调。

5. 清眩平肝汤

功用:滋肾养肝,清热平肝,活血调经。

主治:妇女更年期综合征、经前期紧张症等,属于肝肾阴虚、肝阳亢盛,见有头晕、头痛(或血压升高)、烦躁者。

药物:当归 9 克,川芎 4.5 克,白芍 12 克,生地 12 克,桑叶 9 克,菊花 9 克,黄芩 9 克,女贞子 9 克,旱莲草 9 克,红花 9 克,牛膝 9 克。

方中当归、川芎、白芍、生地、红花、牛膝养血活血、引血下行以调经;女贞子、旱莲草滋补肝肾以培本,黄芩清肝热;桑叶、菊花清热平肝以治标。热重者去当归、川芎,加马尾连 9 克;肝阳亢盛者加龙齿 30 克。本方标本兼顾,使之补肾而不呆滞,清肝热而不伤正。在重用牛膝引血下行的同时,配合黄芩、桑叶、菊花清上引下,重点突出。经临床使用,不但能够改善症状,而且对于血压高的患者,降压效果也较为明显。

6. 清肝利湿汤

功用:清肝利湿,升阳除湿,活血止带。

主治:肝经湿热,热入血分所引起的赤白带下、月经中期出血,以及由盆腔炎所引起的子宫出血或月经淋漓不止。

药物：瞿麦12克，萹蓄12克，木通3克，车前子9克，黄芩9克，牛膝9克，丹皮9克，川楝子9克，柴胡4.5克，荆芥穗4.5克。

方中黄芩苦寒入血分，凉血清肝；瞿麦、萹蓄、木通、车前子苦寒清热利湿；柴胡、荆芥穗、川楝子既能和肝升阳除湿，又能疏解血中之热；丹皮、牛膝活血通经，通因通用以清血中之伏热，导血分之湿热外出。清热利湿而不伤正，升阳散湿而不助热，是本方的特点。在清肝药中刘老医生不用龙胆草而以黄芩为主、虑其苦寒太过易于伤正，而黄芩苦寒入血分，凉血清肝热而不伤正。

7. **安胃饮**

功用：和胃、降逆、止呕。

主治：胃虚，气失和降所引起的妊娠恶阻。

药物：藿香9克，苏梗6克，川厚朴6克，砂仁6克，竹茹9克，半夏9克，陈皮9克，茯苓9克，生姜汁20滴兑服。

本方诸药多具有理气和胃降逆止呕之功，其中尤以生姜汁及半夏之效果最为显著。生姜为止呕圣药，味辛主开主润，不寒不热，不入煎剂而兑服，其药性具存。盖辛以散之，呕乃气逆不散，此药行阳而散气，故能止呕。捣汁用主治呕逆不能下食，散烦闷，开胃气，其效更速。半夏辛苦微温入阳明胃经，因其辛散温燥，降逆止呕之功显著，可用于多种呕吐。但《本草纲目》中记载半夏堕胎，孕妇禁忌。因此妊娠期应当慎用。但刘老医生在多年临床实践中，应用半夏治疗妊娠恶阻从未发现有堕胎者，非但如此而且疗效甚好。半夏虽为妊娠慎用药，因为“有病则病挡之”，所以方中用半夏既能降逆止呕，又不影响胎气，可以说是本方的特点。

8. **清热安胎饮**

功用：健脾补肾，清热安胎，止血定痛。

主治：妊娠初期胎漏下血、腰酸、腹痛属于胎热者。

药物：山药15克，石莲9克，黄芩9克，川连3克（或马尾连9克），椿根白皮9克，侧柏炭9克，阿胶块15克（烊化）。

《本草备要》中曾说过白术、黄芩为安胎圣药。因为白术能健脾，脾健则能统血；黄芩苦寒能清胎热。在实践中刘老医生体会白术偏于温燥，而妊娠又多阴虚血热，所以用山药代替白术，取其味甘性平、健脾补肾，补而不热；石莲，性味微苦寒，能健脾补肾，滋养阴液；黄芩、黄连清热安胎；椿根白皮味苦涩寒，收涩止血；侧柏叶苦涩微寒凉血止血，炒炭后又能收敛止血；阿胶本属甘平，刘老医生体会该药甘而微寒，有清热凉血，益阴安胎之功，又由于阿胶性黏腻，能凝固血络善于止血，对妊娠患者既可安胎又可定痛。古人曾用胶艾汤治疗妊娠下血，因为艾叶偏温弃而不用，代之以芩、连清胎热而安胎。总之本方健脾补肾。补而不热，清热而不伤正，收涩止血而安胎。

9. **补肾固胎散**

功用：补肾安胎。

主治:习惯性流产属于肾虚者。

药物:桑寄生 45 克,川续断 45 克,阿胶块 45 克,菟丝子 45 克,椿根白皮 15 克共研细末,每服 9 克,每月逢 1、2、3 日,11、12、13 日,21、22、23 日各服一次。

方中桑寄生、川续断滋补肝肾,益肾安胎;阿胶块凉血固涩而止血,又能养血而安胎;菟丝子辛甘平微温,既补肾阳又能益肾阴,温而不燥,补而不滞,上述四药均为补益之剂。另加椿根白皮是取其性寒能凉血固涩止血之效,出血时可以止血,未出血时可以预防出血。从药量上分析,补益剂每味药均为 45 克共计 180 克,而清热固涩剂仅有 15 克。突出了补肾的主要作用以治其本,稍佐清热固涩之剂以治其标,治本为主,治标为辅。

10. 解毒通脉汤

功用:活血化瘀,清热解毒,通脉止痛。

主治:产后急性血栓性静脉炎。

药物:桃仁 9 克,大黄 6 克,水蛭 6 克,虻虫 6 克,金银藤 30 克,生石膏 24 克,丹皮 6 克,连翘 15 克,栀子 9 克,黄芩 9 克,延胡索 6 克,赤芍 6 克。

方用水蛭、虻虫、桃仁活血化瘀;大黄苦寒入血分,化瘀血,清解血分毒热;赤芍、丹皮清热凉血,活血破血。由于本病系因湿毒热邪瘀阻血脉所致,多见高热、患肢疼痛,故加用石膏、连翘、栀子、黄芩清热解毒而散结;金银藤不但能清热解毒,尚有通血脉活络的作用。另外仅用一味性平的延胡索行气活血止痛。

11. 清热除痹汤

功用:清热散湿,疏风活络。

主治:产后身疼,关节红、肿、灼痛等症。

药物:金银藤 30 克,威灵仙 9 克,青风藤 15 克,海风藤 15 克,络石藤 15 克,防己 9 克,桑枝 30 克,追地风 9 克。

本方主要由清热祛湿与疏风活络两大类药物所组成。方中金银藤、防己、桑枝清热除湿祛风;威灵仙、青风藤、海风藤、络石藤、追地风散风活络除湿。使之清热除湿、散风活络而不伤正乃本方之特点。清热除湿药中,金银藤辛凉散热,又能清经络血脉中之热邪。散风活络除湿药中,威灵仙为祛风之要药,其性好走,能通十二经,辛能散邪,故主诸风,咸能泄水,故主诸湿。此二药清热除湿散风力著,为本方之主药。用清风藤、海风藤、络石藤加强散风活络作用。防己苦辛寒走经络骨节间,能消骨节间之水肿。

12. 清热解毒汤

功用:清热解毒,利湿活血,消肿止痛。

主治:阴肿阴痒。

药物:连翘 15 克,银花 15 克,蒲公英 15 克,紫花地丁 15 克,黄芩 9 克,瞿麦 12 克,萹蓄 12 克,车前子 9 克,丹皮 9 克,赤芍 6 克,地骨皮 9 克,冬瓜子 30 克。

方中连翘苦微寒，清热解毒，消痈散结；银花辛苦寒、清热解毒，消痈肿；紫花地丁苦辛寒，清热解毒，消痈肿，善于治疔毒；黄芩苦寒清热燥湿；地骨皮甘寒，清热凉血退热以去气分之热。地骨皮一般习惯用于阴虚发热，但是在他学医阶段曾看到他的老师治疗小儿食滞发热时，善用地骨皮，后来，通过再实践，体会到，此药不仅可用于阴虚发热，而且也可用于一般实证发热。不但能起到"热者寒之"的作用，而且又能保护阴津。若用于阴虚发热应与青蒿配伍，用于实热不必与其相配。瞿麦、萹蓄、车前子清热利湿；冬瓜子渗湿排脓，消肿止痛；佐以赤芍、丹皮清热凉血，活血化瘀。全方重在清热解毒兼能利湿，活血化瘀而又止痛。

13. 解毒内消汤

功用：清热解毒，活血化瘀，消肿止痛。

主治：盆腔脓肿属于热毒壅聚者。

药物：连翘30克，金银花30克，蒲公英30克，败酱草30克，冬瓜子30克，赤芍6克，丹皮6克，川军3克，赤小豆9克，甘草节6克，土贝母9克，犀黄丸(分2次吞服)9克。

本方的特点是清热解毒药与凉血药合并组成。且以清热解毒为主，凉血活血为辅。清热解毒是针对毒热炽盛，凉血活血是针对气血壅滞。所以清解与活血并用最为相宜。但是必须在清热解毒的基础上凉血活血。而活血药不能用辛温助热的当归、川芎、桃仁、红花等，若使用辛温活血药则能使毒热蔓延扩散。所以须用丹皮、赤芍等偏于苦寒的凉血活血药。用量又不宜过大，过大也可以使毒热扩放，这是他的临床体会。另外，使用犀黄丸的意义是取其清热解毒，活血止痛。其中乳香、没药虽然也是活血药，但是乳、没入经窜络，走气分通瘀血，行血中之气最速，活血而不助热，没有使毒热蔓延扩散之弊；麝香走窜力更强，能走气分行全身之经。其中又有犀牛黄大寒清热，清中有通，通中有清，可谓之治疗阳证痈疡的要药，配合本方最为适宜。

14. 清热利湿汤

功用：清热利湿，行气活血，化瘀止痛。

主治：慢性盆腔炎属于湿热下注者。

药物：瞿麦12克，萹蓄12克，木通3克，车前子9克，滑石12克，延胡索9克，连翘15克，蒲公英15克。

此方是将八正散中之大黄、栀子、灯草去掉，仅保留原方中之瞿麦、萹蓄、木通、车前子、滑石，既能清导湿热下行，又能活血化瘀是为本方之主药。佐以连翘、蒲公英清热解毒散结。本方经过临床观察，不仅适用于湿热型之盆腔炎症，而且也适用于妇科一切湿热下注兼有热毒等病证。

15. 暖宫定痛汤

功用：疏散寒湿，温暖胞宫，行气活血，化瘀止痛。

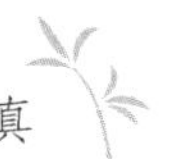

主治:慢性盆腔炎属于下焦寒湿,气血凝结者,或用于宫冷不孕等证。

药物:橘核 9 克,荔枝核 9 克,小茴香 9 克,胡芦巴 9 克,延胡索 9 克,五灵脂 9 克,川楝子 9 克,制香附 9 克,乌药 9 克。

刘老认为此类患者系因寒温久蕴下焦,气血凝滞,故以橘核丸为借鉴,摸索出来温经散寒,行气活血,化瘀定痛的经验方药。其中橘核、荔枝核、小茴香、胡芦巴温经散寒以除下焦寒湿;制香附、川楝子、乌药、延胡索、五灵脂行气活血,化瘀定痛。本方温经散寒,温而不燥是其特点。

16. 疏气定痛汤

功用:行气活血,化瘀止痛。

主治:慢性盆腔炎腰腹疼痛属于气滞血瘀者。

药物:制香附 9 克,川楝子 9 克,延胡索 9 克,五灵脂 9 克,没药 3 克,枳壳 4.5 克,木香 4.5 克,当归 9 克,乌药 9 克。

刘老抓住其主症气滞血瘀,以药性平稳、不寒不热的药物组方,以行气活血、疏通为主。药量虽然不大而药力集中,使之气滞得通,血瘀得散,气血通畅,疼痛自解。方中香附、川楝子、延胡索、五灵脂、没药、乌药行气活血止痛;枳壳、木香理气;当归养血。全方共奏行气活血,化瘀止痛之效。

17. 刘氏生化汤

功用:养血,活血,化瘀。

主治:产后恶露不尽,瘀血内停,以及因产后瘀血所引起的腹痛,低热,阴道出血不止等症。另外也可用于自然流产、人工流产后残余胎膜滞留所引起的腹痛、阴道出血等。

药物:川芎 3 克,当归 9 克,红花 3 克,益母草 3 克,泽兰 3 克,桃仁 1.5 克,炙甘草 1.5 克,炮姜 1.5 克,南山楂 6 克,老酒 15 克。

如果腹痛明显,可与失笑散合方,即加五灵脂、生蒲黄。若腹痛重,阴道出血多,蒲黄炒炭用,兼能止血。若见瘀血有低热者去炮姜,腰痛者加川断、杜仲、桑寄生。

18. 妇科常用小方小药

(1)月经先期

热型:月经提前 10 天以上,经血黑紫有块,体壮,兼有热象者。

方药:黄芩 9 克,地骨皮 9 克,椿根白皮 9 克。

服法:水煎服,每月服 10 剂。或按上方比例加倍,共研细末,每服 9 克,白水送下,每月服 15 天,每日 1 次。

寒型:月经提前 10 天以上,经血色淡红,清稀如水,体虚兼有寒象者。

方药:川续断 9 克,黄精 9 克,沙参 15 克,防风 6 克。

服法:同上。

(2)月经后期

月经后错 7 天以上,或行经腹痛者。

方药:益母草 12 克,香附 9 克,川芎 3 克。

服法:按上方比例加倍,共研细末,每服 9 克,每日 1 次,每月服 10 天。

(3)崩漏

热型:月经量多,血色黑紫有块。

方药:侧柏炭 9 克,地榆炭 9 克,贯众炭 9 克,升麻 6 克,黄柏 6 克。

服法:水煎服,或按上方比例,加倍共研细末。每次服 9 克,根据病情,每日服 2～3 次。

虚型:月经淋漓不止,血色淡红,血质稀薄如水,无血块者。

方药:侧柏炭 9 克,椿根白皮 9 克,白术 9 克,藁本 9 克。

服法:同上。

(4)痛经(经期腹痛)

方药:延胡索 9 克,五灵脂 9 克。

加减,有寒者(血色淡红、经血稀薄、少腹发凉)用艾叶适量水煎送服。有热者,(血色黑紫黏稠)用瞿麦适量水煎送服。

服法:按上方加倍研细末,腹痛时服 9 克,或每日服 1～2 次,或行经前 7 天,每日服 1 次。

(5)盆腔炎

腹痛隐隐,腰痛,白带量多。

方药:制香附、川楝子、五灵脂、延胡索。

服法:上方等量,共研细末,每服 9 克,每日 1～2 次。

加减:急性发作,伴有发热,用地骨皮 9 克,瞿麦 12 克,水煎送服。虚寒型:可用小茴香 9 克,水煎送服。

19. 赤白带下

(1)白带

白带清稀如水,量多。

方药:椿根白皮 12 克,荆芥穗 3 克,柴胡 3 克。

服法:上方加倍共研细末,每服 9 克,白水送下,每日 1～2 次。

若为赤带(白带中带有血丝),可用上方加瞿麦 9 克,服法同上。

(2)先兆流产

妊娠期间,阴道不规则出血,腰腹疼痛。

方药:侧柏炭 9 克,椿根白皮 9 克,黄芩 9 克,川断 9 克,桑寄生 12 克。

服法:水煎服,每日 1 剂。

(3)习惯性流产

多次流产,肾虚不能系胎。

方药:桑寄生 45 克,川断 45 克,杜仲 45 克,椿根白皮 15 克。

服法:上方共研细末,每服 9 克,白水送下,在未出现流产阶段,每月 1、2、3 日,11、12、13 日,21、22、23 日服药 1 次,共服 3 个月。

(4)妊娠呕吐

妊娠期间呕吐不止。

体壮有热者:

方药:黄芩 9 克,黄柏 9 克,半夏 9 克。

服法:上方煎汤,另外用生姜汁 20 滴兑取。

体虚无热者:

方药:藿香 9 克,苏梗 9 克,半夏 9 克,橘皮 9 克。

服法:同上。

(5)产后关节痛

产后感受风寒,周身疼痛,体虚畏寒。

方药:当归 9 克,川芎 6 克,羌独活各 6 克,防风 6 克,威灵仙 9 克,穿山龙 15 克。

服法:水煎服,每日 1 剂。

(6)产后恶露不下

产后恶露不下,伴有腹痛。

方药:蒲黄 6 克,五灵脂 6 克,益母草 9 克。

服法:上方水煎服,每日 1 剂,或按上方比例加倍研细末,每服 9 克,每日 1～2 次。

(7)产后恶露不尽

产后数十天恶露不止,下腹疼痛。

方药:蒲黄 6 克,五灵脂 9 克,桃仁 3 克,炮姜 1.5 克。

服法:上方水煎服,或按比例加倍共研末,每服 9 克,每日 1 次。

(8)产后尿闭

产后尿闭,少腹胀痛。

方药:瞿麦 12 克,萹蓄 12 克,车前子 12 克,黄芩 9 克,黄柏 6 克,鸭跖草 12 克。

服法:水煎服。

(9)产后缺乳

方药:四叶党 30 克。

服法:水煎服。

何子淮经验传真

一、名医简介

何子淮(公元1920－1997),男,汉族,浙江省杭州人。曾任浙江省杭州市中医院中医妇科主任医师,主任,中华全国中医药学会妇科分会常务理事兼华东区副主任,杭州市政协委员。1992年10月荣获国务院颁发"为我国医疗卫生事业做出突出贡献"荣誉证书。1993年被评为浙江省名老中医。

何氏出身于中医世家,祖父何九香先生(1831－1895)为江南钱氏女科第十九世医钱宝灿亲授弟子,深得其传,晚清即名闻杭城。其父何稚香(1870－1949)继承衣钵,誉满沪杭。何氏幼承庭训,13岁起即侍诊于其父左右。又于1934年考入浙江中医专科学校,1937年转入上海新中国医学院就读,更得当时院长朱小南先生亲临教诲,受益匪浅。从医50余年来,在临床、教学、科研实践中,勤学不倦,博采多闻,逐渐形成了独具风格的何氏女科。学术上宗张仲景辨证论治体系,治女科更得益于陈良甫、张景岳、傅青主诸家学术,重视整体观念,突出脏腑经络辨证,并以调整奇经作为调治妇科病的重要手段。理论上强调妇人以血为本,以肝为先天,治血病重调气机,治杂病重视理肝、脾、肾。诊断注重望问兼参闻切,用药多灵活变化,师古法而不泥古方。特别是对月经病,崩漏及妊娠病主症有独到的见解和疗法。临床疗效颇为显著。发表有"调冲十法""崩漏证治""不孕症辨治"等30余篇医学论文,并被收录在中国古籍出版社的《当代名医临证精华》丛书中的崩漏,不孕专辑中,并编著出版《何子淮女科经验集》《各家女科述评》等专著。

二、学术特色

(一)妇科最重是调肝(调肝八法·解郁法)

中医认为肝体阴而用阳,是指肝以阴血为体而具有调节一身气血为用的特性。肝藏一身之血,阴血充足则肝体得养,具备正常的体阴之性。肝主疏泄,调节情志，条达气血，主一身气机的流畅而协调五脏之气，能发挥正常的阳用。肝病的特点，主要反映在肝体的不足和肝用失和两个方面。肝体不足可导致肝阳亢奋和肝风内动；肝气不用，影响到其他脏腑经络正常功能的发挥，内在不调又导致外邪入袭而出现多种病理反应，常见的如肝失疏泄的肝郁气滞，兼湿留的气滞挟湿，兼食积的气郁食滞，兼寒袭的寒凝肝经，兼火毒的肝经湿热。由于肝之阴阳失调，又可致气血逆乱之肝厥证等。以上这些病证均与肝的病理有密切联系，且在妇科临床上涉及经、带、胎、产、杂各种疾病，成为妇科疾病的重要病理病机之一。现就肝病从肝用失司、肝体不足和气血逆乱三方面谈谈妇科调肝法的临床运用。

1. 调肝八法

(1)肝气郁结　这是肝用失职最常见的病证，也是引起其他各项兼症的基本因素。肝为将军之官，性喜条达而恶抑郁，任何引起人的精神情志过分变动的七情刺激，导致肝的疏泄功能的失常，都可成为肝经气郁的原因。女性患者多郁善感，故由肝气郁结引起的病证更为多见，如月经不调、经前乳胀、乳房结块、不孕、产后乳汁不下及脏躁等。治宜在劝诱开导的基础上，采用芳香浓郁之品，疏肝理气解郁，可取得良好效果。

何老临床以八月扎、乌拉草、香附、郁金、合欢皮、橘叶、乌药、路路通、川芎、柴胡、玫瑰花、绿梅花等最为常用。

对本证的治疗，特别需要注意的是对素体虚弱患者的处理，不能一如常法。素来形体亏虚之人，有气阴不足、元气先虚者，有阴血暗耗、精亏之体者，芳香浓郁之品多辛散香燥，既伤阴血又散元气，本虚体弱之人应慎用。何老在临床上特别注意扶正解郁法则的应用，如对素体阴虚而兼肝郁患者，采用养阴解郁法；对气阴不足之肝郁者，处以益气健脾解郁剂；而对肾气不足之肝郁者，又拟以益肾解郁之方(见扶正解郁法在妇科的临床运用)，避免了理气解郁之品辛香升散的流弊，在临床上增强了疗效。

(2)肝郁挟湿　肝气郁结，疏泄功能障碍，首当其冲受其影响的是脾胃之气不运，脾受克乘，中州失运，除营养物质的消化吸收发生异常外，水湿代谢也失其常态。由于湿浊中阻或痰脂下注，表现在妇科病中，常见带下绵绵、经来量少、经闭、不孕、子肿、子满等。治宜宣郁行滞、健脾化湿为主。

何老常用香附、大腹皮、枳壳、砂仁、苍术、白术、生山楂、赤小豆、茯苓皮、生姜皮、姜半夏、扁豆花、泽泻、石菖蒲、郁金等。

此等病证，所见之症状多以湿滞痰阻为主，不仅以健脾化湿为治，还应加入二三味理气行滞之品，疗效更为显著。

(3)气郁食滞　上证为肝郁乘脾，水湿难运，此证则多为肝木犯胃，食积不化。多数见于体质虚弱之人，如产后、病后情怀不遂，或饮食不慎而致脘腹痞满胀闷、嗳腐吞酸、纳少泛恶等。如妇人流产后的肝胃不和，食少腹胀可作此证论治。治宜开郁和胃，佐以消食。

何老常用仙半夏、北攸米、橘皮、橘络、郁金、绿梅花、玫瑰花、茯苓、鸡内金、平地木、太子参、石斛、山楂炭、石菖蒲等。

(4)肝经湿火　七情过极，肝气拂逆，木郁热炽，五志化火，特别对性情多郁、急躁易怒者，更易导致肝火上炎。肝经火炎、血逆气乱，妇人则多有经行早期、量多、色紫，或经行吐衄，并伴有头晕头痛、目赤耳鸣、烦躁不寐等。若郁火内结，兼有湿毒外袭，内火外毒相搏，流注下焦，妇人则多有月经不调、带下黄赤、少腹灼痛等诸如急慢性盆腔炎症等病变。治宜逆者平之，热者清之。

何老常用龙胆泻肝汤，可另加黄柏、黄连，制大黄、赤芍、败酱草、乌药、制没药等也可随证加入。

(5)寒凝肝经　肝病多热证，但若肝气不足，肝用失司，寒湿之邪也可凝滞肝经，如男子寒凝腹痛，女子寒凝痛经、少腹气冲、如有条索膨起。妇人不孕也常因下焦肝肾寒湿留滞为患。引起该证的原因往往是由劳倦乏力、形气不足，或经行、产育不慎，风寒从下而入，窜凝厥阴少腹。治宜暖肝温经散寒。

何老常用小茴香、淡吴萸、肉桂、艾叶、荔枝核、橘核、乌药等。以温散为原则，处方力避阴寒滋腻之品，而且在病状缓解后也只宜养血温通，佐以活络为治。

(6)阴虚肝旺　本证是肝体不足的临床表现。妇人有素体肝肾亏虚，或行经、孕期，营血下脱或下注胞宫，聚养胎儿，或更年期水乏血枯、水不涵木，致肝体失养、肝阳亢奋，而见头昏目眩、心悸怔忡、失眠烦躁等，或见经前头痛、脏躁、子烦及更年期综合征等。治宜养阴潜阳，育阴与清肝并进。

何老宗《内经》“肝苦急，急食甘以缓之”之意，常取杞子、炙甘草、生白芍、酸枣仁、生地、首乌、百合、麦冬、当归、白蒺藜、淮小麦、红枣等随证选用。

(7)血虚风动　本证也由肝体不足所致。肝藏血而主筋，阴血暴竭，肝失所养，筋少血濡而不用，常见项强啮齿、四肢抽搐、痉病等。妇人产后失血过多，或产后风袭则易成此证。治宗“风淫于内，治以甘寒，佐以咸寒”和《临证指南医案》“缓肝之急以息风，滋肾之液以驱热”之法，宜滋阴养血，柔肝息风。

何老常用生地、熟地、白芍、萸肉、杞子、蒺藜、丹皮、阿胶、钩藤、甘菊花、生牡蛎、龟甲、鳖甲等。

(8)肝厥　肝之阴阳失调，气血逆乱，临床可见有肝厥之证。肝厥，或称气厥。盖肺司呼吸，主一身之外气；肝主疏泄，司一身之内气。肝厥者多由于情志拂逆，怒则气上，使气血并走于上，阻塞清窍而致昏厥跌仆。《内经》有“薄厥”、“阳厥”的论述，与肝厥似属一候。如《素问·生气通天论》说：“阳气者，大怒则形气绝，而血菀于上，使人薄厥。”《素问·病能》篇也说：“阳气者，因暴折而难决，故善怒也，病名阳厥。”临床常见患该证之人（妇人为多），往往性情多疑善虑，情绪烦躁不安，一遇忿怒、暴郁，则阴阳气乱，突发眩晕，跌仆倒地，不省人事，或伴四肢颤抖抽搐，似痫非痫之状，过后或也有能自行恢复神志者。《内经》对这类病人的治疗，“使之服生铁落为饮”，取“生铁落下气疾（下气开结）”的作用，使气血下行，循行原位则已。治宜宗《内经》之法，主以镇肝清疏、豁痰开郁。何老常用珍珠粉（或珍珠母代）、灵磁石、郁金、石菖蒲、合欢皮、生白芍、女贞子、天竺黄、淡竹沥、朱灯芯等。

2. **解郁三法**

肝郁，是妇科疾病中常常出现的一种病理现象，特别以素体虚弱、阴血不足、精神不振的人更为多见。尽管这些人有时并没有明显的七情内伤，但治疗时若能注意调畅气机，扶助正气，解决因郁致虚，因虚增郁的矛盾，就能收到较好的效果。扶正解郁的具体方法有育阴解郁、扶脾解郁和益肾解郁等。现分述如下。

（1）育阴解郁　肝脏体阴而用阳。肝郁已久，疏之不愈，或反更甚，肝体失其濡润柔和之性，与其营阴不足有着密切的关系。而且体阴的亏损，一方面促进了肝郁的形成和发展，另一方面造成了郁而化火伤阴的病理循环，以芳香辛燥之疏肝解郁剂，只会是火上浇油，使病情加重。正如王孟英所说：“气为血帅，……然理气不可徒以香燥也，盖郁怒为情志之火，频服香燥，则营阴愈耗矣。”故王旭高治肝气，如见此证，常以柔肝之法，以柔济刚。妇科病中有素体阴亏而肝木失其条达之性，肝气郁滞或久郁化火伤阴者，临床常见经行早期、量多，经前乳胀，胸部烦闷，或五心烦热，夜寐少安，或大便干结，舌见红尖，脉象弦细，或带数象等，诸如经前紧张综合征、更年期综合征者。治宜养其肝阴之体，疏其肝木之用。

何老常用生地、杞子、生白芍、地骨皮、麦冬、合欢皮、北沙参、玉竹、八月扎、川楝子、绿梅花、淮小麦等，随证选用，临床每获佳效。

（2）扶脾解郁　郁证之始，起自肝经，久郁之变，不伤营阴，即犯脾土。《金匮要略》早有“见肝之病，知肝传脾，当先实脾”之训。肝病及脾或乘胃，内科病证十分常见。局方逍遥散即是培土疏木的代表方剂，妇科肝脾同病之证。《傅青主女科》也颇为重视，如书中就对该证作了明确的论治。傅氏说：“若大便下血过多，精神短少，人愈消瘦，必系肝气不舒，久郁伤脾，脾伤不能统血，又当分别治之。”作者对《内经》“二阳之病发心脾”一节条文的认识和实践，也从肝郁乘脾中得到启示，而以肝脾同治法取效。又有脾胃薄弱之人，略有七情不遂，或机体稍有刺激，则中土倍见损伤。如产后、流产后机体虚弱，偶有精神不快，或受惊遇恐，即见胃肠功能紊乱，或经前紧张综合征（如经行大便泄泻）、妇女肠胃神经官能症，皆以脾虚肝郁为多见。治宜益气扶脾，理气解郁。

何老常用太子参、焦白术、麦冬、朱茯苓、八月扎、平地木、扁豆花、荜澄茄、仙半夏、玫瑰花、橘皮、橘络等，随证选用。

（3）益肾解郁　肝木肾水，母子相生，乙癸同源，肝的疏泄条达和调节血液的功能须依赖肾水的涵养，肾受五脏六腑之精（包括肝胆之精血）而藏之，则肾精充足。肝郁之证，久致肝阴亏损，则势必及肾，而肝肾不足，水不涵木，肝的正常功能无以得到发挥，往往成为肝郁形成和发展的重要条件和因素。妇女肝肾为冲任之本，肝肾病变又对冲任影响最为密切，故肾虚肝气不调之证，每多见于经闭、不孕及月经前后诸证。治用益肾解郁法。益肾主要以填补肾精，滋养肝肾为主。

何老常用熟地、石楠叶、仙灵脾、菟丝子、鹿角片、当归、白芍等。解郁则用清芳流动之品，以疏发肝气，药用八月扎、路路通、小青皮、生麦芽等。

（二）乙癸同源七治论

1. 乙癸同源之生理病理关系

乙木属肝，癸水属肾，它们在生理和病理方面都有密切的联系，故古有“乙癸同源”之说。它们之间的相互关系如下。

（1）母子相生：在五行学说中，肾水与肝木具有母子关系。水能生木，肾水能滋生肝木，这就是肝肾之间的母子相生关系。

（2）肝血与肾精又有互相转化的关系：肾司五脏之精，肾精通过气化作用可以化生阴血，精能生血；五脏之精又下注于肾，肝血也能转化为肾精。

（3）同为先天：所谓肝肾同为先天之本，即男子以肾为先天，女子以肝为先天。肾藏精，有主生殖之功能，不足则性功能减退。临床滑精、精寒、阳痿、早泄等病证，责之于肾。肝藏血，有调节血液的功能，肝称职则血海充盈，月事正常，肝不藏血则月事不调，甚则亦影响孕育。

（4）奇经八脉，冲为血海，任主胞宫，冲任二脉同起会阴，内系于胞宫而与肝肾同源，所以又说“奇经八脉隶属于肝肾”，两者资生则能有子，肝肾有病也就影响冲任的功能，故中医治肝肾也可调冲任。

（5）共司相火：朱丹溪指出相火寄于肝肾两部，火内阴而外阳，主乎动者也。因其动而见者，故谓之相。人身之火分君相，《内经》有君火以明，相火以位之说，指出君火主静，主神明；相火主动，主人身之“动气”。动气为各脏腑功能之源泉，属肝肾所司，故肝肾同属相火的发源地。

2. 临床常见辨证类型

（1）血不养肝，血虚不能营肝木　肝阳偏亢：常见有头风头痛、耳鸣耳聋、眩晕等。风阳上冲：症如中风、暴厥。虚风内动：常有抽搐、痉病等症。

（2）阴虚火旺，水不涵木　肝火扰心：易见惊悸、怔忡、不寐、梦遗、痫证等。火犯血络：常有咯血、鼻衄、齿衄、倒经等。阴不上承：可见目赤、内障、青盲、失音、喉痹、咳呛、劳瘵等。火灼熬痰：如瘰疬等。

（3）肝肾虚馁，阴阳俱不足　下元虚冷：如阳痿、早泄，寒疝腹痛等。损及冲任：月经不调、经闭、崩漏、胎动不安、不孕等。筋骨失养：则有痿躄、麻痹、瘫痪等。

3. 乙癸同源七治

对肝肾之病，临床常以肝肾同治，方法大致可分七个方面，即滋肾、凉肝、潜阳、降火、温肾、摄下、填精等。

(1)滋肾　代表方如大补元煎、归芍地黄丸、河车大造丸、七宝美髯丹、虎潜丸等。常用药如熟地、杞子、首乌、白芍、阿胶、紫河车、女贞子、墨旱莲、巨胜子、桑椹子、胡麻仁等。

滋肾包括滋补肝肾，用药滋腻宁静，多脂多汁，应用颇广。有人说肝无虚不可补，不然，所谓滋养肝肾实即补肝。

(2)凉肝　代表方如羚角汤、羚角钩藤汤等。常用药如羚角、夏枯草、丹皮、甘菊、紫草、桑叶、栀子、白芍、钩藤、滁菊花等。

李中梓说，肾阴不可泻，肾阳不可亢，气有余者伐之，木之属也。又说泻肝即所以泻肾。肝阴当养，肝气当清，伐肝即为凉肝。

(3)潜阳　代表方如镇肝熄风汤、三甲复脉汤等。常用药如龟甲、牡蛎、石决明、鳖甲、龙齿、珍珠母、磁石等。

凡阴血不足，阳乏依附而上越者，必须参以潜静之品，所谓育阴潜阳，即用阴药填下焦，用介类以重镇，兼能息风。

(4)降火　代表方如滋肾丸、知柏地黄丸、大补阴丸等。常用药如生地、知母、黄柏、玄参、牛膝、玉竹等。

王冰说，壮水之主以制阳光。虚火上炎当以水济，降火必从坚阴着手，水足则火自灭。

(5)温肾　代表方如金匮肾气丸、右归饮、暖肝煎、斑龙丸等。常用药如附子、肉桂、紫石英、石楠叶、甜苁蓉、巴戟天、蒺藜、杜仲、菟丝子、小茴香、补骨脂、鹿茸、熟地、艾叶、乌药等。

肝宜柔，肾恶燥，肝肾虚寒宜温宜柔，药宜涵养，忌投刚燥。附桂虽属刚药，与苁蓉、熟地、杜仲等配合，其性自转温柔有情，则适宜于温补肝肾。

(6)摄下　代表方如桑螵蛸丸、乌贼骨丸、金锁固精丸、水陆二仙丹等。常用药如桑螵蛸、金樱子、五味子、乌贼骨、莲须、芡实、萸肉等。

肝肾内损，藏摄无权，精血下夺，治宜摄下，当以涩收见长之品。肾为封藏之脏，主藏五脏之精，摄下多以补肾摄精为主，精内固则自能养肝藏血。

(7)填精　代表方如聚精丸、长春广嗣丹、龟鹿二仙丹等。常用药如鹿茸、龟甲、牛骨髓、猪脊髓、鱼鳔胶、羊肾、海狗肾等。

这类药物多为血肉有情之品，能补精添髓，非一般草木能比。但药源较为困难，虽临床不常用，但肝肾精血亏甚者，必须用此类药物填补空隙，方克有济。而每与摄下药同用时，又调“滑涩互施”。

三、临床经验

(一)调冲十法

《素问·上古天真论》说:女子"二七天癸至,任脉通,太冲脉盛,月事以时下,故有子。"冲为血海,居血室两旁而相通,上隶于阳明胃经,下连于少阴肾经。凡妇女月经之病无不与脏腑经络,特别是奇经冲任密切相关,故张景岳谓冲脉为月经之本也。月经病的范围比较广泛,包括月经的周期、经量、经色、经质的改变,以及有经行腹痛、经行乳胀、经行吐衄等杂症。传统的治疗方法是分经行先期、经行后期等病症进行辨证论治。何老以治病求本为原则,针对导致月经病症的病因、病机,以调整脏腑奇经气血的功能为主治,将有关的月经病症概括为十个类型,分立十种治法,故曰调冲十法。

1. 疏理调冲法

适应证:经行尚正常,经前 5~7 天(严重者 10 天或半月),胸胁间胀满,乳胀作痛,乳头痒痛,或有结块,经转缓解(亦有经后硬块仍不消散的)。本证多见于现代医学的经前紧张综合征、乳房小叶增生,个别患者服避孕药产生的不适反应等。

方药(经验方):八月扎、乌辣草、青皮、川芎、生麦芽、娑罗子、合欢皮、郁金、路路通、香附、当归。

加减:经前乳胀时间长加羊乳、老鹳草;口干,胸闷,酌加蒲公英、忍冬藤;乳胀块硬不消,可选加昆布、海藻、浙贝母、皂角刺、夏枯草、王不留行、炙山甲;乳头作痛明显,酌加橘叶、佛手片等。

经前始有乳胀不舒即服药,连服 5~10 剂,根据病情可间断服药 2~3 个月。

2. 理气调冲法

适应证:经前下腹胀痛,胀甚于痛,经来不畅。

方药:乌药、香附、广木香、枳壳、川芎、大腹皮、白蔻花、虎杖、鸡血藤、丹参、川楝子、月季花、代代花、陈香橼等,酌情选用。

加减:下腹胀甚,经来量多,去川芎、虎杖,加藕节炭、益母炭。

3. 平肝调冲法

适应证:经前头痛,夜寐不安,口干,烦躁易怒,月经时多时少,经期超前。舌红,脉细。多见于更年期综合征。

方药:生白芍、杞子、炒玉竹、决明子、白蒺藜、生地、首乌、桑叶、藁本等。

加减:木郁火炽,血热气逆,损伤阳络,引起倒经,应平肝降火、引血下行,去藁本、白蒺藜,酌加牛膝、丹皮、白茅根、夏枯草、槐米。

4. 凉血调冲法

适应证:月经超前,量多色鲜,质稠夹块,伴头昏口干,烦闷易怒,大便干结。舌红，苔微黄腻燥，脉弦数或洪。多见于初潮期和多产后失调而致的月经过多或月经先期。

方药：桑叶、地骨皮、丹皮、生荷叶、槐米、玄参、生地、紫草根、生白芍、旱莲草、竹茹、炒玉竹等。

5. 温理调冲法

适应证：经前小腹骤痛，经行量少难下，色如黑豆汁，手足不温，痛剧冷汗自流，或泛呕便溏，面白，唇青紫。苔薄白，脉沉紧。本证多见于经期受寒、淋雨涉水而致的痛经。

方药（经验方，温胞汤）：附子、肉桂、干姜、艾叶、淡吴萸、延胡索、香附、广木香、炒当归、炒川芎。

6. 化湿调冲法

适应证：月经延期，量少，色不鲜，形体肥胖，胸闷，肢倦懒言，晨起有痰，带多色黄。舌苔薄腻，脉象弦滑。本证多见于内分泌失调所致的月经稀少，闭经及无排卵型月经，患者多肥胖不孕。

方药（经验方）：生山楂、薏苡仁、姜半夏、茯苓、陈皮、平地木、泽泻、泽兰、苍术、大腹皮、生姜皮。

加减：痰稠咯不畅，加用海浮石、天竺黄；带多酌加扁豆花、白槿皮、川萆薢、鸡冠花；水走皮间，肢体浮肿者，加椒目、官桂。

7. 益气调冲法

适应证：经行先后不定，经量或多或少，色淡，淋漓拖日难净，甚至断后3～5天复见少许，或量多如崩。面色不华，气短自汗，下腹作坠，胃纳不佳。舌淡，脉细软。

方药：炒党参、炙黄芪、炙甘草、升麻炭、焦冬术、炒白芍、远志炭、松花炭、鹿衔草、肉果炭、赤石脂、补骨脂等。

8. 补养调冲法

适应证：禀赋不足，气血亏损，形体瘦弱，面色少华，少气懒言，头昏腰酸，倦怠无力，月经稀少，腹无痛胀。舌胖大，脉虚细、重按无力。多见于现代医学卵巢功能不足或暴崩，多产，产后出血过多引起的贫血，脑垂体后叶功能减退症等。

方药：巴戟天、甜苁蓉、仙灵脾、菟丝子、紫河车、石楠叶、熟地、补骨脂、枸杞子、当归、白芍、黄精、炙甘草等。另外，由心脾不足的月经稀少，属单纯性贫血的（无器质性病变），临床采用归脾汤加重熟地、当归用量，以运中上而生血，效果亦颇满意。

9. 化瘀调冲法

适应证：经来腹痛，量时少时多，淋漓不断，色紫黯夹块，块下痛缓，舌边紫黯，脉沉弦或弦涩。多见于崩漏、痛经之有瘀阻者，如膜样月经、子宫内膜异位症，“功血”等。

方药（经验方）：血竭化癥汤加减。痛经为主，用失笑散、制没药、当归、川芎、广木香、制香附、赤白芍、血竭、五灵脂、艾叶等;崩漏为主,用血竭、制大黄、大小蓟、血余炭、马齿苋、槿木花、藕节等。

10. 清邪调冲法

适应证:经期感染,或畏寒身热,或恶心呕吐,腹泻,或腰酸腹胀,尿频急、刺痛,月经或少或多。

方药:根据临床情况,选用清邪药物。感冒风寒,月经量少,宜温散疏解调冲,用桂枝、荆芥、羌活、川朴、川芎、苏叶、生姜、通草等。感冒偏热者,月经量多,以清热解毒调冲,用银花炭、桑叶、甘菊炭、淡芩炭、丹皮、连翘、竹茹、荷叶炭等。伴胃肠炎吐泻,宜和胃化滞调冲,用藿香、佩兰、保和丸、广木香、白芍、蔻仁、川朴、甘草等。伴尿路感染,又宜清利调冲,用蒲公英、车前草、川柏、瞿麦、泽泻、泽兰、凤尾草、通天草、竹叶、通草、甘草等。以上几种辨证分型,是临床治疗月经病的基本方法。应用本法,关键在于辨证明确,透过各种不同月经病症的现象,抓住它们的共同本质,适当选法用药,方能取得较好的疗效。

(二)盆腔炎三法

盆腔炎是妇科中的常见病,尤以慢性盆腔炎为顽固,治疗亦颇棘手。现代医学认为盆腔炎是指在经期、产褥期、流产后或阴道手术后,机体抵抗力减弱,大肠埃希菌、链球菌、葡萄球菌等经生殖道侵入,引起盆腔内生殖器及盆腔周围结缔组织和盆腔腹膜等处发生的炎症病变,其中一部分或几部分同时出现充血、水肿、粘连、化脓,后期或可形成局部炎性包块。医学书籍中无该病名称,但其临床症状与月经不调、痛经、带下、热疝、癥瘕等病的症状有相似之处。其病因病机为湿浊热毒蓄积下焦,气血壅滞。该病初期,正邪俱实,表现为急性炎症症状:高热,下腹剧痛,腹肌紧张而拒按,带下黄赤,月经量多,苔黄腻,脉洪数等,妇科检查可发现阴道不规则流血,子宫触痛(伴子宫内膜炎时),有时可扪及包块(盆腔积液或积脓);病久,邪正俱衰或正虚邪盛,多表现为慢性盆腔炎的症状:低热,少腹绵绵作痛,经前后为甚,带多色黄,或形成癥瘕包块等。

治疗盆腔炎时,应先抓住临床各阶段的不同症状表现,即急性期发热、腹痛、崩漏下血,急性过后腹痛绵绵、带下赤白、淋漓不断和慢性盆腔炎形成包块为主症的3个证候类型。分别施以清热解毒、凉血化瘀、除湿泄热等治疗方法。

1. 清热解毒

证属湿热郁滞,郁而化火,弥漫三焦,治宜清热解毒。以三黄解毒汤合牡丹皮汤加减。

急性盆腔炎热毒炽盛,邪正抗争则为高热;邪阻络道,气血闭阻,“不通则痛”而为腹痛。邪热壅盛,气血郁滞,非重剂清解邪毒,不足为功。方用三黄配龙胆草泄热解毒、泻火;银花、红藤清热散血,荡下焦邪热;赤芍、没药活血行气通滞;丹皮除

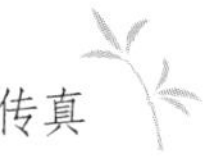

血中客热；蒲公英、败酱草解毒而散脓肿；佐以车前草渗湿于下，生甘草解毒缓中，兼调药味。患者热深毒盛，证急势重，重病用重药，方不至杯水车薪，药不抵病。然热泄毒解，证势减缓，则方药相应减剂，又不致药过病所，克伐生机。

2. 凉血化瘀

证属下焦蕴热，气血瘀滞，血热妄行。治宜泄热凉血。凉血化瘀用何老自制方。

热留下元，冲击奇经，血海受邪热所迫，阴血离经而妄行，瘀血留经而不去，致成瘀阻崩漏之症。方以银花、蒲公英、川连、黄芩清下焦气分之邪热；制大黄、红藤、丹皮、制没药、槐米荡血分之郁热，理血中之瘀滞；血竭化瘀止血、活血生新。全方以清泄气血之邪热为主体，间以化瘀止血，俾使热去血静。

3. 泄热除湿

急性盆腔炎经治后余邪未尽，湿热互滞下焦，胞络闭阻，气血不和。下腹部时有作痛，绵绵不已，湿热袭扰冲、带，血海难固，带多黄臭，伴见红丝。湿与热结，如油和面，胶结难解，前人有渗湿于热下，湿祛热自孤之论。刘河间也说"热去湿除"。故首以土茯苓、川柏清泄湿浊，使热无依恋；用制大黄、蒲公英、马齿苋、败酱草荡下焦邪热；制没药、赤白芍、乌药和血行气以治腹痛。腹痛除，带下少，诸证改善。湿热渐衰，邪去正虚，且在经后，又见带下夹红，而无腹痛里积，转用扶正兼祛余滞，则无伐正兴邪之弊，此清补分寸最宜把握。

总之盆腔炎为湿熟侵入胞宫，盘踞于下焦。总的治疗原则以清热、除湿、解毒、化瘀为主。气有余便是火，清气便是降火，行气则是活血，故有时配以调理气机之品，如乌药等也属必要。

(三)癥瘕两型论治

妇人癥瘕包块的致病因素不外经期或产后体虚受邪，或饮食寒温不节，或风冷外受，或中寒停湿，内著气血，留滞经络，以致血脉凝涩，隧道闭塞。其常见症状，少腹有包块隆起，或固定有形，逐月增大，按之不移，或聚散无常，游离转动；或少腹两侧有条索状物顶起，时发腹痛，或剧烈胀痛，腰酸如折，白带增多，色黄汁浓稠，尿感频急；月经或量多，或量少，或经久不孕，精神不振等。妇科检查还能触及硬性包块状物，或不硬而活动的囊状肿物。结合现代医学有关资料，可将其分为两个证型。

1. 包块型

腹部触诊或阴道指诊可触及坚硬肿块，固定不移，触痛明显，经来量多如崩，秽带阵下脓臭，或有寒热。面色憔悴，肌肤甲错，舌质暗紫，脉象沉涩。此型的病机为败瘀聚结。其病因往往是行经期或产(或流产)后胞络空虚，风寒之邪乘虚入袭；或房劳冲击，败瘀留滞；或崩漏下血，过用寒凉，炭类止血，剩瘀不下，凝结成积；也有忿怒忧思，动气伤血，日久渐积成块。现代医学之盆腔包块、子宫肌瘤等可结合此型论治。

2. 囊泡型

阴道指诊时可触及不坚而活动呈囊泡状物，时聚时散，触痛不甚明显，自觉胀痛也不剧，时有带下量多色青，面白，精神郁闷不振，舌润苔薄，脉弦而滑。此型病机多为郁滞气蓄。病因或为内伤七情之郁，忿怒伤肝，木失条达；或忧思伤脾，气机不畅；或痰湿停聚下焦，聚结成块。卵巢囊肿及盆腔积液多结合此型论治。

论其治法，《内经》有“坚者削之”“结者散之”“留者攻之”等治法。“大积大聚，其可犯也，衰其大半而止”等训条。在具体临证之时，又需结合患者体质强弱盛衰，根据《内经》“谨守病机，各司其属，有者求之，无者求之，实者责之，虚者责之。必先五胜，疏其血气，令其条达，而致和平”的原则而治之。特别是对那些本虚标实之癥瘕病患者，古人还提出了“养正除积”之法。如《校注妇人良方》薛立斋引罗谦甫云“养正积自除，必先调养，使营卫气充，若不消散，方可议下。”调养之机，首先宜从调理人之后天脾胃着手，脾胃气旺，则营卫气血得以充养。故李东垣又说：“人以胃气为本，治法当主固元气，佐以攻伐之剂，必须待岁月。若期速效，投以峻剂，反致有误也。”故对癥瘕积聚的治疗，宜遵循以上治疗原则，辨证用药，拟攻，拟养，或攻补兼施相机而用。

妇科癥瘕的辨证，强调掌握以下几条原则：一应观察患者体质之壮实羸瘦，病之新起久患，辨别证之虚实；二须检触块结痛处的软硬，固定移动，辨病之在气在血；三要细询审察与其他脏腑经络的联系，辨有无其他疾患的并发症。据此确定治疗原则及立法用药。癥瘕为血结气蓄为患，血结则非攻散不破，气蓄则又非疏理不行。破血消坚、理气化滞为癥瘕的基本治法。其主张分期施治，特别于行经期则避用攻逐之品，以防伤伐胞络。病程冗长，体质羸弱，特别是胎产过次，有出血史或有其他慢性病患者，更不宜骤然采用攻法，虽标实而本虚者，攻之则元气更乏，非但不能应手，反致诸症丛生。再者，使用攻伐之剂，还应时时顾及后天脾胃，脾胃不健者，不能承受攻破快利之药，反致脾胃功能更伤，生机受到影响。故对此类疾患，往往以调理气血为治，促使气血和畅，在一定条件下，以攻散为伸展，既要使坚破，又不使正伤，而达到养正而不碍积，攻积又不损正。如此攻攻、养养、疏疏、理理交叉使用，使大积大聚偶消于理之中。

在辨证论治的基础上，对败瘀聚结的包块型癥瘕和郁滞气蓄的囊胞型癥瘕(均属实证患者)，何老家传血竭化瘕汤、血竭消聚汤及配用外敷消痞膏，临床有很好的疗效。

(四)安胎四法

1. 安胎宜健脾运

妇人妊娠之后，气血流注胞宫以养胎，脾健则生化有源，气血充足而能养胎。

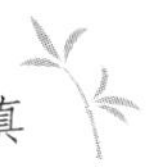

张乙畴说，脾为一身之津梁，主内外诸气，而胎息运化之机，全赖脾土。秦天一也有比喻说，胎气系于脾，如寄生之托于苞桑，茑与女萝之旋于松柏。脾气过虚，胎坠难免。脾为后天之本，脾不健运，则营养来源不足，影响人体生机，概可想见，而胎气不固，也必在意中。是故古人立健脾安胎之理论，举白术为健脾安胎之要药，有其卓见。白术能运脾气，尚能利水燥湿以退肿满，旺盛新陈代谢之功能。新陈代谢功能旺盛，身体自然健旺，胎儿也安如磐石。且妊娠代谢产物，特别是有余之水湿不致停聚，从而也可以预防妊娠子肿、子痫等疾病的发生。

2. 安胎宜固肾气

肾为水火之脏，肾之水火为五脏阴阳之源泉动力，五脏之阴非此不能滋，五脏之阳非此不能发。肾气又为冲任胞络之根蒂，故赵养葵有两肾具水火之原，为胎元所系之说。胎气系于肾，肾固胎自安，也是中医妇科长期实践经验的总结。故诸如杜仲、桑寄生、川断等补肾之品，也为临床安胎常用之药。

3. 妊娠宜清营养血

先天精血相合，始而成胎，故妇人月事不行，血注胞宫以养胎。妊娠贵其气血平和则胎安。若气旺血热，血海不宁，则胎气易动而多堕。是以朱丹溪力倡胎前最宜清热，令血静循经而不致妄动。提出胎前当以清热养血为主，并以黄芩为清热安胎之要药，后世临床家也多赞赏，用黄芩清热除火，又配以白术健脾渗湿，能促使妊娠代谢产物得以排泄，也能防止妊娠毒血症的出现。

4. 妊娠宜开郁顺气

气之与血，相互为用，气为血帅，血为气母，气行则血行，气滞则血瘀。妊娠血聚养胎，血聚则气也易结，胎前不宜动血，但须舒郁顺气。汪石山说，盖胎既成，由母之气血蓄聚而养之，气血既聚则易郁，是以先贤每用黄芩以清郁热，香附以开郁气，俾使胎安。

（五）妊娠水肿三型论

妊娠肿胀的治疗大法，以健脾渗湿为主，佐以顺气安胎为辅。临床方药应用，可取参、术、苓、甘、淮山药等以健脾；用泽泻、大腹皮、茯苓、冬葵子、防己、生姜皮、桑白皮、冬瓜皮、赤小豆、胡芦巴等以渗湿；选天仙藤、苏梗、乌药、木香、香附、砂仁、枳壳、陈皮、降香等以顺气；配桑寄生、黄芩、白术、杜仲、黄芪、苎麻、当归、白芍等以安胎。常用成方，如茯苓导水汤、肾着汤、泽泻汤、防己汤、全生白术散均可酌情选用。临床又可分三型论治如下。

1. 轻型

妊娠头面遍身浮肿，皮色白润光亮，头眩而重，口中淡腻，四肢无力，易烦不安，甚至喘促，小便短少，大便溏薄，舌苔白腻，脉象沉滑。此型往往在妊娠早期就出现浮肿，但肿势不甚。此型患者在服药后，配合休息，浮肿可迅速消退。治当健脾渗湿。药用党参、炙黄芪各12克，焦白术15克，甘草6克，苏梗9克，冬瓜皮24克，砂仁、生姜皮各5克。

2. 重型

全身浮肿，腹满胀大异常，气逆不安，小便艰涩，头眩而重，口淡心悸、舌苔白腻，脉象虚滑，虽然服药、休息，浮肿难以消退。法当扶脾利水。药用党参、黄芪各15克，砂仁3克，焦白术、地骷髅各24克，茯苓12克，防己、冬葵子各9克。

3. 严重型

上症皆具，兼有肢体困倦，病及诸脏，元气不振，或子迫产门，也有子死腹中。法宜温阳化气，培土利水。药用黄芪24克，生白术30克，肉桂、砂仁各3克，泽泻9克，党参、桑白皮、狗脊、通天草各12克，天仙藤、枳壳各6克，朱灯芯3束，必要时加淡附子3克以温煦肾气。

治疗本病虽健脾渗湿并用，顺气安胎兼顾，但渗湿、顺气与安胎是有矛盾的，必须加以注意。健脾渗湿重用白术，顺气安胎首选砂仁，此两味药渗湿、顺气，但无碍胎之弊。另外虽选用了茯苓、泽泻、防己、冬葵子、天仙藤等渗湿顺气之药，但均重用参、芪升阳益气，以防胎气下陷。再者，在妊娠水肿病例中，一般均为妊娠中、晚期。五六月以上者，用一般的淡渗利水药对胎气影响不大，若妊娠初期，这类药物的应用须十分谨慎。

临床上凭以上三种分型论治，再结合《内经》"有故无殒，亦无殒也"之说，药用均未出现流弊。本症除药物治疗外，护理也很重要。如饮食必须低盐，重症则卧床休息，还应随时注意孕妇及胎儿的变化。

（六）不孕症治四法

中医学称不孕为"无子"，但不包括后世所谓的继发性不孕。其原因除先天性生理缺陷，古称"五不女"外，大多数都是因病理因素造成的。月经不调是妇女不孕的重要原因，正如王肯堂说的"每见妇人无子者，其经必或前或后或多或少，或经行作痛，或紫或黑，或淡或凝而不调。不调则气血乘乖，不能成孕"。朱丹溪说："求子之道，莫如调经。"月经不调有因脏腑气血功能不足，有因六淫七情外感内伤。月经不调只是现象，脏腑病变、六淫七情感伤才是本质，薛立斋对此曾有过明确的论述，他说："妇人不孕，亦有六淫七情之邪有伤冲任，或宿病掩留，传遗脏腑，或子宫虚冷，或气血盛衰，或血中伏热，又有脾胃虚损，不能营养冲任"。故此，临床不孕症的治疗，在很大意义上说，亦是保障妇女身体健康的一个积极手段。现将临床不孕症的证治简述如下。

1. 宫寒温摄

临床属冲任不足、下焦虚寒而致的不孕颇为多见。患者往往婚后多年不孕，月经初潮迟晚，经行后又多延期，经来量少，色淡，面色晦黯，形体瘦小，腰酸膝软，带

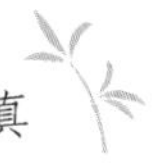

下绵绵如水，特别是常有小腹冰冷，伴有隐痛，尤于冬季更为明显。舌狭小，苔薄腻，脉来微小沉细。妇科检查可有子宫偏小，卵巢发育不足，也有无异常发现，但基础体温测定为单相性无排卵型月经。这种下焦虚寒性不孕，正如傅青主说："寒冰之地，不生草木，重阴之渊，不长鱼龙，今胞宫既寒，何能受孕。"

治则：温肾摄精。

方药：经验方暖宫丸，用紫石英、鹿角片、肉桂、熟地、巨胜子、艾叶、当归、菟丝子、石楠叶、细辛、荔枝核等，寒甚者再加淡吴萸、干姜。

2. 血虚调补

婚后多年不孕的妇女，常诉平日月经量少而色淡，甚则经闭。形体衰弱，面色萎黄不华，常有头晕目眩，神疲乏力。舌质淡红，舌苔薄白，脉来沉细。表现为营血虚弱之象。此类患者往往有食少运迟，大便不实，脾胃功能薄弱，生化乏源之相，或肾精不足，腰酸膝软，潮热骨蒸盗汗等。

治则：补脾，佐以生精。

方药：经验方调经种子汤，药用熟地、当归、白芍、川芎、香附、党参、白术、菟丝子、川断、紫石英、覆盆子等。

3. 导湿驱脂

临床不孕病例不少是湿滞痰阻、子宫脂隔者。患者婚后多年不孕，并见形体肥胖，神疲乏力，面白，头晕心悸及月经延期、量少，白带增多。舌见淡胖，苔多白腻或厚腻，脉来弦滑。此型患者因单纯性肥胖而不孕者少，合并内分泌紊乱、性激素减少而不孕者多，所以除辨证论治外，必要时应参考基础代谢，监测17羟和17酮及雌激素水平，或结合气腹造影，观察卵巢生理病理变化。

治则：导湿驱脂。

方药：经验方导湿种玉汤，药用苍术、白术、椒目、肉桂、艾叶、姜半夏、香附、生山楂、车前子、川芎、青皮、陈皮、蛇床子等。

4. 怡情调理

有的妇女婚前即有月经不调、经行乳胀等脾虚肝郁症状。婚后月经周期虽见改善，但经行乳胀依然，而多年不孕，并常伴有心烦易怒、纳呆、寐少梦多，有时有少腹吊痛，有的妇女因未能怀孕而情怀不畅，思想增加负担。舌质偏红，舌苔薄白，脉象弦细。妇科检查，有见子宫偏小、后位，或有附件、盆腔炎性症状，辨证多属血虚肝郁。

治则：疏郁调肝，怡情和谐。

方药：经验方怡情解郁汤。药用生地、白芍、玉竹、杞子、八月扎、川楝子、合欢皮、绿梅花、麦冬等。

四、用药心法

(一)芳香药使用精到

肝气郁结,是妇科疾病的主要发病因素之一。按照《内经》"木郁达之"的原则,治疗多采用疏泄气郁、调理气机的药剂以遂其曲直之性,使肝木得以条达,气机得以和畅,则诸证可以消除。

"行气"是对气分病的一种治疗方法。气滞者宜先行气,香附、郁金、合欢皮、青皮、八月扎、佛手、降香等为妇科最常用的芳香行气、理气解郁的药物。其中尤推香附辛香浓郁,独以解郁行气见长。朱丹溪的越鞠丸引为主药,李时珍谓其能"利三焦、解六郁",对经带胎产百病之气郁均有良效,故又称"气病之总司,女科之主帅"。气郁则血滞,郁金行气解郁兼有活血止痛之功。傅青主认为宣郁通经汤用郁金治疗经前腹痛,亦可用于肝胃气痛等证。合欢皮擅长解郁宁神,服之神志安宁,心悦愉快。气行则血行,青皮理气散结,疏肝下食化滞,有导行之功。八月扎疏肝理气定痛,其性平和,入肝胃两经,调和气机有独特之功。枳壳味辛而平,李东垣、李时珍均认为"气下则痰喘止,气行则痞胀消,气通则痛刺止,气利则后重除",入脾胃两经,对肝克脾土及脾湿痰滞有殊功。降香辛香流窜力强,能破沉涸凝滞,疏导理气止痛,并引气下降,其行气又健脾胃。另如绿梅花、香橼、川朴花、玫瑰花、砂仁行气兼消胀止痛,乌药、川楝子、豆蔻疏通肝经郁滞。解除乳房结块胀痛的有橘叶、橘核、路路通,兼能通经有代代花、月季花等,毕茇、茴香、广木香、荔枝核。

应用行气药物应注意几个方面。①芳香药物多香燥易于伤阴,如遇肝体虚弱者宜酌加一二味柔润之品,如白芍、当归,且须适可而止,不应长期服用。②肝郁易于化热,故舌苔黄腻,脉弦数,郁未解而内热盛,宜解郁行气与清肝泄热之品同用,如越鞠丸中香附与栀子并用。③郁证舌质红而少苔,阴分已伤,宜先用滋阴养血药。如郁未解,可加少量行气药,如治郁热血枯闭经的一贯煎,用一味川楝子。④芳香行气之药多属轻清之剂,剂量不可过重,如绿梅花、香橼、佛手、川朴花、砂仁、乌药各 3～6 克,代代花、毕茇、甘松各 1.5～3 克。⑤对孕妇,尤其是早孕或有流产史者,芳香理气药如香附等宜避用或慎用,辛香走窜之行气药选更要精当。⑥芳香药中如玫瑰花、月季花均可用于解郁,但用法迥异。玫瑰花适用月经过多或泄泻者,有止涩作用。孕妇胸脘烦郁则可少量配用月季花,与玫瑰花相反,月季花适用闭经及大便燥结,多用可促使便泄。⑦煎熬汤药,如玫瑰花、代代花、砂仁之类最宜后下,其他亦不宜久煎。行气解郁芳香走窜的药物都偏于轻飘,煎久则气味皆散失而乏效。

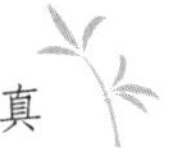

(二)白芍对药有奇能

芍药又名白芍,为毛茛科植物芍药的根。

芍药性凉,味酸、甘、苦,入肝脾两经,功能养血敛阴,柔肝缓中,止痛敛汗。主治胸腹胁肋痛、泻痢、自汗、盗汗、阴虚发热、月经不调、崩漏带下、神经挛急等。

1. 芍药配熟地——乙癸同治,肝肾并补

芍药配熟地(包括芍药配当归、芍药配川芎),见于四物汤。《和剂局方》之四物汤从《金匮要略》胶艾汤化裁而来,成为养血之祖方,调经之要剂。《成方便读》张秉成说:"妇人之所赖以生者,血与气耳,而医家之所以补偏救弊者,亦唯血与气耳。"四物汤补血滋阴,通治血家百病,一切补血诸方皆可从此四物而化裁。盖肝主藏血,赖肾水以涵之,补血者当求之肝肾,芍药配熟地,"地黄入肾,壮水补阴;白芍入肝,敛阴养血",乙癸同源,肝肾并补,最为妇科临床所常用。何老遇气血亏虚之证,或少女发育偏迟、月经后期、经期量少而色淡者,宗刘河间"少女属肾"之说,用四物取芍、地为主药,常用熟地 30 克(脾胃功能不佳者改用炭),炒白芍 12 克,大补阴血,益肾生精。

2. 芍药配当归——补血和营,兼以安胎

当归补血和血,为血病常用之药,其甘温能和营血,辛温能散内冷,苦温能驱心寒。芍药和血偏于敛阴。临床对于血气不足,气血失调之证,经常两药等量相配,养血补血,和血敛阴,使营血充盈,心能主血,肝能藏血,如血虚征象明显,则当归又可重用倍之。但对月经早期患者,则宜避用,因当归具活血之性,虽有白芍之"守",也是无益的。又《金匮要略》当归芍药散治妇人怀妊,腹中疼痛,此血不足而水反浸是也,以当归配白芍养血之不足以安胎。临床对气血不足之胎动不安,常取当归 12 克,配炒白芍 12 克而用之。

3. 芍药配川芎——守中有动,血畅气化

川芎为血中气药,能化瘀滞,升阳气,开血郁,上行头目,下达血海。血之壅者,必赖辛之为散,故川芎号为补肝之气;气为盛者,必赖酸为之收,故白芍号为敛肝之液。白芍与川芎各用 9 克(两药均微炒),对气机不调,月经先后不匀,来潮不畅者,能鼓舞气化,调整月事。如经期量多,炒白芍用 12 克,炒川芎用 4.5 克,则动中有守,也无妨碍。

4. 芍药配桂枝——调和营卫,解肌透表

桂枝辛甘而温,气薄升浮,芍药和营养血。《伤寒论》桂枝汤取桂枝、芍药等量配伍,一动一静,滋阴和阳,解肌发汗,调和营卫,为仲景群方之冠。《医宗金鉴》说:"桂枝君芍药是于发汗中寓敛汗之者,芍药臣桂枝是于和营中有调卫之功。"妇科临床于产后百脉空虚,贼邪乘虚而袭,畏寒身热,用桂枝 3 克,炒白芍 9 克,解肌微汗,调和营卫,配川芎、荆芥行血搜风之品,解表不伤正,敛阴不留瘀,何老自拟方桂枝

生化汤，于此证诚有验效。丹溪谓"产后不可用芍药，以其酸寒伐生发之气故也"，何老则认为，此是是非非，各有所谓，不可执死法以困活人。又芍药和营养血有解痉挛作用。配桂枝辛甘温散，取小建中汤意，温通里阳而缓急，能治虚寒之脘痛、腹痛，临床也多有用。

5. **芍药配甘草——散逆和营，舒挛缓急**

芍药配甘草能缓挛急、解拘痛，方虽见于仲景之书，法实起于秦汉以前。《伤寒论·太阳篇》太阳病见"脚挛急"给以芍药甘草汤和血养筋、补中缓急，"其脚即伸"。又有中焦不治，则恶气乘虚而客之为腹痛，补脾则中和而邪不留，腹痛自止。重用芍、草，苦甘而微酸，能益太阴之脾，而收涣散之气，亦补肝阴，而安靖甲乙之横逆。古贤每谓腹痛，大都是肝木凌脾，土虚木贼，故芍药倍用，助脾土而疏上中之木；配甘草，甘又能缓急止痛。一般用量为白芍 15 克，甘草 9 克。

6. **芍药配柴胡——疏柔相济，动静兼顾**

芍药配柴胡之用，最得力于《和剂局方》之逍遥散。逍遥散为肝郁血虚之证而设。肝为将军之官，藏血之脏，体阴而用阳，属木而性喜条达。妇人以血为本，常不足于血而有余于气。若情志不遂，木失条达，肝失柔和，则肝气横逆。逍遥散以白芍养血涵其肝体，配柴胡辛散以顺肝之性，治法最合《内经》"木郁达之"之旨，作者常以柴胡、白芍配香附、八月扎、郁金、乌拉草、橘叶等用于经前乳胀、小叶增生及肝郁乳汁不行等证都甚应手。又《重庆堂随笔》谓柴胡为妇科妙药，但不可统治阴虚阳越之体，故配白芍酸收柔润，可除柴胡劫阴竭液之虑，而有疏柔相济，动静兼顾之妙。

7. **芍药配黄芩——清泄湿热，和营止痛**

芍药配黄芩，始见于《伤寒论》之黄芩汤，仲景以此调治太阳少阳合病，下利腹痛。《伤寒附翼》说："热邪陷入少阳之里，胆火肆逆，移热于脾，此阳盛阴虚，与黄芩汤苦甘相淆以存阴也。"土坚则水清，黄芩以泄大肠之热，配芍药以补太阴之虚，虽下利而无须补中也。妊娠胃热下痢、脾虚中气下陷而成泻痢、胃热肝气上冲等证，取芍药开血分之结，协黄芩迫泄血分之热，亦可少佐白术、川连。李东垣治中焦用白芍，使肝胆之邪不敢犯土，则不治痢而泻痢自止，胃中邪热亦平。若早孕后肝胆之火上越，胎火犯胃，恶阻呕吐，也可用炒白芍 9 克，配黄芩 12 克。白芍酸敛以益肝阴，黄芩苦寒以泻胎火，相互并用，泻火而不伤胎，养正而不滞气。

8. **芍药配大黄——逐瘀化结，和营止痛**

《伤寒论》治太阳病腹满而大实痛，法有桂枝加大黄汤，重用芍药配大黄下积和营而止腹痛。芍药入营分，活血行瘀，色赤者尤佳，大黄入血分，逐瘀行滞，炒制者擅长。临床以赤芍配制大黄及清热、破气、行瘀之品，治急慢性盆腔炎等发热起伏、下腹疼痛，以及癥块或索状物，伴经行量少、色黑者，清热消癥，功能破气行滞，能获得一定的疗效。一般用量为赤芍 12 克，制大黄 6 克。

9. 芍药配附子——回阳逐寒，和营缓急

肾中真阳者能温煦五脏之阳气，助长脏腑之气血，若阴凝寒邪客之，或真阳势微，证见水气内留、下利腹痛、骨冷体虚，仲景用真武汤、附子汤，以附子回阳壮火逐寒，配芍药和营止痛。临床用于妇科寒凝胞络之痛经，取用附子辛温大热，祛寒壮阳，芍药养血和营，缓急止痛。且妇人又以阴血为本，芍药之酸敛益阴，兼缓附子之辛热燥烈，使温阳驱寒而不伤阴动血。临床用量附子5克，配白芍12克。

10. 芍药配白术——益肝健脾，统藏兼顾

肝藏血而脾统血。白术健脾运，促运化，中焦受气取汁使气血充盈而统之，白芍补肝敛阴而藏之。临床对肝、脾两脏失职所致的崩漏、月经过多、经行拖日难净等证，可重用炒白术、炒白芍各24～30克，能使两脏称职、统藏兼顾。再酌加荷叶炭、藕节、血余炭等，敛阴补血止血，而不留瘀，使旧瘀自化，新血自生。芍药配白术，原系泻肝补脾，治腹痛泄泻之证。这里变泻肝补脾之法为双补肝脾之用，临床疗效亦佳。《外台秘要》有术、芍各用30克，用治妇人血虚肌热之证，亦治小儿蒸热、脾虚羸瘦、不能饮食，亦有双补肝脾之效。

11. 芍药配党参——养营益气，阳生阴长

芍药养阴和血，党参补中益气，临床气血不足之证可用炒白芍12克配炒党参15～24克。

后天生化失职重用党参(或太子参)，促脾运而不燥，养胃阴而不湿，润肺不犯寒凉，补血不偏滋腻，鼓舞清阳，振动中气而无刚燥之弊，故用量虽偏重亦无妨。芍药配伍党参、黄芪，又能增强益气摄汗之力，表虚有汗之证，用之则止。

12. 芍药配荷叶——清血凉血，消瘀生新

血崩古籍有塞流、澄源、复旧三步治法。《济阴纲目》眉批中指出："止涩之中，须寓清凉；而清凉之中，又须破瘀解结。"澄源是治妇人崩漏中重要环节。荷叶入心、肝、脾三经，升发清阳，凉血止血；荷筋有瘀能去，无瘀生新，决无留寇之弊，临床上用炒芍药与荷叶各30克，功能敛阴清肝，有潜移默化之力。治疗血热型月经过多、崩漏等证均能改善证势。平时荷叶缺少，桑叶亦可代之。《本草从新》谓桑叶："滋燥凉血止血"。芍药桑叶相配，《傅青主女科》青海丸已有成法。

13. 芍药配杞子——滋而不腻，养阴柔肝

芍药酸寒入肝，能祛风燥而敛肝之疏泄，杞子养肝滋肾。一敛一滋，相互配伍，能抑制厥阴木郁风动之势，达到养阴清肝、滋水涵木之功。临床对更年期综合征，阴虚阳亢，或经行过多，或血热崩漏后血去阴伤、口干、头目眩晕、心悸、失眠等证，生白芍、杞子各用15克，可使阴血复，肝阳平，"阴平阳秘，精神乃治"。

14. 芍药配首乌藤——补肝柔肝，敛精益血

首乌不寒不燥，亦不滋腻，是养血益肝、固精补肾之良药。生白芍15克，配首乌藤30克，补肝益肾，母子相生。临床对肝肾阴亏、血虚头眩、腰膝酸软、筋骨酸痛、遗精、崩带等证，能较好地改善症状。长服还能长精神、益营血，对精神分裂症、神经官能症等失眠，也有一定调理作用。

15. 白芍配合欢皮——柔肝舒展，解郁除虑

合欢，《本草汇言》有开达五神，消除五志之妙；俗语说“萱草忘优，合欢蠲忿”，“心平气和，无有忧郁”，有“补益怡悦心志之妙”。妇人以血为本，临床对失血后，荣血亏虚的心神不安，精神恍惚，或绝育后神经官能症，以及更年期精神抑郁，用炒白芍 15～30 克，配合欢皮 9 克，养心滋阴，益血柔肝，能使精神欢畅、喜悦。心神安，则焦虑除，肝血充，则忿火平，使烦躁易怒、紧张神态得以改善。

16. 芍药配钩藤——清热平肝，敛阴息风

阴血耗损，肝木失养，木能生火，又能生风。临床对肝阳偏亢或胎前高血压眩晕，用生白芍配钩藤各用 15 克，“缓肝之急以熄风，滋肾之液以驱热”。参以平肝止痉的羚羊角，对抽搐、昏迷有效。近人张锡纯用镇逆法治高血压危象、肝阳亢盛者，用生白芍敛阴摄阳，配伍牛膝、代赭石、龙骨、牡蛎重镇息风，疗效更好。

17. 芍药配槐米——柔肝育阴，凉血清热

肝藏血，热邪袭之，则有耗血，动血之变，上为吐衄，下则崩漏、下血。槐米苦凉入肝、大肠两经，功能清热、凉血、止血，为治血证要药。芍药生用柔肝而育阴，与槐米相伍，凉肝而清血中之热。临床用以治疗血虚肝旺、月经早期之证，能起凉血调经作用。又如肝火上炎，妇女倒经、崩漏，酌加达下之品如牛膝，能使火激逆行之血，循经下行血海，经水按时而下。若在血热型之崩漏中，以白芍 15 克配槐米炭 9 克，对具有高血压史患者更有卓效。

18. 芍药配荜澄茄——温中散寒，和营散逆

荜澄茄为辛温之品，入脾、肾两经，功能温暖脾肾、健胃消食，是临床温肾、消食、理气之良药。与芍药等量相伍，善治肝强脾弱、食则饱满、脘腹痞胀等证。芍药之助脾敛肝，与荜澄茄合用，清升浊降，矢气明显，胃纳转香，能益肝脾真阴而收摄脾气之散乱、肝气之恣横，促使肝、脾、肾三脏称职。

19. 芍药配天麻——育阴息风，平静镇定

《本草正义》谓天麻之质厚重坚实，明净光润，富有脂肪，故能平静镇定，养液以息内风，又有定风草之名。更年之期，肾气有耗无长，肝阳有余易越，或从风化，或从火化，或风火相煽，上扰巅顶清窍。临床每取生白芍养血之静，配天麻定风之静，佐以介类潜阳之静，对阳亢风动眩晕颠仆者治有显效，一般用量生白芍 12 克，配伍天麻 9 克。

20. 芍药配鹿衔草——收敛固涩，血气同功

鹿衔草甘、苦、温，入肝、肾两经。功能补虚益肾，治各种出血之证。临床治崩漏、经来量多淋漓不净，为肝脾失职，气不摄血之证，在益气摄血剂中加白芍、鹿衔草各 15 克，获得良效。又治久汗不止，用玉屏风散加白芍 9 克，配鹿衔草 15 克，疗效亦佳。

五、病案选评

(一)月经稀少

刘××,24岁,学生。

主诉:初潮17岁,经来量不多。近年来形体渐胖,体重增加,月经2～3个月一行,色淡黄,量少,下腹胀满。痰稠黏不易咯出,经胸透无肺部疾患。苔腻脉滑。痰湿壅阻,胞络闭塞。治宜燥湿利水,化痰调冲。

处方:生山楂30克,薏苡仁30克,赤豆30克,泽泻9克,泽兰9克,大腹皮9克,川芎9克,小胡麻9克,官桂3克,椒目3克,青陈皮4.5克,生姜皮4.5克。5剂,经前3日开始服用,后再用1个周期,月经渐趋正常。

按:湿阻血海,营卫不得宣通,经来稀少,甚则经闭,湿走肌肤,则形体日见肥胖。证由过食肥甘,水谷精气气化失常而致。本法根据家传经验,采取化湿利水,重用山楂消滞导积,促进水谷气化,通利胞络,使血能填于胞宫,经水按时而下。一般在经前3至4天服药,疗效较好,药后症状改善,需再服1至2周期为之巩固。此外,少吃生冷瓜果,更应避免受寒着凉或淋雨涉水。

(二)痛经

鲍××,19岁,未婚,职工。

主诉:月经初潮15岁,经期规则,经行下腹胀痛,但不影响日常生活。2年前适值行经,淋雨受寒,当天经水骤停,腹痛较甚,以后逐月加重。近几个月来,经行痛剧,上吐下泻,时伴昏厥。刚届经行第一天,痛厥又作。面色苍白,手足厥冷,额头冷汗滚流,言语支吾不清,经量极少。舌淡白,脉弦紧。

治宜温经散寒,行血调冲。

处方:附子4.5克,淡吴萸4.5克,艾叶4.5克,干姜4.5克,炙甘草4.5克,肉桂3克,红花9克,制没药9克,延胡索9克,炒当归12克,川芎15克。2剂。

复诊:痛缓血块下量转多。嘱下月来潮前,即服上方。连服3个月,痛经未见复发。

按:陈自明说:“妇人经来腹痛,由风冷客于胞络冲任。”寒湿之邪搏于冲任,血海为之凝滞,不通则生疼痛,久而阴寒内盛,阳气更微。故全方偏用辛温大热之品,宗张仲景“回阳救逆”之旨,破阴寒,振阳气。附子配干姜,温中驱散寒邪,加淡吴萸、肉桂、艾叶温经暖宫,散寒湿水气;配木香行气温中;加延胡索行瘀止痛;重用川芎,运行气血、胞宫内寒转温,脉络得通,瘀阻得化,经畅痛消,吐泻自止,又符“通则不痛”之理。治寒郁痛经的方药，均属辛热之品，辨证明确，即在伏暑炎夏，用亦无妨，辨证不确，慎防火上添油。该型治疗时机，一般在经前 3 至 4 天服药，疗效较好，药后症状改善，需再服 1 至 2 周期为之巩固。此外，少吃生冷瓜果，更应避免受寒着凉或淋雨涉水。

（三）崩漏

姚××，女，37 岁，已婚，工人。1974 年 8 月 25 日初诊。

主诉：行人工流产两次，以后渐见经来量多，夹块作痛。曾用丙酸睾酮、维生素 K、安络血和凉血止血、益气摄血等中西药物治疗，可取一时效果，停药后仍复原样，常拖延十余日以上，有时净后带下夹红。妇科病理切片诊断为子宫内膜增生症（不规则成熟）。此届经行第二天，量多，块大色紫黯，下腹按痛。舌边紫黯，脉弦涩。

证属瘀热蕴滞下元，治宜活血化瘀，荡涤胞络。

处方（自拟血竭化癥汤加减）：血竭 4.5 克，制军炭 9 克，延胡索 9 克，血余炭 9 克，赤芍 9 克，白芍 9 克，失笑散 9 克，丹参 15 克，当归炭 24 克，藕节 30 克。3 剂。

复诊：药后块下更多，腹痛时或减缓，仍以化瘀生新续进：血竭 9 克，制军炭 9 克，小蓟 9 克，地榆 9 克，当归炭 15 克，炒白芍 15 克，仙鹤草 30 克，藕节 30 克，炙甘草 6 克。3 剂。

三诊：服药块下仍多，今已量减似有净状，按之腹不痛，精神也转佳。块下痛除，瘀阻已去，继以养血调冲。

炒当归 15 克，焦白术 15 克，补骨脂 15 克，炒白芍 12 克，狗脊 12 克，党参 12 克，炙黄芪 9 克，淮山药 24 克，川断 24 克，炙甘草 6 克。

四诊：经期未至，已有来潮之感，慎防量多崩下。再以养血调冲观察，上方去参、芪、术、淮山、补骨脂，加丹参、仙鹤草各 15 克，艾炭 2.4 克。

五诊：服药 2 天，经来量不甚多，未见块下，色鲜红，无腹痛。仍以益气养血调经巩固：党参、炙黄芪、焦白术、墨旱莲各 15 克，炒白芍、侧柏叶各 24 克，炒丹皮 9 克，炙甘草 6 克。

按：患者因两度人工流产，胞络创伤，生理功能紊乱造成不规则内膜增生。据经来量多夹块，少腹作痛。舌紫脉涩，中医辨证属瘀热下滞，胞络瘀阻。采用荡涤胞络之剂，着意攻瘀通络，俾使宫净、流畅新生。全方针对瘀滞用血竭、制军、丹参、赤芍、失笑散等功专力猛，荡瘀畅流。本法以血竭配伍制军，一攻一下，制军取炭，取其逐瘀下血。初诊后块下痛未止，则示瘀尚未尽，复诊化瘀生新续进、瘀去痛除。三诊转手调理，大剂攻下之后，邪去正虚，及时扶正调理也是很必要的。四诊、五诊均作为调养巩固。

(四)经闭

金××,女,21岁,工人。

初诊:患者先天不足,发育迟缓。17岁月经初潮,且每届衍期,甚至数月1行,量少色淡。经妇科检查,子宫幼小,女性第二性征发育欠佳。曾用西药做人工周期治疗数次,停药即闭,未能奏效。近4个月月经未潮,形体消瘦,腰酸带多,纳食不香,脉来细软无力。此乃禀赋弱于先,将摄失于后,肾气不充,精血内愦,天癸难至。

治宜补肾填精。

处方:熟地炭12克,石楠叶12克,狗脊12克,白芍12克,仙灵脾15克,菟丝子15克,丹参15克,覆盆子9克,当归9克,陈皮5克,炙甘草5克。

复诊:上方服半月,精神稍振,腰酸减轻,胃纳转增。经水虽未来潮,但小腹时有胀感,此属意中佳兆。前方参理气活血之品,以敦促经下。熟地炭12克,仙灵脾12克,石楠叶12克,炒川断12克,菟丝子30克,杞子12克,当归12克,丹参12克,川芎9克,月季花9克,香附9克,炙甘草6克。

三诊:屡进补肾调冲及活血行气之剂,经水来潮,色紫,量一般,仍伴腹胀,腰酸乏力,此下焦虚寒之象。再拟温肾调理。紫石英15克,熟地炭15克,石楠叶15克,仙灵脾15克,菟丝子15克,覆盆子15克,狗脊12克,韭菜子12克,杞子12克,辰麦冬9克,炙甘草6克。

经调理2月余,经水准时而下,色、量均可,精神振作。妇科复查,子宫已趋正常大小,阴毛增多,乳房渐见发育,形体也见转丰。嘱其经前间断服药,可望巩固疗效。

按:《景岳全书》谓"命门为精血之海"。《内经》说"女子二七天癸至,任脉通,太冲脉盛,月事以时下。"今患者肾气不足,天癸难至,故地道也难通调。历来补肾益精最常用左、右归饮,何老临床习用仙灵脾、仙茅、菟丝子之属。盖先天禀赋不足,肾气虚弱,与现代医学所谓的肾上腺皮质发育不良、功能不足有密切关系。据现代药理实验分析,上药有良好的促进肾上腺皮质功能的作用,临床体会其益肾填精之功效也较为理想。另如紫河车、巴戟天、巨胜子等强壮命门、益精化血;石楠叶、紫石英、小茴香温暖胞宫血海,祛下焦寒滞,俾使肾气得充,命门火旺,精满血盛而月事能以时下。但在月事欲下未下之际,辅以理气活血之品,则能行气活血,促使经血顺利而下。

(五)月经早期(宫颈糜烂)

患者陈××,女,38岁,工人。

主诉:近几年来月经早期,且每每淋沥拖延10余日,时有经前少量出血,平日带多绵绵,伴有血性黏液。经妇科检查,诊断为宫颈糜烂,做宫颈刮片检查,病理诊断为“Ⅱ级良性变异细胞”。患者腰酸背痛，下腹隐痛，面色不华。脉滑数，苔薄白，舌根黄腻。证属下元湿热蕴蒸，淋带难分。

治宜清热解毒，分清淋带。

处方：赤白分清饮方。黄连3克，黄柏4.5克，红藤30克，丹皮9克，银花9克，槐米炭12克，苦参12克，川楝子12克，狗脊12克，川萆薢12克，制大黄6克，生甘草6克。

上方连服1个月，带下赤白分清，经水准期，少腹吊痛得缓，腰酸乏力未除。原方去槐米炭、苦参，加生地15克，川断12克，桑寄生12克。5剂。

上方服后精神稍振，胃纳多味，腰背酸痛好转，改拟消糜汤清热化湿、去秽生肌。药用土茯苓、鱼腥草、白英各30克，狗脊12克，白槿花、炒扁豆花、臭椿皮各9克，制大黄、生甘草各6克。

上方连服2个月，脓带减除，月经正常而至，自觉良好。妇科检查，子宫颈糜烂基本痊愈。

按：赤白分清饮取三黄泻火解毒，合银花、贯众清泄邪热，丹皮、红藤、槐米清血分瘀热、凉血止血，车前草、川萆薢、生甘草利下焦湿热，收到热解血静、湿去浊清的功效。故能使患者赤白分清，经行准期。

（六）妊娠恶阻

周××，女，27岁，已婚。

主诉：婚后1年，月经无常，本月过期18天，尿妊娠试验阳性，拣食厌食，呕恶纳呆，胸脘胀满，胁间隐痛。苔微黄，脉弦滑。证属肝胆失司，木火内扰，血不养肝，肝阳亢盛，横逆犯胃。

治宜养血清肝。

处方：当归9克，炒白芍12克，桑叶12克，焦白术9克，子芩9克，桑寄生9克，苏梗6克，绿梅花5克，玫瑰花3克，砂仁3克。3剂。

复诊：服药后呕恶转剧，食入即吐，伴有苦水，大便五六天未解，昨起腹痛腰酸，有先兆流产之势。前方略嫌香燥，致气阴更耗，肝火横逆，腑气不下，呕恶转剧，且见精神不支，嗜睡，脉滑无力，急宜降逆清肝和胃，佐以润腑。石决明24克，桑叶15克，炒白芍12克，归身12克，瓜蒌仁12克，枇杷叶12克，姜竹茹9克，茯苓9克，子芩9克，陈皮5克，砂仁2克，3剂。

嘱服药前先蘸酱油数滴于舌上，再服药不使呕吐。

三诊：胃气和降则顺，纳谷便下，呕恶随平，小腹仍痛，防先兆流产，拟方养血清肝再进。当归身12克，桑寄生12克，苎麻根12克，炒白芍12克，桑叶12克，竹茹9克，陈皮5克，苏梗6克，绿梅花6克。5剂。

四诊：呕恶已除，胃纳转香，精神亦振，小腹痛而有腰酸坠感，脉弦滑。

宜养血益气安胎调理善后。

归身12克，苎麻根12克，川断12克，炒白芍12克，狗脊12克，桑寄生12克，子芩9克，焦白术9克，绿梅花6克，陈皮5克。

按：定呕饮系何老先祖临床摸索拟定，处方以清降之煅石决明为主药，清肝潜阳，降逆重镇而不损下元，砂仁带壳和气、降逆、安胃兼顾，桑叶清养头目而凉肝，归身、白芍养阴血、滋肝体。孕妇冲任之血养胎，储血日减，阴不足，阳越亢而横逆犯胃，以致呕吐心泛。《临证指南医案》谓："脾宜升则健，胃宜降则和。"法以降逆平肝、和胃止呕，待吐定胃纳转香，即宜清补以养胎元。该例首诊辨证无大错而用药失准绳，以致劳而无功。二诊急易辕辙，依法用药，以挽难堪。症情定后，回首顾及本元，一方养血清肝，谨防流产；一方益气安胎，以固胎元。

（七）癥瘕出血（宫外孕）

马××，女，34岁，已婚，干部。

主诉：曾有流产史，平素月经规则。本届经水过期1周，因持续性下腹疼痛伴见发热而入院。经妇科检查，外阴未产式，有少量血液，宫颈呈蓝色，白带分泌多伴脓臭夹血液，宫颈有触痛，宫体未见增大，腹肌紧张，后穹窿不膨胀，少腹左侧膨满而疼痛，可摸到鸡蛋大包块。曾作穿刺，见有褐色血液，诊断宫外孕，患者拒绝手术，而邀会诊。证见月经过期9天，今晨骤然下腹剧痛，重按可触到较明显的包块，阴道少量出血、体温38℃，大便两日未解，心烦不安。舌质淡紫、边有瘀点，苔黄厚，脉象弦紧而数。白细胞计数19 200/立方毫米，中性90%，嗜酸2%，淋巴8%。证属瘀热下滞。

治拟清热活血止痛。

处方：生大黄6克，蒲公英30克，红藤30克，当归18克，川芎9克，香附9克，五灵脂9克，制没药9克，桃仁5克，生甘草5克。1剂。

服上药后，热度减至37.3℃，痛缓但仍拒按，大便仍未下，阴道流血量减少。西医用葡萄糖盐水静脉滴注支持外，中药加用理气活血破血之品。

当归30克，莪术15克，蒲公英15克，丹皮9克，赤芍9克，白芍9克，三棱9克，红花9克，牛膝9克，川芎9克，瓜蒌仁9克，生甘草5克。

药后便下少许，呈酱褐色，腹痛已缓，微按未见触痛，包块部未见进展，阴道流血不多，但精神不佳。守前法再进。

当归30克，赤芍9克，白芍9克，川芎9克，失笑散(包)9克，香附9克，延胡索9克，艾叶炭6克，川楝子6克，炙甘草5克。

服上方2天后，包块缩小如小胡桃大，舌边紫点全退，大便已顺，体温正常，食欲增进，改投扶正和营养血。

当归15克，红藤15克，炒白芍12克，党参12克，丹参12克，川芎5克，橘皮5

克，橘络5克，枳壳5克，炙甘草5克。

服3剂后，经妇科复查，阴道尚存有少许血性分泌物外，小腹包块未触及。原法调理，带方出院。

党参12克，炒白芍12克，焦白术12克，炒谷芽12克，炒麦芽12克，当归炭9克，小蓟炭9克，血余炭9克，藕节15克，炙甘草5克。

药后诉血流已停，下腹重按亦无痛感，精神食欲均如常。下届月经提早4天来潮，量不多，无痛感，给以养血调冲法而愈。

按：子宫外孕的病因病机，中医认为血瘀积聚，在未见穿孔、出血之前，多属里实之证，因气血不行，则生疼痛；营卫不和，则见身热，这种发热并不属外感或阴亏，而属瘀血蕴滞；气血结聚，则包块突起，治可攻下。前治着力于活血行瘀，清血分瘀热，三诊后体征显著改善，则又不宜为之过甚。《内经》有“大积大聚，其可犯者，衰其大半而止”之说。《女科经纶》也说“善治癥瘕者，调其气而破其血，衰其大半而止。”

从第四诊起，改以调理气血为主，佐以扶持正气，意在扶正以消余积，故使患者病去较速，身体恢复也快。

(八)癥瘕腹痛(卵巢囊肿扭转)

赵××，女，成人。

少腹肿痛，苦痛异常，呻吟有声，坐卧不安，兼见口干不能多饮。舌质红，舌苔白，脉弦而数。少腹压痛，腹肌紧张拒按，而有肿块突起。某医院病历记载，下腹部包块有拳头大，未触及宫体，盆腔有压痛，活动度差，诊断为卵巢囊肿扭转。因患者拒绝手术，要求中药治疗。根据《内经》“厥阴之脉入毛际，过阴器，抵小腹”和“肝足厥阴……是动则病……丈夫㿗疝，妇人少腹肿，甚则嗌干”的论述，认为肝主筋，筋失和则急，少腹急痛，病属厥、少二阴，肝肾之变，而以肝经为主。中医又认为，疝之为病，少腹急痛是也，不独男子有之，妇女亦有之。而且指出妇人疝气、血涸不月、少腹有块等证，皆不离乎肝经为病。故该证也属于中医疝瘕范畴。

治宜先以养血活血、调气缓肝为治，如见痛缓，体征改善，再行消聚除瘕。

处方：当归30克，杭白芍30克，荔枝核15克，川楝子9克，橘核9克，制大黄9克，乌药12克，延胡索12克，广木香5克，小茴香5克，川连5克。

服2剂，痛势明显减轻，神情亦较安定，腹肌略见柔软。但患者气怯无力，白细胞计数18 900/立方毫米，中性87%，淋巴10%，嗜酸3%，体温37.6℃，脉弦数。仍为肝经未达、郁热内蕴。再以调气缓肝，清解郁热。

当归15克，炒白术15克，赤芍9克，白芍9克，制香附9克，制大黄9克，延胡索12克，蒲公英30克，滴水珠3克，三叶青5克，川连5克，乌药5克，炙甘草6克。

2天后，白细胞计数8900/立方毫米，中性80%，腹肌压痛已减，起床活动，稍觉牵连腹痛，大便已下、量多，颜面华润有色，但汗出转多，精神软弱。再拟扶正调气。

太子参 15 克，丹参 15 克，生黄芪 12 克，当归 12 克，炒白芍 12 克，乌药 9 克，焦白术 9 克，槟榔 9 克，香附 9 克，川连 3 克，炒小茴 3 克，制大黄 5 克，橘络 5 克。

5 天后复诊，腹部平坦，压痛消失，深按脐下四横指稍右侧处，有一小肿块，但能移动。此瘀积未化之征，再拟化瘀消结。

血竭 3 克，炒白芍 12 克，穿山甲 12 克，昆布 12 克，桂枝 5 克，茯苓皮 24 克，制大黄 5 克，炙甘草 5 克，炒小茴 5 克，浙贝母 9 克，橘核 9 克，皂角刺 9 克。服药 2 周后复查，诸症消失病愈。

按：治疗全过程系采用青囊丸、茴香荔核丸、三黄泻心汤及血竭化瘀汤加养血调气之品取效。卵巢囊肿扭转，患者主要症状是“痛”，中医理论认为痛属不通，囊肿扭转造成经络不能流畅，而致气血阻滞，少腹为肝经所隶，肝藏血，主筋，其气暴急，故攻冲作痛。当务之急能使肝经气血畅通，则能达到“通则不痛”的目的。又气为血帅，气寒则凝泣，气聚则血滞，气温则流畅，气行则血散。故取乌药、香附、小茴、荔枝核芳香浓郁，温暖下元，行腹部滞气，顺肝肾逆气，大剂量当归能活血舒畅，促进气血各有所归；白芍、甘草能和肝脉、缓筋急，解痉止痛；橘核入厥阴行肝气，治疝痛；川楝子苦寒舒筋止痛，亦为疝气要药，并能导利和畅膀胱之郁热。随后加入大黄、川连通涤腑气，扫荡陈瘀积污。患者年事稍高，其证标实本虚，待痛停热退，即可扶正以理邪。

六、何氏秘验方

1. 疏理调冲经验方

功效：疏理调冲。

主治：经前乳胀。

药物：八月扎、乌拉草、青皮、川芎、生麦芽、娑罗子、合欢皮、郁金、路路通、香附、当归。

加减：经前乳胀时间长加羊乳、老鹳草；口干，胸闷酌加蒲公英、忍冬藤；乳胀块硬不消，可选加昆布、海藻、浙贝母、皂角刺、夏枯草、王不留行、炙山甲；乳头作痛明显，酌加橘叶、佛手片等。经前始有乳胀不舒即服药，连服 5～10 剂，根据病情可间断服药 2～3 个月。

2. 温胞汤

功效：温肾暖胞。

主治：寒凝胞宫。

药物：附子、肉桂、干姜、艾叶、淡吴萸、延胡索、香附、广木香、炒当归、炒川芎。

加减：形体壮实、疼痛剧烈者，加用制川、草乌，广木香改用红木香；个别患者经行量多,色褐黑,艾叶改用艾炭,干姜改炮姜。为防止服药呕吐,可先在口内滴数点生酱油然后服药。

3.(经验方)消糜汤

功效:清热化湿、去秽生肌。

主治:湿热下注之月经早期,带下。

药物:红藤、土茯苓、鱼腥草、白英、蒲公英各 30 克,墓头回、丹皮、臭椿皮、白槿花各 9 克,炒扁豆花 12 克,制大黄、生甘草各 6 克。临床有一定疗效。

4. 赤白分清饮

功效:清热解毒,分清淋带。

主治:赤白带下。

药物:黄连 3 克,黄柏 4.5 克,红藤 30 克,丹皮、银花各 9 克,槐米炭、苦参、川楝子、狗脊、川萆薢各 12 克,制大黄、生甘草各 6 克。

5. 血竭消聚汤

功效:活血化瘀,消瘕散结。

主治:郁滞气蓄的囊胞型癥瘕。

药物:血竭末(吞)、桂枝、茯苓、桃仁、泽泻、葫芦壳、车前草、枳实、草蔻、砂仁。另如石韦、萆薢、赤小豆、玉米须、昆布、海藻等可随症加减。

6. 祖传定呕饮

功效:降逆清肝和胃。

主治:妊娠恶阻。

药物:煅石决明、桑叶、炒白芍、焦冬术、子芩、绿梅花、带壳砂仁、苏梗、当归身。腹痛加木香,腰酸加杜仲、川断,夹痰加枇杷叶,便秘加瓜蒌仁等。

7. 猪朱汤

功效:扶正安神。

主治:产后惊悸。

药物:猪心 1 个,劈砂 3 克,纳入猪心内,与桂枝 4.5 克同煮,去桂枝、劈砂,食猪心及汤。

8. 桂枝生化汤

功效:温经散寒,解肌发表。

主治:产后体虚外感。

药物:桂枝、炒白芍、炒荆芥、蔓荆子、炒当归、炒川芎、益母草、艾叶、炮姜、通草、炙甘草。

本方以桂枝汤合生化汤加减组成,温经散寒,解肌发表。虽有辛温解表之用,但有芍药敛阴不伤元气;炒荆芥解表而理血分;蔓荆子体轻而浮,主升而散,清利头目。

9. 怃胃汤

功效:健脾化湿,理气和胃。

主治:妊娠胃弱。

药物:太子参、川石斛、焦于术、仙半夏、北秫米(包)、茯苓、郁金、平地木、仙鹤草、橘皮、橘络、石菖蒲。

10. 验方暖宫丸

功效:温肾摄精。

主治:宫寒不孕。

药物:紫石英、鹿角片、肉桂、熟地、巨胜子、艾叶、当归、菟丝子、石楠叶、细辛、荔枝核等,寒甚者再加淡吴萸、干姜。

11. 调经种子汤

功效:补脾生精。

主治:血虚不孕。

药物:熟地、当归、白芍、川芎、香附、党参、白术、菟丝子、川断、紫石英、覆盆子等。

12. 导湿种玉汤

功效:导湿驱脂。

主治:湿滞痰阻、子宫脂隔之不孕。

药物:苍术、白术、椒目、肉桂、艾叶、姜半夏、香附、生山楂、车前子、川芎、青皮、陈皮、蛇床子等。

如喉间多痰、咯痰不爽,可加天竺黄、陈胆星、海浮石等豁痰。

13. 怡情解郁汤

功效:疏郁调肝,怡情和谐。

主治:肝郁型不孕。

药物:生地、白芍、玉竹、枸杞子、八月扎、川楝子、合欢皮、绿梅花、麦冬等。

14. 加减鲤鱼汤方

功效:健脾利水。

主治:妊娠子肿。

药物:白术 30 克,枳壳 9 克,生姜、陈皮各 4.5 克,水煎汁。取鲤鱼(约 1 斤重)1 条,去鳞及内脏,洗净,加水煮熟,制取鱼汁约 500 毫升,分 2 次冲上药汁服。

15. 自拟益源涌泉饮

功效:益气通络。

主治:产后乳汁不下。

药物:党参、黄芪、当归、羊乳、熟地、焦白术、天花粉、通草、王不留行。

16. 益气固护汤

功效:益气调冲。

主治:月经先后不定期。

药物:黄芪、党参、白芍、白术、鹿衔草、升麻、阿胶珠、川断、远志、炙甘草。

17. **振元饮**

功效:温肾调经。

主治:月经后期。

药物:鹿角片、炙龟甲、巴戟天、苁蓉、熟地、牛膝、千年健、狗脊、当归、钻地风、桂枝、附子。

18. **血竭化癥汤**

功效:活血化瘀,消除癥瘕。

主治:败瘀聚积的包块型癥瘕。

药物:血竭末(酒吞),干漆(青烟),制没药,五灵脂、穿山甲、桃仁、制大黄。

加减:经水量少加虎杖、鸡血藤、番红花;经水量多加制军炭、丹皮、失笑散、参三七等。

19. **外敷消痞膏**

功效:活血祛瘀、消痞散结。

主治:妇人少腹癥瘕包块。

药物:麝香、公丁香、阿魏、细辛、五灵脂、肉桂、木鳖子。共研细末,于清膏药中加入药末,外敷包块处,每 5 天换药 1 次。